米伯让全书

（上　册）

主　编　米烈汉

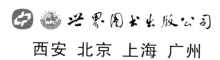

世界图书出版公司

西安　北京　上海　广州

图书在版编目（CIP）数据

米伯让全书/米烈汉主编. —西安：世界图书出版西安有限公司，2019.4

ISBN 978－7－5192－6112－2

Ⅰ．①米… Ⅱ．①米… Ⅲ．①中医学—文集

Ⅳ．①R2－53

中国版本图书馆 CIP 数据核字（2019）第 067166 号

书　　名	米伯让全书 MIBORANG QUANSHU	
主　　编	米烈汉	
责任编辑	胡玉平	
装帧设计	新纪元文化传播	
出版发行	**世界图书出版西安有限公司**	
地　　址	西安市北大街 85 号	
邮　　编	710003	
电　　话	029－87214941（市场营销部）	
	029－87234767（总编室）	
网　　址	http://www.wpcxa.com	
邮　　箱	xast@wpcxa.com	
经　　销	全国各地新华书店	
印　　刷	陕西奇彩印务有限责任公司	
开　　本	787mm×1092mm　　　1/16	
印　　张	62.5　彩插60	
字　　数	1200 千	
版次印次	2019 年 4 月第 1 版　2019 年 4 月第 1 次印刷	
国际书号	ISBN 978－7－5192－6112－2	
定　　价	238.00 元(上、中、下三册)	

医学投稿　xastyx@163.com ‖ 029－87279745　029－87286478

☆如有印装错误,请寄回本公司更换☆

《米伯让全书》 编委会

余忝列医林数十载，深感欲做一名医易，而欲做一医德高尚而医术高明之名医实为难矣！

——米伯让

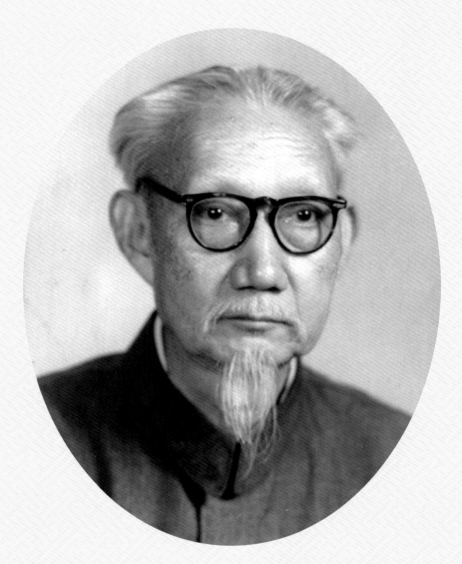

米伯让先生（1919—2000年）

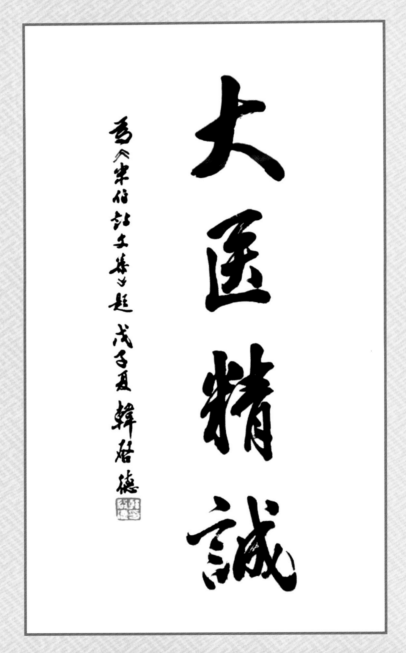

2008年，全国人民代表大会常务委员会副委员长韩启德题词

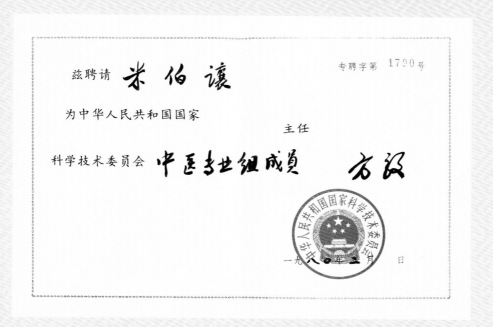

中华人民共和国
科学技术委员会

聘 书

一九六四年十二月三日

主任 聂荣臻

聘 书

兹聘请 米伯让 为本委中医中药组组员

1964年，国务院副总理、国家科委主任聂荣臻元帅亲笔签名敦聘米伯让先生为国家科委中医中药组组员

兹聘请 米 伯 让

专聘字第 1730号

为中华人民共和国国家

主任

科学技术委员会 中医专业组成员

方毅

一九八〇年三月 日

1980年，国务院副总理、国家科委主任方毅亲笔签名聘请米伯让先生为国家科委中医专业组成员

米伯让
全
书

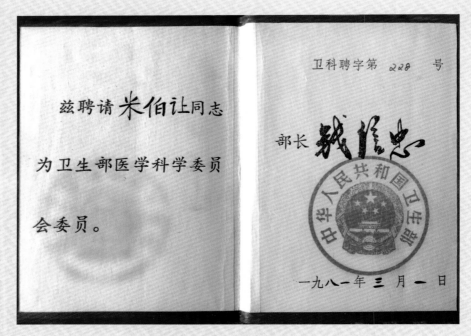

1981年，卫生部部长钱信忠聘请米伯让先生为卫生部医学科学委员会委员

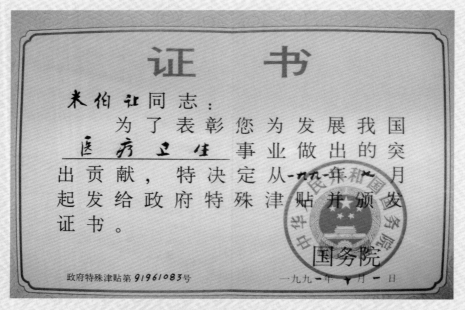

1991年，米伯让先生获国务院颁发的享受政府特殊津贴证书

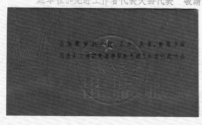

订于一九六〇年六月五日（星期日）下午七时在人民大会堂宴会厅举行宴会招待全国教育和文化卫生体育新闻方面社会主义建设先进单位和先进工作者代表大会代表　敬请

周　恩　来

　　1960年，米伯让先生当选为全国先进工作者代表，出席"全国教育和文化卫生体育新闻方面社会主义建设先进单位和先进工作者"代表大会，应周恩来总理之邀，参加人民大会堂宴会

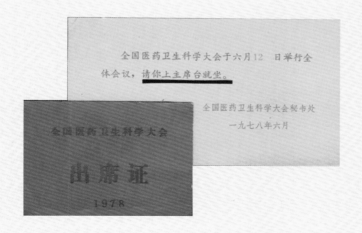

陈慕华付总理和全国医药卫生科学大会代表合影 一九七八年

　　1978年，米伯让先生出席全国医药卫生科学大会，并在主席台就坐。图为国务院副总理陈慕华和与会代表合影留念，米伯让先生位居第1排（左3），下图为米伯让先生的出席证

全国医药卫生科学大会于六月12 日举行全体会议，请你上主席台就坐。

全国医药卫生科学大会秘书处
一九七八年六月

全国医药卫生科学大会
出席证
1978

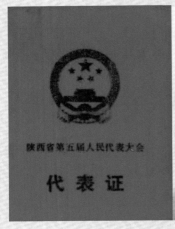
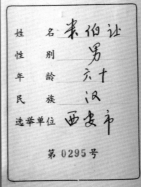
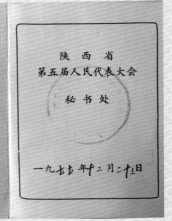

1977年，米伯让先生被选为陕西省第五届人民代表大会代表

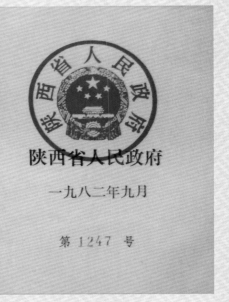

1982年，米伯让先生荣获陕西省劳动模范称号

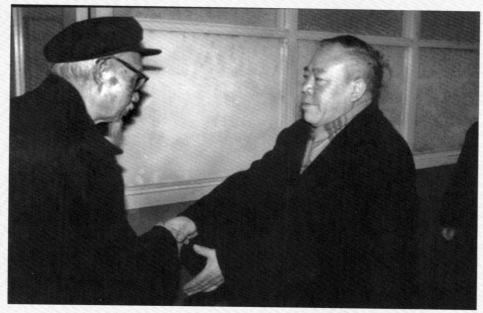

1985年12月，卫生部副部长、国家中医药管理局局长胡熙明（右）看望米伯让先生

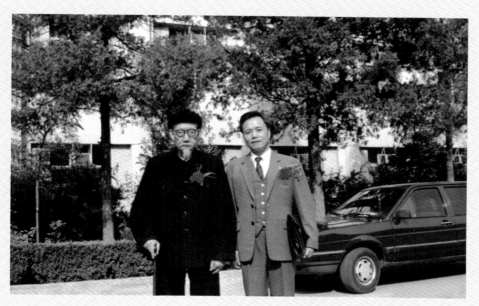

1990年10月，米伯让先生参加全国继承老中医药专家学术经验拜师大会时，与国家中医药管理局副局长诸国本（右）合影

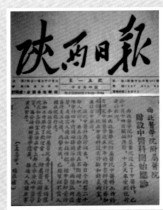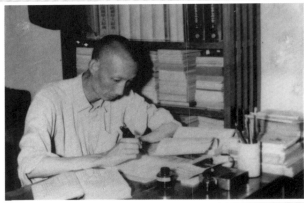

　　1954年，米伯让先生与黄竹斋先生应聘在西北医学院工作，创建该院中医科，这是我国中医首批被聘入西医院校承担教学和医疗工作，《陕西日报》进行报道。右图为米伯让先生正在备课

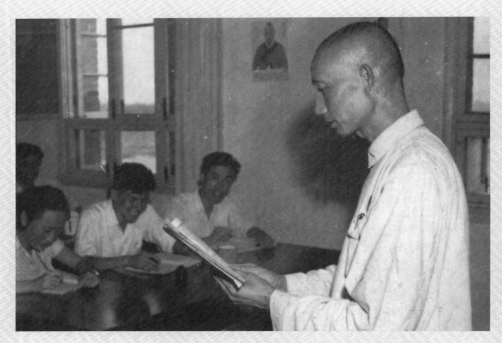

1959年，米伯让先生为西安医学院西学中班学员授课

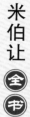

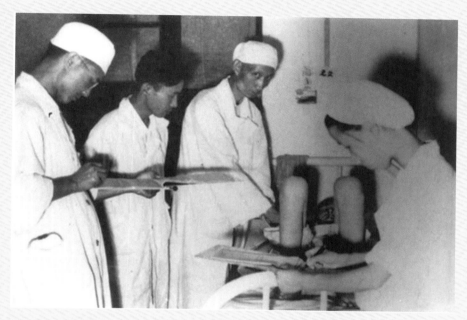

1958年，米伯让先生（左3）在西安医学院第二附属医院教学查房

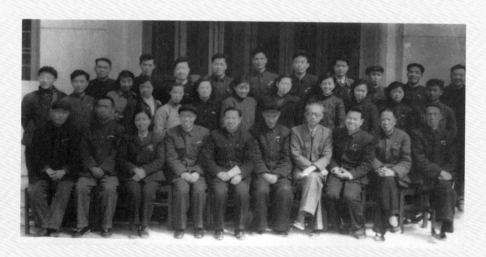

1958—1960年，米伯让先生在西安医学院连续举办3期西学中班，为培养中西医结合骨干医师做出了突出贡献。图为米伯让先生（第1排右5）与第一期西学中班学员结业合影

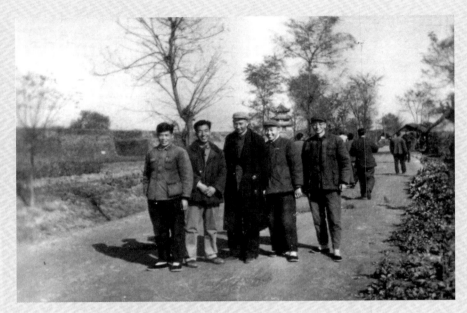

　　1963年，陕西省汉中地区钩端螺旋体病流行，米伯让先生（中）闻知后主动请缨，带领医疗队深入疫区，克服重重人为阻力，运用中医中药进行防治

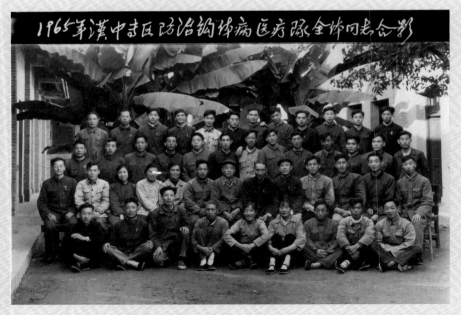

　　1965年，米伯让先生（第2排右6）到汉中地区防治钩端螺旋体病时与医疗队全体同志合影

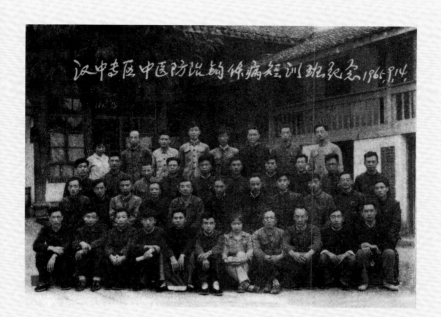

　　1963—1968年，米伯让先生（第2排中）在汉中地区运用中医药防治急性传染病钩端螺旋体病657例，疗效达99%，首次提出了一整套完整有效的辨证施治方案，取得了举世瞩目的成就，受到省政府和卫生部领导的重视与表扬，并在汉中主办中医药防治钩端螺旋体病短训班

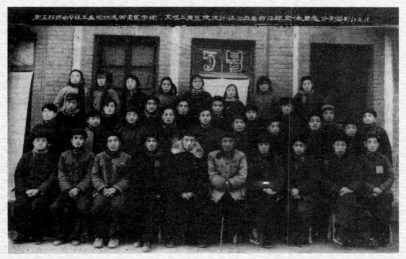

　　1964—1965年，米伯让先生（第1排左5）带领医疗队到周至县终南地区，运用中医药防治流行性出血热，首次提出了该病的中医病名为"温毒发斑夹肾虚病"及创新论点，总结出了系统、完整、有效的防治方案，1986年汇编出版。图为中医防治组全体人员合影

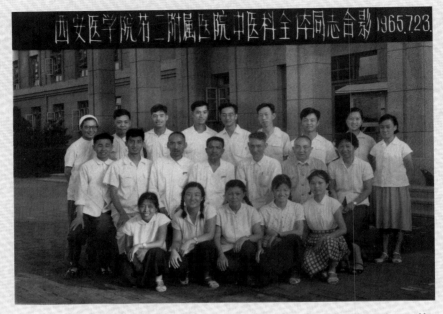

1965年7月，米伯让先生（第2排右3）调离西安医学院第二附属医院时，与该院中医科全体人员合影

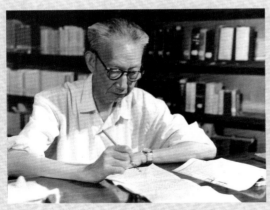

米伯让先生总结医疗经验

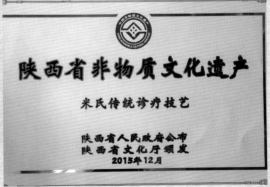

2015年，"米氏传统诊疗技艺"被评为陕西省非物质文化遗产

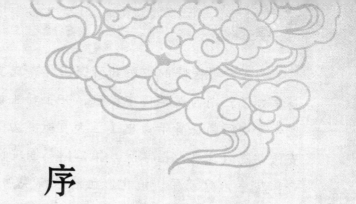

序

  米伯让先生是全国著名的中医临床家、理论家、教育家和社会活动家，是 1964 年时任国务院副总理的聂荣臻元帅敦聘的首批国家科委中医中药组组员，曾任陕西省人大代表，西北医学院中医科主任，陕西省中医研究所所长，陕西省中医药研究院院长、名誉院长，并任卫生部医学科学委员会委员、中国科协委员、中华中医药学会第一届常务理事、中国医学百科全书编委会委员、张仲景研究会名誉会长、孙思邈研究会名誉会长等职务，多次荣获国家级、省级先进工作者，劳动模范，卫生贡献奖等殊荣。毕生以弘扬祖国医学、培养医学人才、解除人民疾苦为己任，足迹踏遍三秦大地，德艺双馨，被誉为中医界一代名医大师。

  米伯让先生年少时因父病笃，多方求医无效，闻"断指入药"和"祈祷神灵"可愈父病，遂忍痛用厨刀自断左手食指入药，并在庭院跪拜三昼夜，祈求神灵保佑父病康复，然最终无济于事。此事强烈地刺伤了他的心灵，遂立济世寿民之志，决心献身中医药事业，为广大民众解除病痛。先生早年师从关学大师、清末大儒张果斋、赵玉玺和牛兆濂诸先生，攻读经史诸家，精研岐黄仲景，深厚的传统文化底蕴对先生的人生起到了非常重要的作用。1939 年始应诊行医，后拜师于全国研究《伤寒论》之大家黄竹斋先生，致力于伤寒、针灸学术的研究。1943 年经考试获当时国民政府卫生部颁发的中医师证书。1954 年西北医学院聘请先生来院创办中医科并任科主任。为了开展医院的中医药研究工作，成立了中医中药研究组，主持举办了三期西医学习中医班，并担任主讲，为培养我国第一代西医学习中医师资骨干做出了巨大贡献。为了促进中西医结合，在西安医学院（原西北医学院）第二附属医院设病床20张，与西医同仁合作观察治疗泌尿、消化、血液系统疾病，总结出了中医对肾病、肝病、再生障碍性贫血等疑难杂病的辨证论治方法，提出了自己的创新论点，疗效显著，在全国颇具影响。

米伯让先生多次到疫区进行医疗与研究，表明其谨遵关学重实践的教导，深信实践出真知的哲理。他将关学"通经致用""格物致知""躬行礼教"观念与医学相互汇通，探索出了一条关学与传统医学相结合的独特思路，创立了具有鲜明特色的"长安米氏内科流派"。百余年来，长安米氏内科流派独树一帜，立足西北，为祖国中医药事业的发展、为广大群众的健康做出了突出贡献。2012年，"长安米氏内科流派"被国家中医药管理局确定为全国首批中医学术流派传承建设单位。2015年，"米氏传统诊疗技艺"被陕西省人民政府批准为陕西省非物质文化遗产。这是国家对米伯让先生毕生学术的高度认可，更是西北中医界的骄傲。

米伯让先生临证60余年，开创了"中医临证优选法——辨证求因，审因立法，分清主次，依法定方，加减有度"，涵盖了中医学的核心内容，得到了"优选法"创始人华罗庚教授及中医界同仁的高度赞同。

1955年，米伯让先生积劳成疾，不幸罹患肝硬化晚期，西医同仁深感回天无力。先生以良好的心态，采用中医自我诊疗，结合气功及书法、武术、抚琴等养生疗法，不到一年时间，竟然奇迹般痊愈了，经受住了生死考验，总结出"米氏养生"的精髓，重新走上工作岗位，续写了半个世纪的传奇人生。

米伯让先生坚决执行党的中医政策，深入基层，为广大人民群众防病治病。1959年，赴黄龙、黄陵等地防治克山病，对克山病的流行特点、病因学说、辨证论治，提出了自己的见解，制定了一整套中医防治克山病的方案，创造性地使用大炷艾灸疗法治疗急性克山病合并低血压，疗效肯定。20世纪60年代，钩端螺旋体病在陕西汉中暴发流行，疫情十分猖獗。时任西北医学院中医科主任的米伯让先生主动请缨，率领医疗队奔赴疫区，运用中医中药防治钩端螺旋体病，制定了《陕西省汉中地区钩端螺旋体病中医防治方案》，使该病的防治有章可循，卓有成效地指导了临床实践。1963—1968年，共收治钩端螺旋体病患者657例，治愈率高达99%。在国家科委中医中药组成立会议上，米伯让先生做了关于中医药治疗钩端螺旋体病的学术报告，提出中医治疗钩端螺旋体病是普、简、验、廉的好方法。同时，米伯让先生又对流行性出血热等传染病、大骨节病等地方病进行防治，他首次提出流行性出血热的中医病名为"温毒发斑夹肾虚病"，运用自拟加味银翘散作为治疗该病发热期和预防休克期的主方，否定了流行性出血热只有热厥之说，提出了"热病寒厥需慎辨"的观点。他以无可争辩的事实，打破了一些人认为"中医只能治慢性病，不能治急性传染病"的偏见，提出了"寒温统一"的学术论点，被医学界誉为"伤寒巨擘，热病大家"，受到了国家的重视和表扬，奠定了陕西中医在全国医药界的地位。

先生为完成恩师未尽之志，四次奔赴南阳，呼吁重修医圣祠，并将自己千方百计保存了30多年的白云阁藏本《伤寒杂病论》木刻版第十二稿自费补缺完整，历经曲折，于1981年12月亲送南阳医圣祠珍藏，为研究发扬仲景学说做出了巨大贡献，体现了真挚宝贵的师徒情谊，在医界传为佳话，被誉为"尊师重道之楷模"，并被国内外媒体争相报道，其事迹已被著录于英国剑桥《世界名人录》和《中华中医昆仑·米伯让卷》中。

先生躬行实践、精于临床，对于"病机十九条"，推崇刘完素补入之"诸涩枯涸，干劲皱揭，皆属于燥"，认为应将"病机十九条"改称为"病机二十条"。著有《中医防治十病纪实》《四病证治辑要》《黄竹斋先生传略》等著作。先生重视中医理论研究和文献医史研究，精心规划了中医文献医史研究的方向、目的、人才培养等诸多内容，系统提出了中医文献医史研究的重要性和方法，强调文献研究一定要与临床相结合，要以"继承整理中国医，著史当执司迁笔，仗义执言持真理，科学求实毋自欺"的态度对待中医文献整理研究，逐学科、逐病、逐系统、逐专题地进行全面系统的整理，删繁去芜，汇其精要，结合临床实践和现代科学手段进行研究，力争在中医理论和临床研究中有所创新。先生主持校点重印了白云阁藏本《伤寒杂病论》、黄竹斋先生撰著的《伤寒杂病论会通》《难经会通》《医圣张仲景传》等八种著作，工整地手抄校录了《黄帝内经》原文十八卷、《神农本草经》原文三卷、《秦越人难经》原文一卷、《伤寒杂病论》原文十六卷、《温病条辨》原文三卷，拟作为读本印行，现已收录在《米伯让手书校录中医经典》中，2017年由世界图书出版公司正式出版。

米伯让先生把振兴中医事业当作自己毕生的责任。他多次在全国中医、中西医工作会议上秉笔直言，建言献策，提出许多宝贵的意见，得到了上级部门的重视和采纳。先生非常关心我国中医事业的发展和中医后继人才的培养问题，多次对发展中医事业提出建议，内容涉及制定中医政策的依据、中医立法、中医领导体制改革、提高中医药院校教学质量、中西医团结和中西医结合、中医临床、基础理论、文献医史研究、中医成果鉴定和同行评议、基地建设、技术引进、中药生产和管理制度、中药计量改制等问题，起到了积极的作用。先生还将中医传统教育、医学教育、医德教育、爱国教育融入中医古迹保护之中，不遗余力地呼吁各级政府，修复建设南阳医圣祠、扁鹊墓、王焘墓、药王孙思邈故里，通过颂扬先哲，以启迪后学，弘扬中国传统优秀文化，扩大传统中医药在全国的影响，可谓用心良苦。

米伯让先生热心社会公益事业，从早年的捐资兴学、免费赠药、修甘肃省定西县王公桥，到为抗美援朝、华东水灾、敬老院、盲哑学校、建立孙思邈医德纪念碑、修建扁鹊纪念馆及王焘墓等捐款，一生捐资21次，并把自己每月享受的国务院特殊津贴全部捐给家乡小学，可谓乐善好施，《西安晚报》曾以"圣心"为题进行了专题报道。

米伯让先生富有强烈的爱国精神，以开放包容之心对待中医药事业的发展。他经常和海外中医界同行沟通交流，深受海外同行的赞赏。1982年，组织安排先生赴日本讲学，临行之际，日本政府修改教材，篡改侵华历史，先生闻知后愤慨地说"日本既能背信弃义，我有何学可讲？我不能为羡慕异国一游而屈辱民族气节"，坚决取消行程。此后，日本汉医学者矢数道明邀请米伯让先生为日本汉医学家大冢敬节撰写挽联，先生挥笔写道：念君昔未参与侵华活动是为善行我方敬挽，仰尊尚有志能钻研汉医继承炎黄芳名可嘉。反映了先生强烈的民族气节和爱国情感。

为了筹建陕西省中医药研究院，米伯让先生多次带病亲自向卫生部、国家计委、陕西省委提出建议，请求支持。以其高尚的医德风范、精湛的理论功底和丰富的临床经验，为陕西省中医药事业的奠基与发展，为西北医学院附属医院（现西安交通大学第二附属医院）的中医事业及陕西省中医药研究院的规划与建设，为长安米氏内科流派的传承与创新，做出了卓越的贡献。1990年，在铜川召开的"医德宗师孙思邈学说研讨会"上，与会代表敬赠先生"苍生大医"匾额，这是对他一生"德行正大、医术精大"的肯定与褒扬。

为了更好地展现米伯让先生的成才之路及学术思想，做好名老中医药专家学术经验传承与创新工作，其学术继承人米烈汉教授等将米伯让先生的著作论文、临证经验、医案、医事及诗词等内容重新进行了整理，编为《米伯让全书》，全面展现了米伯让先生情牵中医大业、心系患者病痛的高尚情操，反映了米伯让先生忠诚中医药事业，创新奉献、救死扶伤、扶贫济困的大医精神。

我与米伯让先生志同道合，友谊深厚，先生的音容笑貌时常浮现在我的脑海中，引起了我深深的回忆，我为他的人格魅力所感动。我相信本书的出版，对研究学习米伯让先生博学慎思、明辨笃行的治学精神，刻苦钻研、求真务实的研究精神，深入疫区、防病治病的无畏精神，捐资助学、心系百姓的奉献精神有着重要的意义，对推动中医药事业的发展大有裨益，故乐为之序。

百岁叟 邓铁涛

2017 年 5 月

米伯让简介

米伯让（1919—2000 年），男，又名锡礼，字和亭，晚号石斋，中共党员，陕西泾阳县人。我国著名中医临床家、理论家、教育家和社会活动家，西北科技、医药、卫生界的杰出代表，长安米氏内科流派创始人，中医界的一面旗帜。毕生以发展中医事业、培养医学人才、解除人民病痛为己任，为西北医学院附属医院（现西安交通大学第二附属医院）中医、中西医结合及陕西省中医药研究院的奠基、规划与建设，为陕西乃至全国中医药事业的发展做出了卓越贡献。被誉为"我国当代杏林泰斗、中医界一代大医"。

米伯让先生天性纯孝，年少时因父病笃，多方求医无效，闻"断指入药"和"祈祷神灵"可愈父病，遂持厨刀自断左手食指入药，并在庭院跪拜三昼夜，祈求神灵保佑父病康复，然最终无济于事。此事强烈地刺伤了先生的心灵，他痛恨庸医荒谬欺世、神佑之说愚昧害人，遂立济世寿民之志，决心献身中医药事业。苦读经史诸家，精研岐黄仲景。1939 年始应诊行医，师从关学大师张果斋、赵玉玺、牛兆濂诸先生精研关学。1942 年，拜师于全国著名伤寒大家、针灸大师黄竹斋先生，协助整理校印《伤寒杂病论会通》《难经会通》等典籍，致力于伤寒、针灸理论与临床研究。1943 年经考试获当时国民政府卫生部颁发的中医师证书。

1954 年，应聘于西北医学院，创建该院中医科并任科主任。1958—1960 年，在西安医学院举办了三期西医学习中医班，为培养我国第一代西医学习中医师资骨干做出了巨大贡献。

1959 年、1961 年，先生两次为国务院副总理陈毅元帅治愈疾病，立方用药不为权贵所压，一时传为美谈。陈毅元帅对他辨证确切、用药精当颇为赞赏，并对他说"中医是个宝，应当认真继承和发扬"。

1965年，卫生部副部长郭子化、陕西省委书记赵守一、陕西省委文卫办主任魏明中、陕西省卫生厅厅长李经纶一同召见米伯让先生，决定调他到陕西省中医研究所任所长，负责筹建西北五省中医科研基地。1980年，陕西省中医药研究院正式成立，1981—2000年，先生担任院长、名誉院长。

1964年，米伯让先生被聂荣臻元帅聘为首批国家科委中医中药组组员，1980年被国务院副总理方毅聘为国家科委中医专业组组员，1981年被聘为卫生部医学科学委员会委员，1990年，被国家"两部一局"确定为首批全国继承老中医药专家学术经验指导老师。曾当选为全国群英会代表、全国医学科学大会代表、陕西省人大代表、中国科协大会代表、中华中医药学会首届常务理事、张仲景研究会名誉会长、孙思邈研究会名誉会长。

米伯让先生始终以继承发扬祖国医学为己任，为解除危害陕西人民健康的急性传染病、地方病走遍三秦大地，贡献巨大。

1958—1970年，米伯让先生先后到陕西黄龙、黄陵、耀县、淳化、永寿等地对克山病进行调研与防治，提出了中医对克山病的病因病机学说，首创运用艾灸治疗克山病低血压休克，疗效显著，并制定了一整套中医防治克山病方案。1959年，在西安医学院第二附属医院开设中西医结合病床20张，与西医合作，观察治疗水、热、血所致的疾病，总结出了中医对肾病、肝病、臌胀、再生障碍性贫血等疑难杂病的理法方药与创新论点。1963—1968年，先生带领西安医学院医疗队多次赴汉中防治急性传染病钩端螺旋体病，运用中医中药治疗钩端螺旋体病657例，治愈率达99%，提出钩端螺旋体病的中医证型及一整套防治方案，在全国引起强烈反响，《人民日报》《光明日报》进行了专题采访与报道。1964年，又带领医疗队赴陕西周至等地防治流行性出血热，首次提出了流行性出血热的中医病名为"温毒发斑夹肾虚病"，首创运用银翘散加参、芍、葛、麻治疗流行性出血热发热期和预防低血压期，疗效显著。制定了流行性出血热的中医防治方案。通过对钩端螺旋体病、流行性出血热、克山病、大骨节病、流脑、传染性肝炎等传染病和地方病的防治，打破了一些人认为"中医只能治慢性病，不能治急性传染病"的偏见，受到国家的重视和表彰。

米伯让先生十分关心我国中医事业的发展，多次在全国中医、中西医结合工作会议上秉公直谏，提出了"关于中医工作的十三条建议""关于中医政策问题的建议"等诸多建设性意见。为了颂扬先哲，启迪后学，振兴中医，多次向卫生部、陕西省委、省政府呈交关于修葺南阳医圣祠、临潼扁鹊墓、耀县孙思邈故里、眉县王焘墓、西安鼓楼的报告。对中医历史遗迹进行了抢救性保护和修缮，为后人留下了十分珍贵的优秀文化遗产。先生历经曲折，将保存30余年的白云阁藏本《伤寒杂病论》木刻版第十二稿，亲送南阳医圣祠珍藏，为发扬仲景学说做出了贡献。其寓医德教育于文物古迹保护之中，可谓用心良苦，功德无量。先生躬行实践，精于临床，总结出"辨证求因，审因立法，分清主次，依法定方，加减有度"的中医临证优选法。先生特别重视中医基础理论及文献整理研究，提出了中医基础理论、医史文献研究的重要性及方法，常告诫"中医文献的整理要以司马迁为榜样"，要学习司马迁"仗义执言持真理，科学求实毋自欺"的严谨态度。先生工整手抄校录了《黄帝内经》《伤寒杂病论》等5部经典，并主持校点、重印白云阁藏本《伤寒杂病论》等著作8种，著有《中医防治十病纪实》《四病证治辑要》等著作10余部。

先生从早年的捐资兴学、免费赠药、修甘肃省定西县王公桥，到为抗美援朝、华东水灾、敬老院、盲哑学校、建立孙思邈医德纪念碑、修建扁鹊纪念馆及王焘墓等捐款，一生捐资21次，受到社会各界的高度赞扬，被誉为"苍生大医，医德楷模"。《西安晚报》曾以"圣心"为题报道了先生的事迹。

1982年，组织安排米伯让先生赴日本讲学。临行之际，日本政府修改教材，篡改侵华历史。先生闻知后愤慨地说"日本既能背信弃义，我有何学可讲？我不能为羡慕异国一游而屈辱民族气节"，坚决取消行程。此后，日本汉医学者矢数道明请米伯让先生为日本汉医学家大冢敬节撰写一副挽联，米伯让先生挥笔写道：念君昔未参与侵华活动是为善行我方敬挽，仰尊尚有志能钻研汉医继承炎黄芳名可嘉。反映了先生崇高的爱国主义思想和高尚的民族气节。

先生毕生以"厚德弘道，济世笃行，崇圣传薪，报国惠民"为宗旨，守真忘我，坚守自信，在运用中医中药防治急性传染病、地方病及疑难杂病方面取得了举世瞩目的成就，多次荣获全国社会主义建设先进工作者及陕西省先进工作者、劳动模范、科技精英、卫生贡献奖等殊荣。其事迹被收录于英国剑桥《世界名人录》和《中华中医昆仑·米伯让卷》中。2012年，国家中医药管理局确定"长安米氏内科流派"为全国首批中医学术流派传承建设项目。2015年，"米氏传统诊疗技艺"被陕西省人民政府列为陕西省非物质文化遗产。这是国家对米伯让先生学术思想和医德医术的肯定与赞扬。

为了弘扬米伯让先生为中医药事业奋斗的精神，1999年，陕西省中医药研究院召开了"米伯让研究员从医六十周年学术研讨会"；2003年，陕西省政协举行了"纪念著名中医学家米伯让先生座谈会"；2019年，陕西省中医药研究院、陕西省中医医院召开了"弘扬米伯让精神，向身边先进典型学习"动员大会。先生的大医风范与天地永在，崇高精神与日月同辉。

目　录

论 著 篇

第一章　论　著

医案医事篇

第二章　医　案

— 3 —

第三章 医 事

— 8 —

诗 词 篇

第四章 诗 词

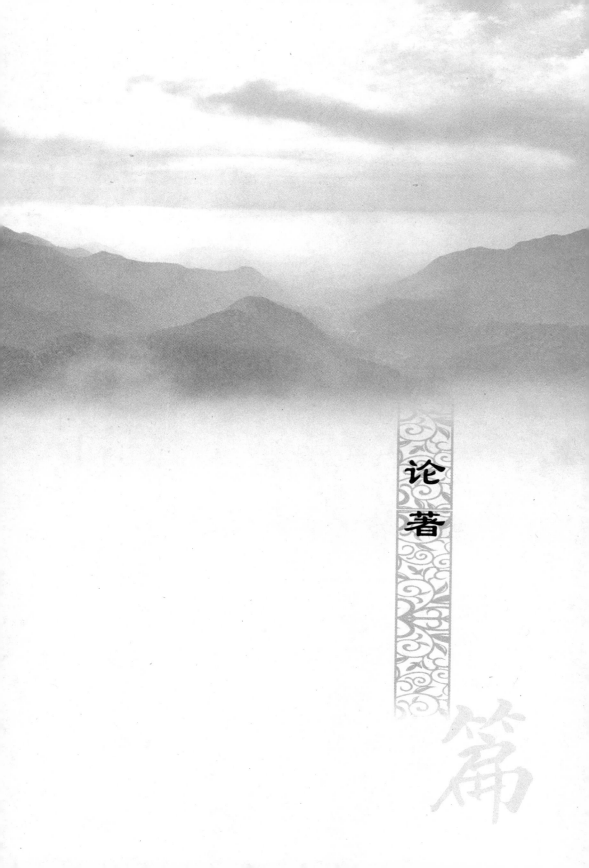

论著

篇

第一章 论 著

第一节 中医对钩端螺旋体病的认识与防治

一、概 述

钩端螺旋体病是一种自然疫源性急性传染病。本病的流行几乎遍及世界各地，东南亚一带最为严重，现已证实我国一些省区均有不同程度的流行，严重危害着广大农民的健康，直接影响着农业生产的发展。本病在陕西省流行已有资料证实。本病多见于水稻田及河溪水沟多的地区，多雨季节及洪水泛滥时期都有本病发生。发病多在每年夏秋和水稻成熟的农忙季节，陕西省以 9、10 月份为流行高峰时期。

本病临床表现较为复杂，现代医学分型有流感伤寒型、黄疸出血型、肺出血性、脑膜脑炎型、肾型等。多数发病急骤，寒战发热，头痛，全身痛，多汗，口渴，食欲减退，或鼻衄，咯血，或出现黄疸，面部及结膜充血，心率增快，腹股沟淋巴结肿大，腓肠肌压痛或肝脾肿大。本病如得不到早期诊断、早期治疗，病情可急剧恶化，可因急性心力衰竭或肺大出血而骤然死亡。

中华人民共和国成立前，本病的病死率很高。中华人民共和国成立后，在各级党政领导下，开展了群众性爱国卫生运动，全国广大医务工作者的医疗技术水平迅速提高，对钩端螺旋体病的防治研究做了大量工作，取得了很大成绩。因此，大大降低了本病的死亡率，保证了工农业生产的发展。1963—1968 年，我省西安医学院第二附属医院中医教研组，继之陕西省中医研究所，先后组织医疗队深入农村第一线，到疫区送医送药上门，设家庭病房，为农民防病治病。6 年间，我们与基层地、县、乡（公社）卫生院（所）、防疫站、检验科、微生物学等方面的同志密切协作，应用中医中药防治危害工农业生产发展和人民健康的急性传染病——钩端螺旋体病（简称钩体病）。在工作实践中战胜了各种轻视、歧视中医和阻碍贯彻党的中医政策的重重阻力，克服了许多困难，大大鼓舞和推动了基层广大中医敢于治疗钩体病的信心与勇气，通过历年反复实践，对防治钩体病取得了一定的疗效和经验。

1963 年秋，我们第一次下乡参加防治钩体病。初到陕南某地，我们请求参加防治钩体病时，首先碰到的困难是，中医能不能治疗钩体病？敢不敢治疗钩体病？这些问题在我们医疗队同志们思想中也引起了激烈的斗争。当时眼看着许多患者被络绎不绝地送往县医院，西医忙得不可开交，中医闲得没事干。有的患者因长途颠簸咯血而亡，让病魔夺去了生命。面对着这种情景，作为人民的医生，能够"明哲保身"无动于衷吗？怎么办？我们中医及时组成巡回医疗队，到农村去参加防治急性热性病。同志们清楚地知道，那种不经过艰难曲折，不付出极大努力就想旗开得胜的想法只是幻想。于是，同志们抓紧时间深入疫区了解病情，对照翻阅中医文献，我们发现祖国医学对治疗热性病的论述是非常丰富多彩的。心里越来越有底，信心越来越强。我们坚决请求，哪里发病多，哪里医疗条件差，我们就到哪里去。

由于我们力争，终于被允许在某县选点作为中医治疗试点。同志们丝毫没有悲观失望的情绪，把困难当作前进的动力，克服一个困难就是一个胜利。下定决心，一定要为用中医中药治疗急性热性病闯出一条路来！这年，我们在防治中采取了送医送药上门，设家庭病床的办法，共治愈钩体病 23 例，总结它的好处是：药价便宜，服用方便，收效快速，没有过敏反应，深受农民欢迎。我们深刻体会到，只要党的政策为人民群众所掌握，就会变成巨大的物质力量。

1963—1968 年，6 年间共治愈钩体病 657 例，治愈率为 99.92%，死亡率为 0.08%。根据 1963—1965 年 3 年总结 388 例统计，治愈率为 99.74%，全疗程药费最少 0.15 元，最多 7.27 元，平均 1.40 元。1966—1967 年两年总结 163 例，治愈率为 96.33%，全疗程药费最低者 0.92 元，最高者 33.98 元，平均 6.86 元，以上包括住院费在内。1968 年治疗 106 例，治愈率为 98.12%。综合以上 6 年防治钩体病 657 例，无论从治疗数据和治愈率，都足以说明中医中药肯定能够治愈钩体病，而且效果很好。临床实践反复证明，用中医中药治疗钩体病具有如下优点：服用方便，可因地制宜，就地取材，药价低廉，收效快速，没有过敏反应，符合普、简、验、廉的要求，群众说："中医中药治疗钩体病是一个符合普、简、验、廉、多快好省的好方法。"这一经验对保护劳动大军，支援工农业生产建设，巩固合作医疗，均有一定的重要作用。

1964年，汉中地区召开防治钩体病专业会议，大会委托我主持，并与地区中医同志一起制定了《陕西省汉中地区钩端螺旋体病中医防治方案（草案）》。1965年，举办了中医防治钩体病学习班，为汉中地区各县培训中医防治钩体病骨干力量。同年，山东省莱阳地区中医院接卫生部通知，也派来两名中医和我们一起参加防治工作。事实胜于雄辩，经过几年的反复实践，证明中医能治愈钩体病了。破除了"中医只能治慢性病，不能治急性病"的错误看法。西医学习中医的同志说：通过中医中药治疗急性病的实践，我们学习中医的信心增强了，对中医中药的兴趣越来越浓，对继承发扬祖国医学的劲头越来越大。

1967年，在城固县南乐区应用《陕西省汉中地区钩端螺旋体病中医防治方案（草案）》提出的中药"六一解毒汤"预防钩体病，同以黄疸出血型单价菌苗做对照，观察总结民间预防经验。两组对照观察结果，菌苗组100人中发病13例，中药预防组100人中发病3例，中药预防组预防效果明显较菌苗组为高。通过这一实践，证实中药能够治疗钩体病，而且预防钩体病也是比较方便的，同时也增强了我们为达到控制和基本消灭钩体病而努力的决心。

二、临床表现与诊断

本病的诊断依据为流行病学资料、典型症状及体征、实验室检查。

采血作培养或接种动物，病原分离获得钩端螺旋体阳性结果；或做血清试验，以钩端螺旋体为抗原进行凝集溶解试验和补体结合试验呈阳性结果。有以上两项者，即可确立诊断。

陕西省汉中地区于1960年被确定为钩端螺旋体病的疫区（菌型鉴定为黄疸出血型）。每年多在7月起发病并逐渐上升，11月则明显下降，以9、10月农忙季节为发病高峰期。接诊病例多有疫水接触史。发病率男性高于女性，年龄不分老少，其中以11～40岁发病者最多。在不同职业的人群中都有病例发生，其中以农民最多。通过系统收集病例

米伯让全书

资料，发现本病临床表现极为复杂，发病急骤，变化迅速。症状多具有恶寒、发热、头痛、头昏、全身痛、膝关节痛、小腿痛、食欲减退、口渴、出汗、鼻衄、咳嗽、咳痰或咯血痰、便秘、小便黄少等症状。其他症状如烦躁、气短、谵语、口苦、口臭、呕吐、吐蛔、便蛔、腹胀、腹泻、视物不清、阴道流血等均可见到，但为数较少。体征有面色潮红、眼结膜充血、颌下或腹股沟淋巴结肿大及腓肠肌压痛、心率增快、肝脏肿大等。较少见的体征有面黄少泽、腮腺肿大、颜面丹毒、单纯疱疹、项强、嗜睡、昏迷、抽搐等。脉多见浮滑而数或洪数，此外尚可见到沉数、弦数、濡数、缓脉。舌苔多薄白，或黄，或腻，或干，舌质多红。

病原学与血清学检查结果：1963—1965 年西安医学院微生物教研组在汉中地区南郑县、城固县配合临床诊断。由于受农村条件限制，仅重点做了血清暗视野镜检、血清补体结合试验及血清凝集溶解试验。检查结果：暗视野镜检 127 例，阳性结果 50 例，阳性率为 39.3%；补体结合试验 118 例，阳性结果（1:20 以上）99 例，阳性率为 83.99%；溶解凝集试验 23 例，阳性结果（1:400 以上）14 例，阳性率为 60%。1964 年在城固县龙头区血清学检查阳性结果的 16 例中，菌型血清试验属欧洲"B"型者 3 例，属黄疸出血型者 13 例。动物试验接种成功，遗憾的是因工作不慎，豚鼠死亡，未能进一步行菌型分离工作（表 1 - 1）。

表 1 - 1　1963—1965 年钩体病血清学检查结果

治疗人数	1963 年		1964 年			1965 年	
	23		71			295	
化　验	暗视野镜检	补体结合	暗视野镜检	补体结合	凝集溶解	暗视野镜检	补体结合
受检人数	13	4	23	23	23	91	91
阳性结果	4	3	10	15	14	36	81

1966—1967 年，陕西省中医研究所微生物学方面的同志在勉县、城固县汉江地区对钩体病患者进一步重点做了病原学与血清学的检查、双份血清凝集溶解试验、钩端螺旋体菌型分离、型别鉴定等（表 1 - 2）。

表1-2 1966—1967年钩体病病原学血清学检查结果

检查方法	例 数	阳 性	
		例 数	百分比
培养检查	59	17	28.81%
双份血清凝溶试验	42	20	47.61%

说明：①培养检查阳性的17例中，有3例两次培养均为阳性。②血清凝集溶解试验阳性病例中，其所出现的抗体型在勉县为黄疸出血型，城固县主要为黄疸出血型和色若型

对分离得以保存的钩端螺旋体进行型别鉴定。鉴定方法采用交互凝集溶解试验。所用12型钩端螺旋体标准免疫血清系陕西省防疫站所赠。勉县分离4株，均为黄疸出血型，城固县汉江区分离3株，1株为黄疸出血型，2株为色若型。

脑脊液检查结果：对钩体病暑痉型患者脑脊液进行常规检查，脑脊液一般都清亮，含糖量正常。在一例脑脊液中，既查到钩端螺旋体，又查到脑膜炎双球菌，故其脑脊液浑浊，含糖量亦减少，蛋白含量或略有增高，细胞计数在（16～600）×10^6/L，多数在300×10^6/L以下。氯化物因条件所限未做（表1-3）。

表1-3 7例暑痉患者脑脊液常规检查结果

项 目	浑浊度		细胞计数		糖		蛋 白	
变化情况	透明	浑浊	增高	正常	减少	正常	增高	正常
例 数	6	1	7	0	1	6	5	2

三、祖国医学对本病的认识和诊断依据

钩端螺旋体病是西医病名，祖国医学文献无此病名记载。六年来，通过我们对本病的防治实践，结合当地中医防治经验及参阅国内中医文献报道，认为本病是属于祖国医学"温病时疫"范畴的疾患，由于我省发病高峰在8～10月，故名"秋温时疫"。

南方该病发病高峰较早的省区或有称"暑温"者。《素问·热论篇》说："凡病伤寒而成温者，先夏至日为病温，后夏至日为病暑。"说明发病的季节不同而病名随之各异（这里所指伤寒是外感病的统称，

非指狭义伤寒)。东汉张仲景在《伤寒论》中说:"温病有三,曰春温,曰秋温,曰冬温,此皆发于伏气。"伏气是指病邪潜伏的意思,说明本病的形成是由外感与伏邪合而成病的。清代吴鞠通在《温病条辨》中说:"伏暑、暑温、湿温,证本一源,前后互参,不可偏执。"伏暑、暑温、湿温是指热性病在机体发病所表现的不同证候类型。证虽不同而病源却有相同之处。清代周扬俊说:"一人受之则为温,一方受之则为疫。"这是指热性病的个体发病和易感人群的大量流行而言。总之,伤寒、温病、温疫这些病名都是前人对各种热性病广义的概括总称。《素问·热论》说:"今夫热病者,皆伤寒之类也。"明确指出伤寒为外感病的广义概括名称,故热病皆属其类。由于个体的差异,机体的证候不同,而在《伤寒论》中又指出狭义伤寒与温病的不同表现。《温病条辨》中也指出狭义温病和寒湿的区别。狭义温病如暑温、湿温、伏暑、温毒之类。所指寒湿一证,按湿温证为湿郁化热,但见湿病有不全化热者,亦有热病转化为寒者,因此不能认为《温病条辨》中皆热证而无寒证,《伤寒论》中皆寒证而无热证。由此可见,《伤寒论》是以伤寒命名概括了温病,《温病条辨》是以温病命名而概括了寒湿、伤寒。伤寒与温病都有广义和狭义之分,两者是一脉相承的,不过是前人受当时历史条件和科学技术水平的限制而制定出不同的名称,承先启后,各有发明。现在我们则应运用毛主席辩证唯物主义和历史唯物主义思想作指导,分析总结前人的认识,把现代自然科学知识、西医知识和祖国医学理论知识结合起来,通过实践认识疾病的本质和现象,以破除历来中医对伤寒、温病命名的广义和狭义的争论。同时把前人的理论和我们的认识联系起来,逐渐求得统一的认识,进一步指导钩端螺旋体病及其他传染病的防治。归纳六年来我们临床所见钩端螺旋体病的中医证型,有伏暑、湿温、温燥、温黄、温毒、暑痉等。

临床治疗多参考《伤寒杂病论》《瘟疫论》《温病条辨》《温热经纬》《疫疹一得》《广温疫论》《伤寒温疫条辨》《时病论》及近代著作《温病学讲义》《传染病学》等书籍。以卫、气、营、血为辨证纲领,参合六经、三焦、经络辨证施治,以祖国医学理论指导治疗实践,从而对防治本病取得了一定的疗效和经验。

四、祖国医学对钩端螺旋体病病因病机的初步探讨

  钩端螺旋体病是由致病性的钩端螺旋体侵入人体所致的急性传染病。钩端螺旋体是本病的致病病源。从祖国医学认识本病是由于夏秋湿热蕴蒸，促使温气流行所致的外感急性传染病。其成因分为外因和内因。外因主要是指：①杂气流行。杂气，非风、寒、暑、湿、燥、火天地四时错行之六气，而是六气之外的一种致病因素，即方土疫疠之毒气，或称疫气、戾气。此气袭人，为病各种，故又称为杂气。杂气流行于气交之中，人触之即可生病。明代吴又可在《瘟疫论》中说："杂气者，方土之气也。盖其气从地而起，有是气必有是病。"又说："气者物之变也，物者气之化也。"说明气是物质反应的现象。前人受当时历史条件和科学技术水平的限制未能认识钩端螺旋体是本病的病源，而认为本病是由杂气流行所致。这是前人对温病疫源的概括认识，其说是有唯物观点的。《伤寒杂病论》说："是以一岁之中长幼之病，多相似者，此则时行之气也……更遇温气，变为温疫。"说明温气或称疫气、杂气，这个气的名词概念是包括了钩端螺旋体这一病源在内的概括名称。从杂气看，就不是钩端螺旋体一种病原体的问题，而是多种病源的概括。但此病源学说，对每一具体的热性病来说，则失之过于笼统。②夏秋暑湿气候的偏胜或饮食不节、过度劳碌、情志刺激等均属外因的范畴。内因主要是指人体先天禀赋不足或后天因素，导致机体阴阳平衡失调，肝肺虚损，营卫失和，因之抗御卫外能力降低，温邪易于乘虚而袭，伏于人体，分布三焦，以待气温反常或饮食劳倦的诱发始可形成本病。此即《内经》所说的"正气存内，邪不可干……邪之所凑，其气必虚"。

  中医根据发病季节、致病原因、临床证型，运用祖国医学理论为指导，认为本病的成因主要是由于新感引动伏邪。盛夏人体感受酷暑炎热，耗伤元气，杂气乘虚而袭，伏于人体，分布三焦。如正不胜邪，即时发病的名暑温；如夏秋季节为新邪所诱发而成病，证似暑温者称伏暑；如夏秋湿热蕴蒸，人体肺卫不足而出现湿温见证者称为湿温。因此，前人曾认为暑温、伏暑、湿温，证本一源，前后互参，不可偏执。临床不同证型的形成与人体素质、先天禀赋或后天失调所造成体质的阴

阳偏盛以及杂气侵入人体部位、损害程度深浅等多种因素有关。

温燥，非秋令之燥，乃由于自身肺卫燥气偏盛，感受温邪，易于伤津化燥，灼伤肺络而咯血的一种表现，故名温燥。

温黄，乃温邪侵害肝胆，湿热郁积脾胃，致使胆汁溢于皮肤，身目皆黄的黄疸证候。

温毒，症状表现多种，如项颊肿痛或颜面丹毒，此为热毒郁于少阳经化火而成。

暑痉，乃高热耗阴，引起肝风内动，或湿浊蒙蔽心包所致之证。该证型在病程中可出现血压下降，主要是由于邪热内炽，耗伤阴液，致使心肾气阴受累，正气迅速衰退的表现。

五、辨证论治

钩端螺旋体是本病的致病原，当它侵害人体，机体发生全身性病理改变时，由于患者体质因素、生活环境、病邪侵犯部位深浅的不同，因之机体反应的证候也就随之不同。本病临床表现极为复杂。因之，我们要用不同的方法解决不同的矛盾，达到同病异治的效果，不能机械地拘守一方一药，这就是我们应用祖国医学对本病辨证论治所取得疗效的指导思想。

治疗必须重视本病的内因作用和调动患者及医务人员的积极性。在治疗中，首先要充分调动患者的内因作用，消除恐惧情绪，增强战胜疾病的信心。在用药治疗上要有扶正抗邪的思想，在治疗本病外因的同时，要注意照顾内因的治疗。祖国医学一向认为"正气存内，邪不可干""邪之所凑，其气必虚"。钩端螺旋体是外因，祖国医学认为杂气（或称疫气、戾气）和六淫亦属外因范畴。但本病的构成，没有内因的存在是不能成立的。因之，内因是本病的主要因素。如果单纯从外因着眼而忽视内因的治疗，是难以收到预期的效果。同时，医务人员要以白求恩同志为榜样，加强对患者的高度责任感，耐心争取患者与医务人员合作，共同对敌，严密观察病情变化，谨守病机，精心辨证，予以合理的药物治疗和护理，才能提高本病的治愈率。

防治本病，必须认真贯彻执行"预防为主"的卫生工作方针。宣传开展群众爱国卫生运动，消灭病源，并要求做到防中有治，治中有防。

防中有治就是抓三早（早发现、早治疗、早休息），抓好三早是降低本病死亡率、提高治愈率的关键。据此，我们采取了深入疫区、送医上门、设家庭病房、巡回医疗的方式进行防治。治中有防，如病在卫分或气分，必须注意贯穿祖国医学治疗热性病"存津液，保胃气"和"扶正抗邪"的中心思想和宝贵经验，以预防本病向营分、血分重证发展。我们所治病例中，温燥证（肺出血型）只占30例。此类患者是少见病例，还是运用以上治疗方法起到预防性的治疗作用？有待进一步研讨。此外，我们所治疗的657例患者中，住院治疗者65例，死亡7例，其中送医院抢救者6例，均系忽略三早，贻误时机，初诊时已病情危重，这使我们深深体会到必须处处牢记"预防为主"思想对于防治该病的重大意义。

现将本病的辨证论治、护理、疗效观察分述如下：

（一）伏暑证

主证：头痛，身痛，恶寒，发热，面赤，心烦口渴，微汗或无汗，舌苔薄白，舌质边尖红，脉濡数，以证似暑热病为特征。

1. 卫分辨证

证候：要点在于恶寒显著，发热而不壮（体温多在39℃以下），无汗或微汗，口微渴，脉浮数但不洪大，舌苔薄白而润。

治则：辛凉解表，透热解毒。方用银翘散加减主治。轻证用银翘解毒丸，每服10g，一日3次，开水冲服。若咳嗽咯痰、胸闷气急者，用桑菊饮治之（方见温燥证）。

方药：银翘散。金银花17.5～35g，连翘17.5～35g，薄荷10.5g，竹叶10.5g，荆芥穗7g，淡豆豉10.5g，牛蒡子10.5g，桔梗10.5g，生甘草10.5g，鲜苇根17.5～35g。加水煎两次，约400ml，一日分两次，早晚饭前温服。如病不解而无气分或营分证者，不必过虑，多因病重药轻之故，每日予两剂，分4次服，一般不要随意更改，二三日即愈。

加减：

· 如卫分证未罢而口渴、汗出、体温逐渐上升者，此为卫分兼见气分证。于上方加生石膏14～28g、知母14g。气分证悉具，按气分证治。

· 如舌绛暮热，烦躁不安，此为邪初入营，卫分兼见营分证。上方加生地黄28g、玄参17.5g、麦冬21g保津液。再不解，或小便少者加焦栀子 10.5g、黄芩 10.5g、知母 10.5g，以其苦寒与麦冬之甘寒，合而化阴以治热淫所胜。如营分证悉具按营分证治。

·如见轻微鼻衄或斑疹散在隐隐者，此卫分兼见血分证。上方去荆芥穗、淡豆豉，加大青叶 17.5g、牡丹皮 17.5g、玉竹 10.5g、侧柏炭 35g，并用鲜白茅根 140g，先煮去渣，以汤煎药。血分证悉具按血分证治。

·如兼见腹泻、小便少者，此为湿热合邪之证，加滑石 21g、通草 10.5g、薏苡仁 17.5g 清热利湿。

·渴甚者，加天花粉 17.5~35g 生津止渴。

·咳者，加杏仁 10.5g 以利肺气。

·颈项强痛者，加葛根 14~28g 解肌生津。

·胸膈闷者，加藿香、郁金各 10.5g 护膻中，以防邪传心包。

·项肿咽痛者加马勃、玄参各 10.5g。

银翘散应用于热性病治疗的初期较为广泛，对本病初起，只要能掌握本方之加减，随证灵活运用，即可收到满意效果，并能预防气营兼证之病情发展。

2. 气分辨证

证候：大多卫分证未罢而伏热即起（体温急剧上升多在 39~40℃以上），大汗，口渴引饮，大便秘，小便黄少，神旺面赤，舌苔薄白略黄或黄干，舌质红，脉洪大而数。以但恶热不恶寒，脉洪大为要点。

治则：大清气热，养阴解毒。方用白虎增液汤加金银花、连翘、白茅根壮水制火，预防出血。

方药：白虎增液汤加金银花、连翘、白茅根。生石膏 28~70g，知母 14~28g，生甘草 10.5g，生大米 17.5g，生地黄 35g，玄参 35g，麦冬 28g，金银花 17.5~35g，连翘 17.5~35g，鲜白茅根 140g。加水先煎白茅根，去渣，以汤煎药，煎出 600ml，每日分 3 次温服，若病不减，可继服 1~2 剂。或每日两剂，酌情服用，病势即减。

加减：

·若舌质深红，暮热更甚，烦躁不安，此为气分兼见营分证。宜用气营双清法，于上方加焦栀 14g、黄芩 10.5g，牡丹皮 17.5g，杭白芍 17.5g。一般连服 1~2 剂，病势即退。

·若热结胃肠，腹痛胀满，大便二三日不下，或谵语者，此为阳明腑实证。治宜增液通下法，上方加芒硝、大黄各三钱，以大便通利为度。或用增液承气汤每日 1 剂，日服 3 次，大便仍未通者，继服 1 剂，以通利为度。若舌苔黄厚、腹痛胀满不减、大便燥结、谵语、烦躁更甚者，如有紫雪丹即可配服 1 粒，并针刺中脘、合谷、内关、足三里等穴，即可缓解。如无紫雪丹，可根据病情轻重，酌加芒硝、生大黄用量，或再加枳实 17.5g、厚朴 14g，以达导滞通便、清泄积热之作用。

·增液承气汤：生地黄 35g，麦冬 28g，玄参 35g，生大黄 10.5g，芒硝 10.5g。加水先煎诸药两次，去渣，再下芒硝微沸即可，约 400ml，一日分两次温服，每隔 6h 一次。

3. 营分、血分辨证

证候：病在营分，要点是舌质红绛，脉数或大而数，烦躁不眠，夜以继日，高热持续不退，或朝凉暮热，或斑疹隐隐，严重者神昏谵语。

病入血分多有营分症状，继有衄血、咯血，或便血，或大便黑而易解，或便秘，或斑疹外透等症为要点。严重者，有谵语，发狂妄见，肢体震颤，或痉挛昏厥，舌质深绛乏津或紫暗，舌苔黄干或焦黑，甚或无苔，脉数大或促。但这些症状不一定都全部出现，总之有两三种症状同时出现，对病在血分的诊断就可成立。

治则：营分证具，宜清营透气，凉血解毒，方用清营汤。病入血分，宜凉血散血，泻火解毒，方用清瘟败毒饮。神昏谵语，二便不通者，配服紫雪丹。肢体震颤，痉挛昏厥者，配服至宝丹，严重者配服安宫牛黄丸或用大补阴精、息风解痉之大定风珠治之。

方药：

·清营汤：犀角 10.5g，生地黄 35g，玄参 35g，麦冬 28g，黄连 10.5g，丹参 17.5g，竹叶 10.5g，金银花 17.5g，连翘 17.5g。每剂用白茅根 140g，加水先煎去渣，次下犀角煎半小时，再入诸药，煎两次约 400ml，一日分两次温服。

·清瘟败毒饮：犀角 10.5g，生地黄 35g，赤芍 17.5g，牡丹皮 17.5g，生石膏 70g，知母 28g，桔梗 10.5g，焦栀 14g，黄连 10.5g，黄芩 10.5g，甘草 10.5g，连翘 17.5g，玄参 17.5g，竹叶 10.5g。加水先煎犀角半小时，次下诸药，煎 3 次，煎出 800ml，一日夜分 4 次温服。大便秘结者,加生大黄 10.5g;出现黄疸者,加茵陈 35g、滑石 21g。

·大定风珠:生甘草 35g,生地黄 35g,生杭芍 28g,麦冬 28g,阿胶 10.5g,火麻仁 10.5g,生龟甲 35g,生鳖甲 35g,生牡蛎 35g,五味子 10.5g,鸡子黄两枚。加水先煎诸药 3 次,去渣,共煎出约 800ml,再下阿胶溶化,待温再将鸡子黄投入药中搅匀,一日夜分 4 次温服。

·紫雪丹、至宝丹、安宫牛黄丸,可视病情轻重随证配服。每次 1 粒,温开水化服,每日二三次。

以上诸方均为营血重危证候必用之方。我们在实际工作中因考虑犀角、黄连价昂货缺,多年来应用白虎增液汤随证变化加味治疗,对本病气分兼见营分、血分证同样取得清气凉营、清营凉血之效。本病温燥证(肺出血型)衄血、咯血,本属血分证治,我们分析其转化机理,应用肃肺气、清胃热、养阴润燥、降逆化痰之清燥救肺汤,加重石膏、生地黄用量,配伍玄参、瓜蒌、贝母,效果尚满意。营、血分辨证施治所列诸方,如清营汤、清瘟败毒饮、大定风珠,我们治疗本病温燥证(肺出血型)没有采用,但对营血重危证候,用清燥救肺汤效果不著时仍不能忽视。

(二) 湿温证

证候:病虽急起,其势较缓,午后方热,状若阴虚,但身热不扬(体温常在38℃左右),头痛,头昏,恶寒,身重疼痛,口腻食差,口干不欲饮,胸闷,腹胀便溏,神倦少气,乏力,面黄少泽,舌苔白腻黄,舌心苔厚浊,舌质红或正常,脉濡缓或濡数是其特征。

治则:宣肺化浊,清热利湿。方用三仁汤,每日 1 剂,服 3~6 剂。

方药:三仁汤。生薏仁 21g,白豆蔻 7g,杏仁 17.5g,姜半夏 17.5g,厚朴 10.5g,白通草 10.5g,滑石 21g,竹叶 10.5g。加水煎两次约 400ml,每日分两次,早晚饭前温服。

加减:

·若热重于湿者,宜辛开苦降法,于三仁汤中加黄连、黄芩各 10.5g。

·若卫分证显著者,可用银翘散加滑石 21g、通草 10.5g、生薏苡仁 17.5g。

此证病例为数不多,病势虽缓,但在治疗上不如伏暑证收效迅速,体温常在38℃左右，一般迁延至五六日方愈，个别患者病程有迁延至十天左右。但亦未见一例恶化。

（三）温燥证

证候：本证初起与伏暑相同，但于病程中以咳嗽、咳痰不利、胸闷气急、二三日出现痰中带血或咯血、鼻衄为主要表现，舌苔薄白略黄，舌质红，脉数大。

治则：病初治疗与伏暑相同，按卫、气分辨证论治。如病在卫分，一旦兼见咳嗽，咳痰不利，胸闷气急，或痰中带有轻微血丝者，即宜用辛凉解表，透热解毒，宣肺化痰，宁嗽止咳之桑菊饮加浙贝母、瓜蒌、知母、黄芩、焦栀子、侧柏炭、鲜白茅根，日服一二剂，连服两三天。

· 重证，咯血频数或完全血痰，或兼鼻衄，高热不退，躁扰不安，宜用肃肺化痰，清热降逆，养阴润燥，宁嗽止血法。方用清燥救肺汤加生地黄、玄参、瓜蒌、贝母，每日1剂或日服两剂，连服二三天病势即退。

· 如初接诊本证患者，见呼吸急促、血出如涌为危急重证，宜急用清热凉血、泻火解毒之清瘟败毒饮，调服三七粉10.5g，顿服，进行抢救。

· 如见气短、自汗、颊红、脉细数等亡阴症状，可急用参麦饮加龙骨、牡蛎，益气救阴固脱。

方药：

· 加味桑菊饮：桑叶10.5g，菊花10.5g，薄荷10.5g，连翘17.5g，桔梗10.5g，杏仁10.5g，生甘草10.5g，苇根35g，浙贝母10.5g，瓜蒌14g，知母14g，黄芩10.5g，焦栀子10.5g，侧柏炭35g，鲜白茅根70g。加水煎两次约600ml，一日分3次温服。

· 清燥救肺汤加味：桑叶10.5g，枇杷叶10.5g，杏仁10.5g，生石膏70～140g，火麻仁10.5g，阿胶10.5g，沙参10.5g，麦冬28g，生地黄35g，玄参35g，瓜蒌14g，浙贝母14g。加水煎出600ml，一日分3次温服。

· 清瘟败毒饮：见伏暑证血分证治。

· 参麦饮加龙牡：红人参17.5g，麦冬35g，五味子10.5g，生龙骨35g，生牡蛎35g。加水先煎人参20min，后下诸药，煎出约400ml，分两次温服。

在治疗过程中，护理也是非常重要的。必须嘱咐患者绝对安静，卧床休息，切忌随意搬动，耐心对患者做好思想工作，解除恐惧情绪。饮食宜清淡流食，如大米汤、藕汁、藕粉、橘汁、梨汁、甘蔗汁、白茅根汤之类，每次少量徐饮，不宜过多，坚硬厚味及辛辣之品绝对禁忌。

（四）温毒证

证候：病初与伏暑证相同，症见耳颊肿痛，或头面红肿，或颔下、咽喉疼痛，舌苔薄黄，脉浮数。

治则：疏风透邪，泻火解毒。

方药：轻证用银翘散加马勃10.5g、玄参17.5g、板蓝根17.5g。重证用普济消毒饮，每日1剂，一般五六日可愈。外用如意金黄散，青黛粉或生大黄粉，用茶水或温开水调成稀糊状，涂患部，药干再涂，以愈为度。方见伏暑卫分证治。

·普济消毒饮加减：连翘17.5~35g，金银花17.5~35g，薄荷10.5g，荆芥穗10.5g，牛蒡子10.5g，板蓝根17.5g，马勃10.5g，玄参17.5g，僵蚕10.5g，升麻7g，柴胡7g，黄连10.5g，黄芩10.5g，桔梗10.5g，生甘草10.5g。加水煎出400ml，一日分两次温服。

·如意金黄散（中成药）每用17.5~35g，茶水调涂患部，用量可按病之部位大小酌情增减。

·青黛35g，研细末，茶水调涂患部。

·生大黄35g，用法同上。

这三种外涂药，根据条件，采用任何一种均可。

（五）温黄证

证候：皮肤、两目发黄，小便色深黄为特征。本症有热重于湿、湿重于热，或兼见营血之区别。热重于湿者，口干，潮热，大便秘结，小便深黄而少，脉滑数有力，舌苔黄厚。湿重于热者，口干不欲饮，无潮热，时有畏寒，大便稀溏，小便色黄不深，舌苔白腻或略黄，脉濡缓。兼见营血症状者，多由阳明热盛、燥极化火所致，皮肤重度发黄，高热持续不退，各处皮肤有散在出血现象，或鼻衄，舌苔黄厚而燥，或焦黑，舌质红绛，脉数大有力。

治则：一般热重于湿者，宜清热利胆，通便解毒，可用茵陈蒿汤加金银花、连翘、白茅根、枳实、郁金、滑石。如持续高热不退，可用白虎增液汤加茵陈、焦栀子、黄芩、大黄。每日1剂，服至热降黄退为度，一般10~14d可愈。如兼见营血症状者，可用清瘟败毒饮加茵陈、生大黄，每日1剂，随症加减，服至热降、黄退、血止为度，一般6~10d可愈。亦有个别病例病程至3~4周黄疸始退净者。湿重于热者，宜助阳健脾，利胆除湿，可用茵陈五苓散为主，随症加减，或用三仁汤加茵陈70g治之，每日1剂，服至黄退，症状消失为度，一般1~2周可愈，个别延至3周。

方药：

·加味茵陈蒿汤：茵陈蒿70g，焦栀子14g，生大黄10.5g，连翘17.5g，金银花17.5g，枳实10.5g，郁金14g，滑石21g，鲜白茅根70g。加水先煎茵陈，后下诸药煎两次约600ml，一日分3次温服。

·白虎增液汤（方见伏暑气分证治）加茵陈蒿70g、焦栀子14g、黄芩10.5g、生大黄10.5g。煎法服法同上。

·清瘟败毒饮（方见伏暑营血证治）加茵陈蒿70g、生大黄70g。加水煎出800ml，一是分4次温服。

·茵陈五苓散：茵陈蒿70g，桂枝10.5g，白术10.5g，茯苓17.5g，猪苓10.5g，泽泻10.5g。加水煎约400ml，一日分两次温服。

·三仁汤（方见湿温证治）加茵陈蒿70g。煎法，服法同上。

加减：

·腹胀胃脘不适者，加厚朴、陈皮各10.5g。
·食欲不振者，加神曲、麦芽、山楂各10.5g。
·恶心欲呕者，加姜半夏、生姜各10.5g。
·胸闷者，加藿香、郁金各10.5g。

（六）暑痉证

证候：本证以急骤发热、头项强痛、四肢抽搐、呕吐、神昏等表现为特征。临床辨证有热伤心营，肝风内动和湿浊遏热，蒙闭心包。若发热初起即现营分症状，持续高热，烦躁不安，头疼剧烈，颈项强直，甚则痉挛昏厥，舌质红绛乏津，少苔或无苔，脉多弦数或细数。此为热伤心营肝风内动证。病初若先身热不扬，头项强痛，昏迷嗜睡，呕吐腹泻，四肢逆冷，甚则痉挛昏厥，舌苔白腻或略黄，舌质多红，脉弦缓或濡数，此为湿浊遏热蒙闭心包证。

治则：

·热伤心营肝风内动证：急宜清营凉血，息风解毒。初起用清营汤或羚角钩藤汤加减，重者用清瘟败毒饮。随证轻重配服至宝丹、安宫牛黄丸。二便不通者配服紫雪丹，以达清心开窍、息风解痉之作用。

·湿浊遏热，蒙闭心包证：治宜芳香化浊，和中除湿，解毒开窍，方用藿香正气散（汤）或菖蒲郁金汤，配服苏合香丸。

方药：

·清营汤（方见伏暑营血证治）

·羚角钩藤汤加减：羚羊角 7g，钩藤 28g，生地黄 14g，桔梗 10.5g，桑寄生 14g，生杭芍 14g，当归 10.5g，阿胶 10.5g，沙参 10.5g，麦冬 14g，茯神 14g，生龙骨 14g，生牡蛎 14g。加水先煎羚羊角半小时，后下诸药，煎两次约 400ml，一日分 2～3 次温服。

·至宝丹（中成药），每服 1 粒，一日 2～3 次，开水冲化服。

·安宫牛黄丸，服法同上。

·紫雪丹（中成药），每服 1 粒，一日 1～2 次，开水冲化服。

·藿香正气散（汤）：藿香 10.5g，苏叶 10.5g，白芷 10.5g，大腹皮 10.5g，茯苓 14g，白术 10.5g，陈皮 10.5g，厚朴 10.5g，姜半夏 10.5g，桔梗 10.5g，生姜 10.5g，炙甘草 10.5g，大枣 2 枚。加水煎两次约 400ml，每日分两次温服。

·菖蒲郁金汤加减：石菖蒲 17.5g，广郁金 14g，焦栀子 10.5g，连翘 17.5g，金银花 17.5g，菊花 17.5g，滑石 21g，竹叶 10.5g，牡丹皮 10.5g，牛蒡子 10.5g，竹茹 10.5g，姜汁 10.5g。加水煎两次约 400ml，每日分两次温服。

·苏合香丸（中成药）每服 1 粒，每日 1～2 次，开水冲化服。本证所用方药用量，小儿减半，若 1 岁婴儿用全方 1/3 量即可，一日分 3～4 次服用，必要时配合西药治疗。在勉县所治 11 例暑痉证患儿，后经病原学与血清学检查的 9 例中，有 6 例乙脑，2 例为乙脑与钩体病混合感染，1例为钩体病。可见中药不但对钩体病有效，对乙脑亦有效。

恢复期处理：体温明显下降之后，表证已罢，里热大退，余热未清，症见轻微潮热，手足心热，乏力，微汗，食饮未复，法当清热和胃，益气生津，可用竹叶石膏汤调理之。咳者，加杏仁、桔梗各10.5g。食纳差者，加焦山楂、神曲、麦芽各10.5g。腹胀者，加枳实10.5g、陈皮10.5g。大便未解者，加玄参28g、生地黄17.5g。燥粪结滞者加生大黄10.5g。

·竹叶石膏汤：竹叶10.5g，生石膏14～28g，姜半夏10.5g，人参10.5g，麦冬17.5g，炙甘草10.5g，生大米17.5g。加水煎两次约400ml，一日分两次，早晚饭前温服，每日1剂，连服1～3剂。

调摄护理：配合该病的治疗，护理工作亦是非常重要的。早休息能防止病情恶化，促使疾病早日痊愈。咯血患者或危重患者必须保持安静，切不可随意搬动。饮食宜清淡、多汁、柔软，少量徐用，如大米粥、生藕汁、生梨汁、甘蔗汁等配合药物，以达到"存津液，保胃气"之目的。禁食辛辣、粘腻、坚硬之品，忌过饮、过饱。尤其对于营血重证，必须密切观察病情变化，耐心解释安慰，消除患者对本病的恐惧情绪，鼓励患者与疾病做斗争的信心。病后调养仍不可大意，病后初愈更应注意食复、劳复、房复。

六、疗效观察

1. 治愈标准

·发热者体温降至正常后，继续观察3d无变化者。

·临床症状及体征基本消失。

·血清暗视野检查阳性者，治疗后2～4周复查应转为阴性。

2. 体温统计及退热情况

据1963—1967年西安医学院中医防治组和中医研究所防治组551例体温统计，体温高于37℃以上者495例，39℃以上者208例，40℃以上者44例，最高为41.1℃。经治疗后，退热时间最短1d，最长14d，平均退热时间为2.6d（表1-4，表1-5）。

表1-4　511例钩体病患者体温统计

体温	36~37℃	37.1~37.9℃	38~38.9℃	39~39.9℃	40℃以上	合计
例数	56	119	168	164	44	551
比例	10.2%	21.6%	30.4%	29.8%	8.0%	100%

表1-5　485例钩体病患者退热日数统计

天数	一	二	三	四	五	六	七	八	九	十	合计
例数	200	100	68	34	31	22	14	8	6	2	485
比例	41.4%	20.6%	14.0%	7.0%	6.4%	4.5%	2.9%	1.7%	1.1%	0.4%	100

3. 症状及体征消失情况

绝大部分患者的症状和体征随着体温的下降而逐渐消失，一般在体温正常后2~3d内恢复正常，仅有部分患者有轻度疲倦乏力感觉，或有淋巴结轻度肿大。

4. 病　程

最短1d，最长20d，约80%病例在4~6d内结束。

5. 血清暗视野复查结果

病初治疗前做血清暗视野检查阳性者50例，于治疗后复查，除1例外均阴转。该例于第4周仍为阳性，具体持续多长时间开始转阴不清楚，1年后复查为阴性。

6. 治愈率与死亡率

1963—1968年共接治钩体病患者657例，死亡7例，其余均治愈。治愈率99.92%，病死率0.08%。

7. 死亡病例分析

死亡7例均符合诊断标准。6例经血清暗视野检查，5例为阳性，其中1例曾做血清凝溶试验为阳性。1例曾做尸解，就肉眼所见符合本病诊断。

·病死与年龄的关系：暑痉证（脑膜脑炎型）死亡4例中，年龄最小者为8月龄，最大者为4岁。其中2例患营养不良症。

·病死与延误诊治时间的关系：1例发病后第6天入院；1例高热、昏迷、抽风3d后入院；2例于昏迷、抽风10h入院治疗。死亡距入院时间，最短者2h半，最长者61h，经中西药抢救无效而死亡。结合文献报告，误诊与不误诊的病死率分别为 15.5% 与 8%。说明早期诊断、合理治疗对预后有很大的影响。

· 病死与合并其他疾病的关系：暑痉证（脑膜脑炎型）死亡 4 例中，1 例肝大 4cm，脾大 1cm，营养不良，发育迟缓，两岁半仍不会走路，入院时患儿已呈昏迷、抽搐、呼吸循环衰竭。该地区同时有乙脑流行，这 4 例尚难排除与乙脑的混合感染。1 例属温燥证（肺出血型），并发急性心肌炎、心力衰竭和胸膜炎。1 例伏暑证（流感伤寒型），并发出血性肺炎及心肌炎。1 例原有精神病，得伏暑重证，经治疗曾一度病情好转，后因家属配合护理不好合并肺炎死亡。由上可见，钩体病若合并其他疾患，无疑会加重病情恶化，是促使病死的重要原因。

七、临床治疗的几点体会

1. 治病应注重普、简、验、廉

1963—1968 年共治钩体病 657 例，对符合诊断标准的轻重病例不做任何选择，除病死 7 例外，其余都是单独用中医中药治愈的，这充分证明中医对钩体病的疗效是肯定的。

例如 1964 年在城固县古城大队有一位姓蔡的农民，他有 6 个孩子，当年两个孩子因患病得不到及时正确的治疗而死亡。这次又一个孩子患了严重钩体病，高烧持续不退，躁动不安。当我们去病家时，蚊帐上还贴着巫婆画的符咒，患儿父母异常焦急恐惧。如按过去有的医生的做法，怕负责任，怕担风险，一看病重，就让把患儿送到县上去治，一推了事。但这样途中颠簸最容易引起咯血而死亡。面对这种情景，同志们表示决心，一定要以白求恩同志为光辉榜样，发扬革命的人道主义精神，排除一切思想杂念，把患儿抢救过来。我们安慰家属："请放心吧！您把孩子交给医疗队，不用去请，我们天天来，负责到底！"经过每天密切观察病情，精心辨证施治，细致护理，经先后用银翘散（汤）、白虎增液汤、增液承气汤、竹叶石膏汤而顺利治愈。床前的符咒也不知什么时候扔掉了。患儿家长感激地说："不是你们医疗队来，娃儿恐怕就没命了。"又如城固县龙头区一位贫协代表的爱人张某某患钩体病，体温 40.1℃、头痛如裂、身如被杖、躁扰不安、鼻衄，我们用中药给他治好了病，共花 3 元多钱，她爱人感动地说："我爱人今春患的那场病，

第一章 论著

21

花了几十元，钱都花光了，这么重的病要不是你们来，没钱看病，就难得下场。"病家的话使我们回想到过去有些医生在大城市医院看病，见病不见人，大笔一挥就是几块钱，透视化验一大堆，至于农民能否花得起，就不屑于过问了。下乡后，特别是了解到山区农民的生活状况后，在医疗实践中逐渐学会作到知病、知人、知药、知价。因此我们在治疗中，在保证疗效的前提下，尽量采用价钱便宜或不花钱的药，如白茅根、桑叶、枇杷叶、竹叶等陕南遍地皆是，就嘱农民自采入药。治疗肺出血患者一般常规是要用犀角的，但犀角货缺价昂，我们探讨病机，改用清燥救肺汤加味，对 30 例肺出血患者的治疗效果尚称满意。诸如此类，力求做到用药合理，治疗彻底，坚持普、简、验、廉的原则，受到广大贫下中农的欢迎和好评。再例如，1966 年在勉县天堰公社有位贫农青年陈某患钩体病数日，诊断为伏暑阳明腑实证，予白虎增液承气汤。病家对中药能否治愈这种病有怀疑，次日提出要到县医院治疗。这里距县上十几里路，还得冒着雨渡河，我们考虑患者病情正在发展，搬运转送途中颠簸最容易引起肺大出血。关键时刻，同志们一方面耐心细致地向病家讲清利害关系，同时鼓励患者增强战胜疾病的信心和勇气。另一方面找到该队生产队长，请他协助给病家做好思想工作。经医疗队精心辨证施治，日夜守护，继在白虎增液承气汤的基础上配服紫雪丹，针刺中脘、足三里等穴，第 3 天黎明时热随便解，诸症悉减，继服白虎增液汤、竹叶石膏汤而愈。患者感激地说："我起初认为钩体病不容易治好，并且你们用的是中药，当时我有怀疑，通过你们的治疗，我深深体会到中医中药真解决问题，你们真是毛主席派来的好医生，给我们把心操扎了！"接着在对河青山湾生产队治愈类似病情的一位女患者。这时，中医药治好钩体病的消息很快传遍公社，又打开了局面。我们深深体会到，治病必须首先树立全心全意为人民服务的思想，同时做好患者和家属的思想工作。在治疗上，必须注重普、简、验、廉。

2. 必须始终贯穿"存津液，保胃气"和扶正抗邪这一中心思想

存津液、保胃气和扶正抗邪是祖国医学治疗热性病的宝贵经验，也是我们治疗钩体病的中心思想。这个宝贵经验首见于《伤寒论》，历代有发挥，至明清温病学说创立，更把它提高到重要地位。清·喻嘉言论述津液在生理病理上的重要意义说："胃藏津液，水谷之海，内充脏腑，外灌形骸，津多脉盛，津少脉衰，津结病至，津竭祸来。""存津液，保胃气"这一原则，随着热性病病机的变化，在方剂的选择、配伍应用方面也具体的体现出来。如《温病条辨》辛凉解表之桑菊饮、银翘散，均用鲜苇根以清热生津，且在方后语中叮咛："二三日病犹在肺，热渐入里者加生地黄、麦冬以保津液，再不解，或小便短者加知母、黄芩、栀子之苦寒与麦、地之甘寒合而化阴，以制热淫所胜。"阳明证所用之白虎汤，知母清热养阴，粳米、甘草和胃养阴；阳明腑实证用承气汤攻下，乃釜底抽薪，急下存阴；清燥救肺汤治伏暑化燥咯血重证，方中桑叶轻宣肺燥，生石膏清肺胃燥热，阿胶、麻仁、麦冬润肺滋阴，人参、甘草益气生津，杏仁、枇杷叶肃降肺气，燥得以润，气得以降，故热退而咯血止；增液汤之增液润燥；余热未尽善后调理用竹叶石膏汤，生石膏清热，人参、麦冬益气生津，粳米、甘草安中和胃，半夏降逆止呕，合奏清热生津、益气和胃之效……无不贯穿以"存津液，保胃气"和扶正抗邪这一中心思想。

热性病最易耗伤津液，损伤胃气，如维护不当，疾病就会向不利的方向发展。我们在治疗本病过程中，应用祖国医学治疗热性病"存津液，保胃气"的理论和扶正抗邪的思想指导实践，除住院抢救的患者采用输液配合治疗外，其余皆未输液。据接治551例患者统计，体温在39℃以上者208例，占37.7%。部分患者高烧五六日不退（6例长达九日，2例长达十日以上），虽未采用输液，而病情未恶化，亦无明显脱水之体征。这一宝贵经验，实践证明有很大价值，对备战和在农村防治疾病，在减少人力、物力方面意义更大，是值得我们发扬和进一步研究的。

3. 注意伏暑证的治疗

本病中伏暑证最多见，占全部病例的85.37%。其中在卫分证接诊的有196例（体温在39℃以下伏暑卫分证病例未包括在内），皆用银翘散（汤）治愈，退热时间平均为两日，无酿成变证、危证者。关于银翘散（汤）中金银花、连翘的用量，据我们的经验，一般用17.5～35g，不要低于17.5g，否则会影响疗效。金银花、连翘无论在卫、气、营、血皆可应用，因其有清热解毒、透邪出表作用。如气分证用白虎汤加金银花、连翘，清营汤中本有此药，气血两燔病例用白虎增液汤加金银花、连翘、白茅根，或再加黄芩、栀子、黄连以加强药物的协同作用，疗效更好。

4. 重视兼证的处理

本病发展过程可分为卫、气、营、血四个阶段，而临床表现多见兼证，不可截然划分。以卫分证为例，除单纯卫分证外，尚有卫分兼气分，卫分兼营、血分证。所谓兼证，即次要矛盾。卫分兼见营、血分证，本质上是卫分证，仅兼见少许衄血，或舌边尖质绛，心烦不安。若气分兼卫分证，则以阳明经证大热，大汗，口大渴，脉洪大为特点，兼见微恶寒，此时应重用白虎汤加金银花、连翘，不必用银翘散全方，否则主次不分，药物庞杂，反而影响疗效。一般用白虎汤；多强调四大症状具全，所谓典型白虎汤证。但观察本病气分证，以大热，有汗，脉洪大或滑数为主，或大汗，而大渴则不多见，卫分兼证多不明显，如用银翘散（汤）加生石膏 14g、知母 10.5g，则显药轻证重，若用白虎汤（生石膏 56g，知母 28g，粳米 17.5g，甘草 10.5g）加金银花、连翘则药证相当，疗效显著。故本病临证不必过分强调四大症状悉具才用本方。

5. 活用先贤大法

古人有伤寒下不厌迟，温病下不厌早的说法。我们观察本病有热淫所胜，伤津耗液的特点，在伏暑气分阳明腑实证，采用白虎汤加大剂增液汤，多能达到"增水行舟"热随便解之效。若不解而里热炽盛，加黄芩、焦栀子、黄连之苦寒合白虎增液之甘寒，则多取效。也可视腑实轻重，慎用调胃承气汤或大、小承气汤以达泄热通便之目的。

6. 谨守病机，辨证论治

初诊病历，若辨证无误，热势不衰或有病进之势者，乃病重药轻，不必改弦易辙，可继服原方一二剂，或 2~3h 服一次，日进两剂，多能取效。又某些重型病例，如气血两燔者，经用清气凉营重剂治疗后，热势减退，体温下降，此时多虑药过病所伤及正气，若改投轻剂，每见热势再起，故宜谨守病机，持原方不变，或小制其剂，1~3d 后多待热退，脉静，身和，再用轻剂善后。

7. 注重病后调理

余热未尽，正气未复病例，绝大部分用竹叶石膏汤善后，疗效满意。个别重笃病例，投之不能清其余热，审其病机，乃正邪胜复导致阴精耗损，改用滋阴退热、养液润燥的加减复脉汤而取效。

8. 注意治疗与化验相结合

6年来在疫区进行防治钩体病过程中，遇到体温在39℃以下，具有本病症状的病例甚多，由于不能逐例配合化验检查以求确诊，故未将这些病例收集在内。1967年建立病历36份，均做了暗视野检查及血清补体结合试验，确定诊断27例，占75%。说明在疫区这类病例广泛存在，在防治工作中应予重视。

9. 逐步完善治疗方案

《汉中地区中医防治钩体病方案（草案）》是在1963—1964两年实践基础上制定的，其临床效果为以后数年的实践所肯定。在制定方案以前尚未发现暑痉证（脑膜脑炎型）病例。该型病例是1966年在勉县发现的，说明方案必须随着临床新问题的出现和解决而不断有所充实提高。

10. 抓三早

抓三早（早发现、早治疗、早休息）是迅速治愈钩体病的关键。由于本病发病急骤，热化迅速，变化复杂，如不能得到及时的治疗，往往延误时机，大多因肺大出血、心力衰竭而死亡。针对这个特点，我们医疗队采取深入农村第一线，送医上门，设家庭病床，坚持每天巡回查房，严密观察病情，随时做好病历记录，对患者负责到底，直到疫情结束后总结经验。

11. 群防群治

开展对钩体病的群防群治。1963年前后，钩体病流行，当时某地区卫生部门的个别领导同志对该病的防治认识不足，只相信西医西药，不相信中医中药，只相信地区、县医院的医生，不相信基层的医生。每当本病流行，只是向省上要求派医疗队，而忽视发挥当地各级医务人员的作用。自从1963年以后，西安医学院第二附属医院中医教研组、陕西省中医研究所相继组成中医防治组奔赴防病治病第一线，开展中医中药防治钩体病的工作。相信群众，依靠群众，深入调查研究，应用中医中药防治钩体病取得了一定疗效，受到群众的欢迎和好评。在此工作基础上，地区文卫局召集专业会议，制定了中医中药防治钩体病方案（草案），在全区推广应用。并举办一期有65人参加的中医防治钩体病学习班，为各县培训骨干。学习班集中一段时间学习基本理论后，接着带领学员深入疫区，边防治、边教学、边总结，收效很好。预防方面，我们广泛搜集民间流传的预防方药，经过筛选定名为"六一解毒汤"。1967年，在城固县汉江区用"六一解毒汤"与黄疸出血型单价疫苗对比观察，证明该方确有预防效果，且其预防效果较黄疸出血型单价疫苗为优（详见附录）。

八、附 录

1. 中药"六一解毒汤"预防效果观察

为了贯彻"预防为主"的卫生工作方针，于1967年在城固县南乐地区应用中药"六一解毒汤"预防钩体病，同黄疸出血型单价菌苗做对照观察，总结预防效果。在本病流行重发病区，对主要从事农业劳动的13～55岁的健康男女社员200人作为观察对象，分组预防。一组服用中药"六一解毒汤"预防为观察组，一组注射钩体菌苗为对照组。

观察组于5月16日农民进入稻田的第一天起，给服中药"六一解毒汤"，连服3d，一周后再服1d。每人一日剂量：滑石21g，生甘草3.5g，金银花17.5g，连翘17.5g，贯众17.5g。加水1000ml，煎成400ml，每服200ml，每日两次，早晚饭前温服。对照组于4月27日每人注射钩体菌苗1ml，于5月4日做第二次注射，每人注射2ml。

服药及注射疫苗后，医务人员从5月中旬开始，每天深入现场观察两组发病情况，坚持至疫情结束为止。最后统计其结果，中药预防组发病3人，菌苗注射组发病13人。两组对照结果，中药预防效果较菌苗组为高，而且两组发病时间基本相同（表1-6）。

表1-6 观察组与对照组发病情况比

	人 数	发病人数	发病率%	发病时间
观察组	100	3	3	8月下旬至10月上旬
对照组	100	13	13	同上

经病原学和血清学检查，证明该地区除黄疸出血型钩体外，尚有色若型钩体流行。说明中药"六一解毒汤"不但能防治黄疸出血型钩体所致的钩体病，而且亦能防治色若型及其他型钩体引起的钩体病。这一经

验是我们反复实践，总结了汉中地区群众多年来流传的防治经验，值得继续总结，为消灭钩体病而奋斗。

2. 秋温时疫辨证论治纲要（表1-7）

表1-7　秋温时疫辨证论治纲要

类型		病机	证候	立法	例方
卫	上焦	温邪袭表肺卫失宣	发热，头痛，身痛，口微渴，咳嗽，微恶风寒，无汗或汗泄不畅，苔薄白，舌边尖红，脉浮数。	辛凉疏表解毒	桑菊饮 银翘散
			微热，恶寒重，头痛，身痛，无汗，鼻塞，咽干，唇燥，稀痰，苔薄白，脉浮。	宣肺达表化痰润燥	杏苏散
		肺气壅遏气机郁闭（肺）	头痛，体痛，身热，喘咳，自汗，口渴，苔白略黄，脉浮数。	解表清气宣肺平喘	银翘散加知母、石膏、杏仁
		时毒外侵、肺胃受邪、病毒蕴结	憎寒发热，头面焮肿或咽喉疼痛，耳下肿痛，口渴苔黄。	疏风透邪清热解毒	普济消毒饮
气	中焦	胸膈热郁气失宣畅（胸膈）	身热，苔薄黄，心烦懊恼不安。	轻清宣气	栀子豉汤加瓜蒌皮、杏仁、苇根
		胃热亢盛正邪剧争（胃）	壮热口渴，大汗出，气粗，小便黄赤，苔白黑而干，脉洪大。	辛寒清气	白虎汤
		邪热未清气液两伤	热病之后，余热未清，气液未复，身热多汗，虚羸少气，胸闷，呕逆烦渴或虚烦不眠，舌干少苔，脉虚数。	清热生津益气和胃	竹叶石膏汤
		肠道热结腑气不通（肠）	阳明腑实，潮热谵语，腹满便结，苔老，脉沉实。	苦寒攻下	承气汤
			大便秘结，口干唇裂，舌苔干燥。	增液泻下	增液承气汤
			脘腹痞满，呕恶，便溏不爽，色黄如酱，肛门灼热，苔黄厚。	导滞通腑	枳实导滞汤
			少腹硬满急痛，大便秘结，小便自利，其人如狂，漱水不欲咽，舌色紫绛，脉沉实。	通瘀破结	桃仁承气汤

（清气法、通下法为第3、4列立法分组）

米伯让全书

类型		病机	证候	立法	例方
气	中焦 胆	胆火犯胃痰湿郁阻	寒热往来，口苦胁痛，烦渴溲赤，脘痞泛恶，苔腻舌红，脉弦数。	清泄少阳	蒿芩清胆汤
			寒热起伏，胸痞腹胀，痰多，溲赤，苔腻。	分消走泄	温胆汤
			寒战热炽，脘痞呕恶，苔腻白如积粉。	开达膜原	达原饮
	脾	脾湿不化湿邪蕴热	身热不扬，急惰嗜卧或微恶寒，胸闷腹胀，渴不欲饮，呕恶，便溏，溲短，苔白，脉缓。	宣肺利湿	三仁汤
			发热，脘痞，泛恶，口渴欲饮，小便短赤，苔黄滑腻。	辛开苦降	三仁汤加黄芩、黄连
			身热，目黄，身黄，小便短赤，大便干或稀，苔白腻或黄腻，脉缓而濡。	清热利湿	茵陈蒿汤或茵陈五苓散
		湿热之邪留恋气分不解，郁蒸肌表	发热身痛，有汗不解，胸脘痞闷，欲呕，苔黄滑腻，胸腹等处发出白痦。	清泄湿热透邪达外	薏苡竹叶汤
营	上焦	热灼营阴心神被扰	舌质红绛，心烦不寐，神呆谵语，斑疹隐隐	清营泻热	清营汤
			壮热口渴，烦躁苔黄，舌红绛，甚或发斑	气营两清	加减玉女煎或化斑汤
			营分兼见表热者	清营解表	银翘散加生地黄、玄参、麦冬、栀子、黄芩、知母
			营分兼见热陷内闭心包者	清营开窍	清营汤加安宫牛黄丸或至宝、紫雪
	心包	热陷心营内闭心包	神昏谵语，昏愦不语，舌蹇肢厥，舌质纯绛	清心开窍	牛黄丸、至宝丹、紫雪丹
			神识昏蒙，时明时寐，舌质虽红而苔黄腻	豁痰开窍	菖蒲郁金汤

和解法（胆）；化湿法（脾）；清营法（上焦营分）；开窍法（心包）

类型		病机	证候	立法	例方
血	上焦	热盛逼血心经扰乱	身热，干咳或痰带血，气逆而喘，咽喉干燥，鼻燥，鼻衄，胸满胁痛，心烦口渴，舌质边尖红赤	凉血法	清燥救肺养阴	清燥救肺汤
			吐血、衄血、便血、溲血、斑疹紫黑、躁扰不安，甚或狂乱、谵妄，舌质紫绛		凉血散血	白虎犀角地黄汤合剂或化斑汤
			恶热烦渴，口秽喷人，谵狂不安，斑疹紫黑，或吐血、衄血，苔黄焦躁，舌质紫绛，或身凉脉厥		清热解毒大清气血	清瘟败毒饮
	下焦	肝 阳明灼热肝风内动	阳明燥热燔灼，招致肝风内动，手足抽搐，灼热肢厥，神志昏迷，口噤，脉弦数	息风法	凉肝息风	羚角钩藤汤
		水不涵木虚风内动	手足蠕动，甚或瘛疭，肢厥神倦，舌干绛，少苔，脉虚细		滋阴息风	大定风珠
		肾 热灼真阴阴精欲竭	汗多，脉散大，咳喘欲脱者	滋阴法	生津固脱	大剂参麦饮
			身热口赤，手足心热甚于背，口干咽燥，耳聋，神倦欲眠，舌绛而干，脉虚大或结代。		咸寒增液	加减复脉汤

注：温病学辨证纲领，由六经、卫气营血、三焦一脉相承发展而来。本纲要为了便于临证检阅，故参合三者，贯穿会通，以示提纲挈领、执简驭繁之要，仅供参考。应用时，必须相互参照灵活运用，勿受此限

第二节　中医对流行性出血热的认识与防治

一、概　述

流行性出血热（以下简称出血热）是一种自然疫源性急性传染病。我国好多省份已发现本病，大多分布于湖沼、河湾、沼泽和易受淹涝的地区。浅山、丘陵、沟壑、旱原亦有发生。该病的流行有明显的季节性，疫区病例分布呈点状散发。

1955 年，出血热在陕西省宝成铁路秦岭段工地首次发现后，关中

平原沿渭河流域每年都有本病流行，以周至县、户县、长安县、兴平县等地流行比较严重。发病高峰在秋季和冬季的 10 月至次年 1 月。患者年龄以 20～59 岁为多，70 岁以上的老人和 8 岁以下的儿童也有发病，男性明显多于女性。患者以直接从事农业生产的农民最多，占病例总数的 90% 以上。

多年来，广大中西医务人员对本病的防治和科学研究做了大量工作，取得了一定的成绩。但对本病的流行病学、病原学、发病机制尚未完全阐明。早期诊断还存在困难，病程中对低血压、尿毒症和肺水肿等许多治疗难关未过，死亡率较高，严重危害广大人民群众的健康和生命。1964 年，我们响应党的八届十中全会号召，支援农业建设，积极参加周至县终南镇对该病的防治，并在此基础上积累该病的科学资料，以探索中医对该病防治的有效规律。继之，1965 年、1970 年在该地参加了同样的防治工作。1970 年，在周至县我曾初步将过去积累的临床资料和一些不成熟的经验汇集成册，该材料之后被编入《流行性出血热防治手册》（周至县卫生局及省防疫站驻周至县出血热防治工作队编）。1975 年在兴平县进行防治时，应兴平县委和县卫生局、防疫站之邀，做了关于中医防治出血热的学术报告。报告材料曾由兴平防疫站付印。这个材料是在此基础上加以修改和补充而成。本文着重从中医学术理论上进行系统的阐述并作规律性的探讨，如文中首次提出出血热的中医病名拟为"温毒发斑夹肾虚病"。病因"温气毒邪"与"精气失藏"及其相互关系的阐释。临床各期辨证，如对本病特征肾虚腰痛；发热期不易出汗；本病发热五六日出现厥逆症；少阴寒化或热化而成寒厥或热厥；少尿因证型不同，原因有别，因而治则、方药各异（一用知柏地黄汤加味，一用增液承气汤加味）；热入营分口不渴等的病理病机进行了阐明和探讨。辨证论治中，强调抓好发热期，特别是早期卫分证的治疗是防止以后各期出现被动局面和提高治愈率的关键；本文根据出血热病理病机分析，借鉴古代医家应用解表药加补药、清热药加补药以祛邪扶正固本的丰富经验，提出银翘散加党参、杭芍等作为治疗早期卫分证的主方；对本病发热经用汗、清、下、和诸法后热仍不退者，根据唐·王冰注释《黄帝内经·素问》中提出的"夫寒之不寒，责其无水……壮水之主，以制阳光"，并借鉴清·戴麟郊在《广温疫论》中对该证的精辟论述，提出新的治疗途径和方药；解答了诸如银翘散的卫分初见营血证为什么去淡豆豉、荆芥穗等问题；并对临证治疗难关如急性肺水肿等，从理、法、方、药方面提出新的设想，以备验证于临床；略述护理及预防要点等。

回顾过去工作中尚存在许多不足之处，这些地方本来是经过主观努力可以而且应该办到的，如病例的完整性、科学性；舌诊在各期各证型的表现及其演变；脉诊的动态变化等，由于科研设计不周密，记录不完整，致使像这样的中医四诊指标无法统计分析，以及对被排除出血热的那部分发热病例未加整理，实为缺憾。此外，因农村条件所限，以及如微生物、生化、药理、剂型改革等的配合不足，则是另一方面的原因，有待进一步加强。本文仅是个初步的、探讨性的总结，因所治病例不多，如对低血压休克的治疗问题，尚难得出肯定的结论。相信在党的中医政策指引下，中医科研工作必将进一步改善和加强，在中医防治出血热的研究工作中必将有新的进展和发现。

二、中医对流行性出血热的认识和诊治依据

流行性出血热这一病名，祖国医学文献中虽无记载，但通过我们所治病例的体会以及参考古籍，认为它是属于祖国医学"温病时疫"范畴的"温毒发斑夹肾虚病"。其发病为新感引动伏邪。

关于类似本病临床症状和体征的记载，早在东汉·张仲景《伤寒杂病论》中指出："温病有三，曰春温，曰秋温，曰冬温，此皆发于伏气。"论中"阴阳毒病证"的描述，如说："阳毒之为病，面赤斑斑如锦纹，咽喉痛，唾脓血，五日可治。七日不可治；阴毒之为病，面目青，身痛如被杖，咽喉痛，五日可治，七日不可治。"颇与本病相似。隋·巢元方《诸病源候论》在伤寒、温病、热病、时气诸候中更详其义。东晋·葛洪《肘后方》有温毒发斑之证治。唐·王焘《外台秘要》亦有不少类似本病的描述和诊治记录。尤其自明清以来，温病各家论著中阐述更为翔实，诊治经验亦极为丰富。

出血热，顾名思义当属热病。其病候诊治之法，何以求之伤寒、温

第一章 论著

31

病、时气、温疫诸论著中？以本病为急性流行性传染病。祖国医学所谓之伤寒、温病、热病、时气、温疫，为历代医家对诊治流行性传染病经验总结之著述。《素问·热论》指出："夫热病者皆伤寒之类也。""凡病伤寒而成温者，先夏至日者为病温，后夏至日者为病暑。"本段经文之古义说明伤寒与温病不仅不是对立的，而且是互有联系的。《诸病源候论·热病候》说："热病者，伤寒之类也。冬伤于寒，至春变为温病，夏变为暑病，暑病者，热重于温也。"清·沈金鳌《杂病源流犀烛》云："温热俱作温暑者，以热病当暑而发，故即言暑，非中暑、伤暑之暑病，其实夏热也。"又说："夫温与热偶感天地之气而病者轻，因不藏精者其病重，此为自伤。若再感风土之异气，此三气相和而成瘟疫也。温热利害，只在一人。温疫移害，祸延邻里。"《诸病源候论·时气候》说："夫时气病者，此皆因岁时不和，温凉失节，人感乖戾之气而生病者，多相染易，故予服药及为方法以防之。"由此可见，古代医家所谓"伤寒""温病""热病""时气"，乃属温病范畴的疾患。其命名依据为致病因子（具有流行性的杀戾之"异气"）结合季节，而非单纯以致病因子为依据。如欲进一步探讨上述诸病之致病因子，当于风土之"异气"，岁时之"戾气"，方土之"杂气"，流行之"疫气""山岚瘴气""毒气"诸气中求之。

追溯温病记载，源始于《内经》《难经》《伤寒杂病论》广义伤寒中之一类，为流行性传染病疾患中一大证候群之概括。其病早期病候，除有一般外感证候外，以恶寒轻，迅即热化，口渴、脉浮滑数有力为特征。凡外感病呈现此特征者，则以温病治法治之。另一类则为狭义伤寒，则按狭义伤寒治法治之。

温病之"温"字含义有二：①温作暖热解，温病即相当于热病。推测温病流行，最早见于春季，以春气温和而见此证，遂取名曰春温。《素问·热论》所说的"凡病伤寒而成温者，先夏至日者为病温，后夏至日者为病暑"即此意。由于历代对温病知识的不断积累和发展，继而发现温病不仅春季有，而且四季皆有流行，故除春温之病名外，又有暑温、秋温、冬温等病名。②含有"疫""疠"之意。《素问·六元正纪大论》说："司天之气，气温草荣，温疠大作，远近咸若。""疫气"

"疠气"也称"温气"。《伤寒杂病论·伤寒例》中说:"更遇温气,变为温疫。"此即明·吴又可著《温疫论》之张本。吴又可说:"温者热之始,热者温之终,温热首尾一体,故又为热病即温病也。又名疫者,以其延门合户,又如徭役之役,众人均等之谓也,今省文作'殳'加病为疫。又为时疫时气者,因其感时行,'戾气'所发也。"也由此可见,古人所说"温""瘟"实为一病。温者病之征象,疫者言其流行,其致病因子实为时行"戾气"。急性传染病在我国宋代以前,由于伤寒学说的盛行,皆以伤寒之名概括之。明清以来,随着温病学说的发展,又皆以温病之名概括之。实皆为急性传染病之总称,已非狭义伤寒与狭义温病之古意。所谓寒疫者,亦是依其症状之表现与当时气候寒冷反常结合成病之认识。我认为古代医家虽不能明窥其致病因子之形态,但根据中医学理论体系、整体观念、辨证论治、制胜机体反映的六淫偏胜之气,能获得清除致病因子毒害之疗效,实为祖国医学独特之处,诚为可贵!

关于毒气的概念,两千多年前,祖国医学就曾提出,如《素问·刺法论》说:"五疫之至,皆相染易,无问大小,病状相似。不施救疗,如何可得不相移易者?不相染者,正气存内,邪不可干,避其毒气。"所谓毒者,物之能害人者皆曰毒,如毒药、毒物之类皆是。又所谓毒气者,凡物性暴烈杀疠之气致病伤人为最者曰毒气。如中医病因学说中所谓"寒毒""湿毒""热毒""风毒""燥毒""火毒""时毒""疫毒"等皆是。蕴于山溪水源者曰"水毒"或"溪温"。蕴于风土中之微小植物含毒伤人致病最厉者曰"苛毒"。上面列举各种毒气可能均系生物性致病因子。关于毒气之认识,惜古代医家无显微镜以窥各种毒气之形态,并揭示其致病之本质,故依据疾病临床症状之凶险,流行之暴烈,推测其必有含毒之异物。所谓"温毒"是温热时毒的总称。清·吴鞠通在《温病条辨》中说:"温毒者,诸温夹毒,秽浊太甚也。"凡因感受温毒之邪,除具有一般外感见证外,并出现局部红、肿、热、痛,或发斑疹,或溃烂等证的,皆可称为温毒。观察出血热即具有上述特征。如体征的"三红"(颜面潮红、球结膜充血发红、颈胸潮红)与球结膜的水肿;自觉症状的"三痛"(头痛、全身痛、腰痛)与恶寒发热。病在卫分或气分，旋即兼见营分证候，如斑疹隐隐。营血证候则见出血斑、衄血、吐血、尿血、痉、厥等。本病病程中，最为瞩目的特征之一是肾脏损害。清·戴麟郊在《广温疫论·夹肾虚》中详列证治，颇多阐发。本病流行虽然四季皆有散在发生，而各地流行高峰与季时变化、气候反常关系至密。综上所述，故我认为本病属祖国医学温病时疫范畴的"温毒发斑夹肾虚病"。

伏邪亦称伏气，指潜伏于体内的病邪。古代医家认为凡外感病一般应先见表证，若开始即出现里证，或表里证同时并见者，推论前者为伏邪自内而发，后者为新感引动伏邪。观察出血热病，发病急骤，变化复杂，发病即有表里证同时并见。如恶寒，发热，口渴，干呕，苔厚白或黄。或腹痛下利、厥逆诸证同时出现。或卫分证未罢，旋即兼见气分或营、血病证。所以认为它的发病是新感引动伏邪。

在诊治本病上，我们以《伤寒杂病论》《诸病源候论》《外台秘要》《瘟疫论》《广温疫论》《温病条辨》《温热经纬》《温热逢源》《疫疹一得》《伤寒温疫条辨》《时病论》，以及现代《流行病学》《传染病学》《温病学讲义》等书作为理论依据。西医对本病的病程分期也是一个规律，但本病的变化极为复杂，所以我们主要以中医的辨证规律，卫气营血辨证、六经辨证、三焦辨证为辨证纲领，结合西医分期对本病进行诊治。

本病的西医诊断和临床分型参见《流行性出血热疾病诊断、临床分型和疗效判定暂定标准》（全国防治出血热经验交流会议，1975 年）。摘录如下：

（一）诊断依据

流行性出血热目前尚无特异诊断方法。主要依据临床上的三大主症（发热、出血现象、肾脏损伤）、典型的五期过程和流行病学资料，并结合必要的实验室检查，全面分析，进行诊断。

1. 流行病学

·在流行性出血热的流行地区和流行季节，曾在病区居住或逗留过。

·有直接或间接与鼠类接触史。

· 发病日期距接触时间和本病的潜伏期（一周至两个月内）相符。

2. 临床症状

· 发热及热期中毒症状。

· 特异的充血出血现象：如球结膜、软腭及皮肤好发部位的条索状出血点或明显出血现象。

· 肾脏损伤表现：腰部疼痛，肾区叩击痛。

3. 可有五期过程

即一般病程经过有发热期、低血压期、少尿期、多尿期和恢复期。

4. 实验室检查

· 尿蛋白 + 以上，持续 2～3d 或更久，多数有红细胞、白细胞及管型。

· 白细胞数病初多正常或稍低，4d 以后多逐渐升高，可呈类白血病反应。病程早期即可出现异常淋巴细胞。

临床上对每一名患者的诊断，需根据上述资料进行综合分析，在排除其他疾病的基础上方可确诊。

对于非流行地区的患者，虽无流行病史可查，但如具备 2、3、4 项特征者，排除其他疾病后，亦可确立诊断。

（二）临床分型

临床上根据三大主症出现的情况，将本病分为典型和非典型二型。

1. 典　型

典型患者必须具备：发热、出血现象和肯定的肾脏损伤。典型患者根据病情轻重又可分为四型：

（1）轻　型

· 体温在 39℃ 以下，中毒症状较轻。

· 除皮肤黏膜出血点外，无其他出血现象。

· 血压一直在正常范围。

· 轻度肾脏损伤，尿蛋白 + ～ + +，无少尿现象。

（2）中型：具备下列两项者。

· 体温在 40℃ 以下，全身中毒症状较重。

· 出血现象明显，典型皮肤黏膜出血点，可有鼻衄。

第一章 论著

35

· 血压：病程中收缩压在 90mmHg 以下，有低血压过程。

· 中度肾脏损伤，尿蛋白 + + ~ + + +，有少尿倾向（日尿量在 1000ml 以下）。

（3）重型：具备下列其中两项者。

· 体温高达 40℃ 以上，全身中毒症状严重，可出现精神神经症状，如谵语、烦躁等。

· 出血现象严重，可出现瘀斑和轻度的腔道出血（如咯血、便血，呕血等）。

· 血压：收缩压低于 70mmHg 以下，临床上出现明显的休克过程。

· 严重肾脏损伤，尿蛋白 + + + +，可见膜状物、肉眼血尿，日尿量在 400ml 以下或出现尿闭（日尿量在 100ml 以下）。

（4）危重症：具备下列其中一项者。

· 顽固性休克且持续 24h 以上者。

· 少尿持续 6d 或尿闭 3d 以上，有显著的氮质血症，非蛋白氮达 180mg% 以上者。

· 合并下列严重并发症之一者：①严重的腔道大出血，反复出血不止；②心力衰竭肺水肿；③严重继发感染或引起继发性休克者；④严重的中枢神经系统并发症，如出现抽搐、意识障碍或昏迷者。

· 白细胞数 $50 \times 10^9/L$ 以上，血小板数在 $20 \times 10^9/L$ 以下者。

2. 非典型，依其临床表现形式可见如下数种

· 有发热期症状、出血现象和不肯定的肾脏损伤（尿中仅含有微量蛋白及少数红、白细胞）。

· 有发热期症状，肾脏损伤表现和不肯定的出血现象（仅有少数可疑出血点）。

· 发热不明显或无自觉发热，但有出血现象及肾脏损伤表现。

（三）鉴别诊断

本病必须与急性发热性传染病如流感、化脓性脑膜炎、败血症、斑疹伤寒、钩端螺旋体病等；血液病如过敏性紫癜、血小板减少性紫癜等；以及肾脏疾病如肾炎、肾盂肾炎、肾病等相鉴别详见表 1 - 8。

表 1-8　流行性出血热鉴别诊断表

病名	出血热	普通感冒	流感	钩体病	流脑	伤寒	败血症	肾炎
季节	多在秋冬	四季都有	春季	夏秋	冬春	夏秋	四季都有	四季都有
主要症状和体征	高热，寒战，头痛，眼眶痛，腰痛，全身痛，恶心，呕吐，口渴，颜面潮红，胸、腋下出血点，肾区叩击痛	发热，头痛，流涕，喷嚏，鼻塞，咳嗽，查体可无明显阳性体征	发热，头痛，昏晕，身困，不思饮食，打喷嚏，流涕等，人群中可集中流行	高热，全身困痛，头痛，小腿酸痛。肺型伴有咳嗽，咯血丝痰液；黄疸型伴有巩膜黄染，明显的腓肠肌触痛	明显的头痛，抽风，恶心，喷射性的呕吐，此病多流行于小儿。查体可有病理反射	持续性高热，腹痛，腹泻，全身乏力困无力，六七天后皮肤可见玫瑰疹，相对缓脉，肝脾肿大	高热，多继发感染后，肝脾大，多有原发病灶，全身可见出血点、瘀斑	颜面浮肿，头昏，发冷，发热，腰困，腰痛，血压增高
出血现象	明显，重者可有尿血、便血	无	无	出血型可见皮肤黏膜有出血点	严重者可见出血点、瘀斑	无	严重者可见出血点、瘀斑	无
肾脏损害	两天后尿中可明显出现蛋白尿、血尿	无	高烧时间长者尿中有少量蛋白	高烧时间长者尿中可有蛋白	严重者可有肾脏损害	高烧时间长者可有损害	尿中可有蛋白、血球、管型	尿中蛋白明显，管型较多
病程	3～4周	1周内	1周内	1周左右	1周左右	4～5周	不定	急性3～4周
特异性诊断	无	无	可分离出流感病毒	血中可分离出钩端螺旋体	脑脊液检查可见脑膜炎双球菌	肥达氏反应阳性	血中可培养出细菌	无
白细胞变化	3d后多明显升高	正常	正常或下降	升高	升高	下降	明显升高	急性者升高

第一章 论著

37

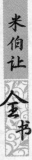

三、临床资料分析

根据《流行性出血热疾病诊断、临床分型和疗效判定暂定标准》，我们于 1964 年、1965 年、1970 年共治疗出血热患者 82 例。系从所收治发热患者 108 例中按诊断标准筛选而出者。其临床分型见表 1-9，体温统计、主要症状及体征统计、尿蛋白量统计见表 1-10、表 1-11、表 1-12。

表 1-9 82 例出血热临床分型统计

分 型	轻	中	重	危 重	总 计
典 型	2	10	9	15	36
非典型	33	13	0	0	46
小 计	35	23	9	15	82

表 1-10 60 例出血热体温统计

体温（℃）	36~37	31.7~37.9	38~38.9	39~39.9	40 以上
例数	3	10	14	22	11

注：系据有体温记录之病例统计之

表 1-11 61 例出血热主要症状及体征统计

症状与体征	恶寒	发热	头昏	头痛	颜面潮红	结膜充血	结膜水肿	鼻干	口渴	纳减	恶心	呕吐	轻咳	腹痛	稀便	腰痛	尿黄	少尿	肉眼血尿	肾区叩击痛	出血点*	软腭出血点	神昏	谵语	四肢厥冷
例数	54	58	31	47	50	56	51	25	43	51	38	33	28	32	26	48	34	30	10	42	56	41	15	10	16

注：系据 82 例中症状及体征记录完整者 61 例统计之。*其中皮下出血点 45 例，条索状出血点 8 例，出血斑 3 例

表 1-12 79 例出血热尿蛋白量统计

蛋白量	++++	+++	++	+	±
例数	13	15	16	34	1

注：82 例中 3 例未查尿蛋白患者，均系典型危重型病型，入院不到 24h 死亡。入院时已呈深度休克伴无尿，尿标本不易采取，故未做此项检查

（一）疗效观察

1. 发热期

中药退热效果较满意，中毒症状消除较快。应用银翘散加党参、杭芍、升麻、葛根治疗20例出血热发热期卫分证患者，14例未出现低血压，体温下降后，亦无明显症状加重现象，越期而愈。初步说明银翘散加党参、杭芍、升麻、葛根有预防低血压的作用，有待继续总结经验。发热期服药后平均退热天数为3.4d。

2. 低血压期

本组病例收缩压低于70mmHg，有明显低血压期者25例，除10例死于低血压休克外，其他均度过低血压期。血压回升后均稳定在正常范围内。按照中医辨证施治用于有低血压的下列证型：六味回阳饮治疗气脱血瘀寒厥证；解毒承气汤治疗火郁中焦热厥证；椒连乌梅汤治疗正虚邪实蛔厥证；当归四逆汤加人参治疗血虚表郁阳邪内陷厥逆证；清瘟败毒饮治疗火郁血实热厥证等，均有明显效果。同时也观察到部分年老体弱或产后大虚，就诊太晚，入院时即呈深度休克患者，虽经中西医各项抢救措施亦难奏效。

3. 少尿期

知柏地黄汤加焦栀子、黄芩、阿胶、麦冬、白茅根，对少尿、血尿、酸中毒、尿毒症有一定的效果。少尿期一般1~3d即安全度过。

4. 多尿期

一般服用参麦地黄汤6~8d，尿即转正常。

5. 恢复期

用竹叶石膏汤清热生津，益气和胃，调理而愈。对本病由于肝肾阴亏，心火上冲，肝风内扰所致呃逆症，用黄连阿胶鸡子黄汤治疗有效。

6. 治愈与死亡

治愈标准：①症状、体征基本恢复正常；②血、尿常规检查，血中白细胞计数正常及尿蛋白转阴2~3次者。

本组治愈70例，死亡12例，其中10例死于低血压休克，1例死于尿毒症、急性肺水肿，1例死于低钠低钾综合征。

（二）死亡的有关因素

·发现晚、休息晚、治疗晚。如入院时即呈深度休克，或以低血压

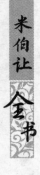

要求出诊，低血压拖延时间过久，或长途搬运。死亡10例中有6例入院时间不到24h。

　　·年老体弱或产后气血大虚。

　　·治疗失当。

　　·合并感染。

　　应用中医中药治疗出血热的优点是：疗效满意，费用少，药费便宜。

四、病因病机探讨

　　关于出血热的病原体，目前初步认为是一种病毒或亚病毒。究竟为何种病毒，尚未确定。

　　从祖国医学理论阐述本病的主要成因有二：外因和内因。外因包括"温气毒邪"与"六淫"；内因为精气失藏，抗御外邪之功能低下，肾脏损害。分述如下：

1. 外　因

　　本病外因，主要是"温气毒邪"流行。"温气"亦称"疠气""疫气""异气"。明·吴又可概括称之为"杂气"，是六淫以外的一种致病因素，但与六淫、生活环境条件息息相关。所谓"杂气"者，即方土疫疠之毒气，毒气袭人，为病各种，故称杂气。这些复杂的致病之气，包括现代医学所证实的细菌、病毒、立克次体、原虫等病原体。这些病原体流行于大自然气交和周围环境土壤之中，人若感染不同致病之气，则可产生不同的温病。例如，据流行病学调查表明，秦岭以南有钩端螺旋体病流行，而未发现出血热；秦岭以北，既有钩端螺旋体病，又有出血热。此外，即使在有本病的县份，亦非该县所有地区皆有流行，而是呈灶状分布。说明方土不一，其适应生存致病之气亦异。也就是说，一气有一气生存之必要条件。这个客观存在的现象，足证吴又可"盖其气从地而起，有是气必有是病"（《温疫论·论气所伤不同》）之说颇有科学见的。吴氏在《温疫论》中论述气与物的辩证唯物关系时说："气者物之变也，物者气之化也，气即是物，物即是气。"说明气是有一定物质的存在，气与物两位一体，不可分割，并非虚无缥缈的东西。而"温气毒邪"这一病因概念，是古代医家根据疾病的发生发展规律及其不同的病态，推求病因而总结的。观察本病致病之温毒，其暴烈杀疬之程度非一般温毒所能比。推测其致病因子乃温气中之暴烈者，故称之为"温气毒邪"以示区别。但由于受当时科学发展水平与历史条件的限制，尚未能从病原体形态上论证其此一温毒与彼一温毒间之不同。"温气毒邪"这一病因概念，对于每一具体温病来说，仍失之过于笼统。运用现代科学条件，中西医结合研究，揭示其本质是为当务之急。

"温气毒邪"之生存，必借一定之气候条件而猖獗。犹同风火相煽则燎原，寒水遭逢则成冰。六淫既是"温气毒邪"生存的条件，又是本病诱发因素。本病在我省流行高峰期在农历 10～12 月严寒季节，正当农民大搞农田基本建设之时。有的省流行高峰在农历 6～7 月间，又正当炎热季节。中医见此病流行于冬季，则以冬温时疫名之。见流行于酷暑炎热季节，则又以淫热疫名之。不同省份流行高峰季节不一者，说明与各地不同的气候条件有着密切的关系。

2. 内　因

（1）精气失藏，抗御内外病邪之功能低下，是形成本病发病的关键

精气是构成人体一切组织器官的基本物质，也是人体各种功能活动的物质基础，它具有免疫、卫护机体、抗御病邪的作用。精气之含义有二：一为肾间动气命门所藏之精，为生身之本，来源于先天，为人体运化生长收藏之源。命门所藏之精，以水为体，以火为本，亦即肾阴、肾阳，统称元精或原气。一为通过消化功能摄入水谷之精与通过呼吸功能纳入空气中之氧气化合成之精微物质，又称真气。总而言之，其中包括精、神、气、血、营、卫、津、液等。原气之精与真气之精，两者是相互依存、相互资生的。若人真气耗伤，精气失藏，则机体虚弱，病邪易于侵犯。《素问·上古天真论》所说"真气从之，精神内守，病安从来"即此意。《素问·金匮真言论》又说："夫精者身之本也。故藏于精者，春不病温。"清·吴鞠通在《温病条辨》中说："不藏精非专主房劳说，一切人事之能摇其精者皆是。"《素问·生气通天论》说："冬伤于寒，春必病温。"清·喻嘉言在《医门法律》中说："春夏之病，皆起于冬，而秋冬二时之病皆起于夏，夏月藏精则热邪不能侵，与冬月之藏精而寒邪不能人者无异也。"《温热经纬》摘引尤拙吾语："冬伤于寒者，春月温病之由，而冬不藏精者，又冬时受寒之源也。"陈平伯在

《外感温病篇》中说，内经"立言归重于冬，非谓冬宜藏精而他时可不藏精也。"以上论述为泛指温病发病之内因，主要由于机体精气失藏，抗御外邪功能低下，邪伏体内而为温病发病之由。本病主要致病外因虽是"温气毒邪"，若人精气充沛，体无虚损，虽被外邪侵袭而不易发病。

（2）本病病程中突出的特征之一是肾脏损害

本病肾脏受损之由：一是"温气毒邪"直接侵犯肾脏。如吴又可《温疫论》中说："盖当其时，适有某气专入某脏腑经络，专发为某病。"清·杨粟山在《伤寒温疫条辨》中说"病邪侵犯某经，即见某经形证"是也。一为肾气自身内伤内外合邪而发病。清·沈金鳌在《杂病源流犀烛》中说："夫温与热偶感天地之气而病者轻，因不藏精者其病重，此为自伤。"肾气受伤的原因，《素问·生气通天论》说："因而强力，肾气乃伤，高骨乃坏。"坏，此处作病字解。《灵枢·邪气脏腑病形篇》说："有所用力举重，若入房过度，汗出浴水则伤肾。"《难经·四十九难》说："久坐湿地，强力入房则伤肾。"观察本病患者有之。辛苦之人，劳累过度，汗出淋漓，汗为心之液，液为精气所化，体液过伤则精气失藏，汗出过多则毛窍疏松，加之入水浴足，疏浚河渠，则易为清冷寒冽之气刺骨。肾主骨，骨为髓之府，髓为骨之充，腰以下属肾，故易伤肾。凡举重用力，则挺身奋起，而腰又为全身骨干之枢纽，精力之所聚，若劳累过度则伤力，力伤则精耗，精耗则伤肾。或久坐湿地，露宿田野草庵、稻谷草荐，则肾气易为湿寒之邪所伤。因肾属水而恶湿，肾为水火之脏，外受寒湿淫胜，则水胜制火，热郁不得外散，故邪伏足少阴肾经而损害肾脏。

清·戴麟郊著《广温疫论》中，对温疫夹肾虚者论述颇详。他说："时疫初起，腰痛兼发热者，太阳受病也……又有夹肾虚阴伤者，腰痛独甚于周身，兼酸痿无力，若尺脉无力，后来传变必危。当于初起在表时加人参、知母、生地黄预顾其阴则危殆差减，若徒用伐邪之品，邪之深入者未必去，而阴大伤则昏沉、舌黑、直视、失尿诸症见，阴伤气脱则厥逆症见。盖腰为肾之府，为先天根本，腰痛则肾虚，不可不察。"又说："时疫加脾虚者为难治矣，夹肾虚者更难。时疫属热证，肾气虚则手足冷。时疫属实邪，肾气虚则眩晕惊悸，腰膝痿软。肾虚之中，又有阴虚、阳虚之分，时疫必待汗清而后解，阳虚者一经汗下清则脱绝之证随见，阴虚者一经汗下则枯竭之证随见，必须时时体察。凡在表时，见腰痛异常，小便频数，膝胫冷软，其人平日非有淋浊阳痿，即系遗泄好内。须询明于表药中加人参、白芍，阳虚加杜仲，阴虚加知母，照顾肾气，免后来意外之变。若入里当下，必以陶氏黄龙汤为主，当清必以人参白虎汤为主，或屡清屡下而热更甚，舌上燥而无苔，或有黑苔愈清愈长，或有燥苔愈下愈燥，此皆肾虚之证。察其阳明无实邪可据，当从肾虚治，以六味地黄汤加生地黄、知母、黄柏。王太仆所谓寒之不寒，责以无水，壮水之主以制阳光者此也。或仍不应则合生脉散以滋水之上源，或用四物汤疏通经络。似此热势燎原，非杯水所能救，必大作汤液，药味必以两计乃有济耳。见几若早，十救二三。涸竭已见，十难救一。或更兼脾胃败证，如呕逆秽利之类，汤药不下，百难救一矣。"以上论述指出腰疼独甚于周身，为温疫夹肾虚之特征。探其病机乃温气毒邪从足太阳膀胱经脉侵入于肾，肾气为毒邪所害，故腰痛明显。腰为肾之府，肾与膀胱相表里，肾气受损不但腰痛，且病程中易见尿少、尿闭、多尿、小便失禁诸证。戴氏治疗温疫夹肾虚证之经验有许多独到之处，这些经验用之于治疗流行性出血热病程中之少尿、多尿期诸证确有指导意义。再者，戴氏在论中提出解表药加人参、杭芍，阳虚加杜仲，阴虚加知母，是内伤加外感之治法。清·叶天士《南病别鉴》提出治疗温毒用升麻葛根汤，以辛凉解肌，散血净血，鼓舞胃气，皆是祛邪必须照顾扶正之主张。借鉴于此，我采用银翘散加党参、杭芍、升麻、葛根治疗流行性出血热发热期卫分证患者取得了较好的疗效。

（3）关于本病的传染源与传播途径

黑线姬鼠可能是本病的主要传染源，在黑线姬鼠密度高的地区，本病的发病率亦高，疫区人群中凡同鼠类有频繁接触者感染机会就多。粮垛、草堆、野外草棚、粮仓等中的鼠类密度很高，因此打场脱粒者、搬运草料者以及居住于野外草棚和粮仓内者的发病率就较高。本病的传播途径目前尚未了解清楚，寄生于鼠类体表的革螨曾被疑为本病的传播媒介，但革螨一般不叮人，所以革螨作为媒介的说法尚缺乏有力的根据。另有人推测，破损皮肤接触鼠类排泄物或从呼吸道吸入带病毒的尘埃，可发生感染，但也缺乏充足验证。我省防疫站姜克俭同志认为寄生于黑线姬鼠身上的小顿恙螨是本病的传染媒介。他认为小顿恙螨，即沙虱。

查阅隋·巢元方《诸病源候论·沙虱候》说："山内水间有沙虱，其虫甚细，不可见人，入水浴及汲水澡浴，此虫着身，及阴雨日行草间亦着人，便钻入皮里。其诊法，初得时皮上正赤，如小豆黍粟，以手摩赤上痛如刺，过三日之后，令百节疼痛寒热，赤上发疮，此虫渐入至骨则杀人。"其说是否肯定，录此以备参考。关于温邪侵入人体的途径，汉·张仲景《伤寒杂病论·伤寒例》说"寒毒藏于肌肤，至春发为温病。"明·吴又可《温疫论·原病》说："邪从口鼻入，则其所客，内不在脏腑，外不在经络，余于夹脊之内，去表不远，附近于胃，乃表里之分界，是为半表半里，即针经所谓横连膜原是也。"清·杨栗山《温疫条辨·瘟病根源症治与伤寒不同辨》说："温病得天地之杂气，邪气从口鼻入，中于三焦，自血分发出气分。"清·叶天士《外感温热篇》说："温邪上受，首先犯肺。"以上关于病邪侵入人体的说法，都是古代医家的直观经验。

五、临床各期辨证机理与治疗

本病的机理主要是温毒致病因素侵入机体，伏行血脉，分布三焦，干扰经络、脏腑、营、卫、气、血，新感引动伏邪，邪从血分发出气分，全身机能强烈反应，导致经络、脏腑、营、卫、气、血严重受损的一种全身性疾患。其发病过程不外是卫、气、营、血四个阶段的邪正斗争胜负转化。现将各期证候机理分述如下

（一）本病在发热期为卫分、气分证治

1. 卫分证的机理

主要为新感引动伏邪，干扰气血。机体卫外机能立即反应，呈现保护机体抗邪外出的一种证候。如恶寒，发热，无汗，头痛，身痛，腰痛，口渴，舌苔薄白，脉浮数等。恶寒，发热，无汗，头痛，身痛，腰痛，此为新感之邪束于机表脉络，毛窍闭塞，机体所产生之热郁于肌肤不得外透，干扰气血形成中毒症状。口渴为邪热耗津；舌苔薄白为尚未伤津化燥，其病在表；脉象浮数为卫气攻表抗邪外出之象；兼见眼结膜充血、水肿，颜面、颈胸潮红，或腋下斑疹隐隐，为病毒从血分发出气分；广泛的肌肤脉络充血，是将要发斑之征。

本病特点之一腰痛，为患者平素肾气不足，加之感受温毒，温毒从

足太阳膀胱经脉侵入，损及于肾，因肾与膀胱相表里，腰为肾之府，故见腰痛。从《广温疫论》关于夹肾虚的描述推测，可能是戴麟郊对类似本病在当时流行的经验总结。

本病之另一临床特征为发热而无汗。本病无汗之基本病理病机是"津液内渗"，也就是津液从毛细血管大量的渗出。清·叶天士论之颇为精当，他说："寒邪中经，腠理致密，津液内渗，则为无汗。"(《医效秘传》)此外，肾气不足，不能鼓动卫气以达攻表散热，以及水饮内蓄、亡阳、久虚等在各具体病例中亦可能是形成无汗的重要因素。

本阶段之证候，其病变部分在体表脉络，为邪正斗争相持之表现，所以治疗本病在卫分恶寒发热，有充血体征，夹肾虚腰痛证者，当用辛凉解表，透热解毒，佐以益气护阴，散血、净血、顾护肾气，以达扶正祛邪、热随汗解之目的。故方用银翘散加党参、杭芍、升麻、葛根。腰痛明显者加知母、杜仲，照顾肾气。本方对消除中毒症状较快，一般服药3～4d体温可降到正常。

银翘散是清·吴鞠通所创制，为治疗各种温病表证之主要方剂。该方脱化于金·李东垣之普济消毒饮。银翘散有辛凉解表，透热解毒之作用，其疗效为医家所公认。我们治疗钩端螺旋体病657例，有表证者应用本方治疗，不用任何抗生素、输液疗法，退热效果很好，亦未见脱水现象。对排除出血热、钩体病而诊断为上感、流感发高热的病例其疗效亦好。

根据观察本病，如持续发热不退五六天者，往往在热将退时血压下降，症状反而加重，中医认为是厥证出现，这是与其他热性病不同之处。用中医理论分析，认为本病发热到五六天而出现厥逆证候，是与《素问·热论》所说的热性病的病程发展"一日太阳，二日阳明，三日少阳，四日太阴，五日少阴，六日厥阴"有相似之处。若以六经病机传变说分析，"太阳之上，寒气主之，中见少阴"，"少阴之上，热气主之，中见太阳"(《素问·六微旨大论》)，太阳与少阴相表里，是为热性病太阳经与少阴经相互转化的内在根据。本病发热期卫分证是病在三阳经，其病在表，突然出现厥逆证，是为病邪内陷，其病理机制有二：一是少阴寒化而成寒厥证，一是少阴热化而成热厥证。前者是由于寒邪遏郁，阳气不伸，血虚不能通阳，气虚下陷，机体反应力弱，抗邪机能低下，不能鼓邪外出而成厥。后者是由于机体强烈反应，阳气偏亢，正气化邪为害，伤阴化燥，燥极化火，损害营血，迫血妄行，气随血脱，阴竭阳亡而成厥。根据上述本病成厥的病理机制分析，我曾运用中医先贤祛邪扶正和存津液、保胃气的宝贵经验以辅助生理抗卫机能，试图达到预防厥证出现之目的。这也就是本病卫分证应用解表药加补药的理论与实践根据。故我在本病卫分证采用银翘散以辛凉解表，透热解毒，加党参、杭芍益气护阴；升麻散热，净血；葛根解肌生津，鼓舞胃气。银翘散加升麻、葛根，也是受前人对感受秽浊时邪，气机阻滞，血脉不通而发生斑疹隐隐，用升麻葛根汤、银翘散的经验启发而来。且升麻葛根汤常用来治疗麻疹。

如卫分证，口渴者加生石膏、花粉，以防伤津化燥，转入气分。若夹肾虚腰痛显著者，加杜仲、知母照顾肾气，以防发生意外之变。由于知母味苦甘、性寒，有清热、消肿、利尿之作用，杜仲味甘、性温，有壮肾、止痛、利尿之效。1965 年，我曾应用本方于出血热发热期卫分证高热患者 20 例，其中 14 例未出现低血压，体温下降后亦无明显症状加重现象。这仅是初步观察，应继续总结经验。

抓紧早期卫分证的治疗是治好本病的关键。清·叶天士说"在卫汗之可也"，发汗的目的是使邪从汗解。如病在卫分一服药后出汗与不出汗是决定下一步治疗被动与否的关键问题。治疗早期卫分证，必须达到发汗，病邪才能解除。但是必须注意，祛邪必须照顾扶正，卫分证不得妄用大量苦寒药品，否则不但不能达到迅速解热的目的，反使邪热不得外透，寒邪遏郁，易生变证，更忌用大剂量辛温助阳发汗药物以解热，致使大汗耗伤津液。解表类药剂之使用，应注意禁忌的是辛热解表发汗药，而不是辛凉解表发汗透热之剂。因之，谨守卫分之病机，正确掌握早期卫分证的治疗是非常重要的。此外需要注意的是卫分兼见气分证和卫分兼见营分证。卫分兼见气分证为病势转化初见气分证候，如口渴，舌苔转见黄色，脉浮滑有力，应于银翘散方中加生石膏、知母。如逆传营分则见舌质红绛，心烦不安，小便黄少，脉见弦细或浮大有力，应于上方加生地黄、玄参、麦冬，再不解而小便短者加焦栀、黄芩之苦寒与麦、地之甘寒合化阴气以制热淫所胜。

2. 气分证的机理

主要是病邪在卫分未能及时解除，病势进展，机体产生强烈反应，邪正剧烈斗争，波及脏腑的消化系统和营养系统，以及有关器官的病理变化。由于气的生理作用表现在整个机体及诸脏腑功能活动中范围最广。一旦病毒侵入气分，则全身机能均起强烈反应。同时因受邪的脏腑部位不同，气分的病机、证候也就有很多类型。然病在气分为邪已去卫，由表入里，但尚未损害营血，以但恶热，不恶寒，舌苔黄，小便黄赤，或大便秘结，或下利稀溏等为共同特点。

本病在气分出现的主要病机证候有阳明经证、阳明腑实证、热阻胸膈、痰热阻肺、阳明协热下利、邪在半表半里少阳等证，以及气分兼初入营、血证，气阴两伤虚脱证等。

阳明经证：但恶热，不恶寒，高热持续不退，口干渴，或大渴引饮，小便黄少，多汗，舌苔黄干，或白干略黄，脉洪大有力等症，此为表邪入里，邪从热化，里热壮盛稽留，因而高热持续不退。灼伤津液，故口干舌燥，大渴引饮。小便黄少，汗多，为热迫津液外泄。脉洪大而数有力，为热迫邪实，气血沸腾，循环紧张之象。

阳明腑实证：为阳明经证未能及时解除，继见大便燥结不下，或腹胀满痛，甚则谵语，烦躁，舌苔黄干且燥，脉沉实有力而数，此为病势进展，邪热传入肠胃，里热结滞，伤津化燥，脾不能为胃行其津液，故舌苔干黄，大便秘结，腑气不通。宿食燥屎积聚，所以腹胀满痛。里热不解，邪实上扰心神，则见烦躁神昏谵语。邪热结滞于里，故见脉沉实有力。以上阳明经证与腑证的主要机理，是病势进展由浅入深，机体与病邪奋战强烈反应，伤及脾胃津液，化燥化火的表现。

由于脾为生血之源，主湿，主运化，湿在人体正常生理情况下为营养机体之津液。胃主燥，有纳食、消化水谷之作用。若胃纳不佳，水谷来源缺乏，必须依赖脾气运化之津液营养。如津液大量消耗，胃阴势必受损，立即呈现一系列燥热征象。因太阴与阳明相表里，脾胃相互作用，此即《素问·六微旨大论》所谓"太阴之上，湿气主之，中见阳明""阳明之上，燥气主之，中见太阴"的病理机转。清·喻嘉言说："胃藏津液，水谷之海，内养脏腑，外灌形骸，津多脉盛。津少脉衰，津结病至，津竭祸来。"（《医门法律》）由此可见津液对于人体的重要性，一旦人体津液亏损，便可伤及营血，如不及时救治，往往热极化燥，燥极化火，损害脉络，迫血妄行转为营分、血分证。据此，我在治疗本病气分的阳明经证时，即用大清气热，养阴解毒，壮水制火，预防失血，并预防转化为阳明腑实证之治法。方用白虎增液汤加焦栀子、黄芩、金银花、连翘。观察治疗本证，多数病例可于3d内体温降至正常，并往往越期而愈。

治疗阳明腑实证的总治则是增液通便，泄火救阴，用增液承气汤随证加减。本方虽用承气汤攻下，荡涤燥热，由于本证燥热耗阴的程度及其受邪部位不同，在病机证候上又有伤津化燥，微兼腑实证；热阻胸膈，微兼腑实证；痰热壅肺，腑有实热证；胃热结滞，燥极化火，上扰神明证；热结下焦，腑实血瘀证；正虚邪实，热结便秘等证。分述如下：

（1）伤津化燥微兼腑实证

症见高热持续不退，大便燥结二三日不下，无腹痛胀满及上焦证者，为伤津化燥，微兼腑实之证，法当增液通便，攻下积热，方用增液承气汤，日服一剂，以大便通利为度。可使热从便解，阴液恢复。

（2）热阻胸膈微兼腑实证

症见高热不退，胸膈灼热如焚，烦躁不安，口渴，唇焦，或口舌糜烂，咽痛，大便秘结，小便黄少，舌苔黄或白而干，舌边尖红，脉浮滑而数。此为热阻胸膈，微兼腑实证，法为泻火通便，清泻上中二焦之热，方用凉膈散，日服一剂，连服1~3d。以热退证减为度。

（3）痰热壅肺腑有实热证

症见高热持续不退，大便秘结，痰涎壅滞，喘促不宁，舌苔黄厚而干略腻，质红，脉大而实。此为胃热结滞，腑气不通，上灼于肺，痰热蕴结阻肺，肺气不降，气逆为喘之证。法当宣肺化痰，泻热攻下，方用宣白承气汤加减，日服1~2剂，以热退证减为度。

（4）胃热结滞燥极化火上扰神明证

症见高热不退，大便燥结五六日不下，腹痛胀满而拒按，甚至烦躁，谵语，舌苔黄厚而干燥或黑燥，质红，脉洪大或见沉实而数者，此为胃热结滞，燥屎宿食积聚，腑气不通，燥热化火，上扰神明所致之证。法当急下存阴，方用大承气汤、增液汤合剂。日服一剂，以大便通利，热退证减为度。

（5）腑实血瘀证

症见高热不退，谵语狂妄，大便燥结色黑，为热结下焦，腑实血瘀，干扰神明。法当急下存阴，活血化瘀。方用桃仁承气汤、增液承气汤合剂。日服一剂，以大便通利为度。

（6）正虚邪实热结便秘证

症见高热不退，患者形体虚弱，大便燥结不下者，此虽为邪热内结，但正气虚弱，不能专用攻下泻热之剂，必须在攻下剂中加入人参、当归补益气血，以防虚脱。方用黄龙汤、增液汤合剂加减。日服一剂，以大便通利，热退证减为度。

（7）水热互结，阳明协热下利证

症见高热，口渴，气喘，汗出，胸满烦热，口苦欲呕，腹中雷鸣，大便日泻数十次，所下之物臭秽异常，小便短赤，舌苔黄，质红，脉弦滑而数，此为水热互结，阳明协热下利之证。法当和解肌表，清热除湿，降逆开结，补气和中。方用甘草泻心汤加葛根，每日两剂，服2~3d，以热退证减为度。

水热互结，阳明协热下利证的形成有两种情况，一是由于温毒侵犯胃肠，里热从阳明外达所形成。再一种情况是本症见于外感初起，病在卫分，理应从表而解，若误用攻下剂，以虚其中气，则邪热乘虚内陷阳明，遂成协热下利之证。表邪未解，里热已成，故见身热，口渴，气喘，汗出，胸腔烦热，脉滑数有力。邪在胃肠，胃虚不能鼓邪外出，以致水热互结，气机升降失常，中焦痞塞，故上见呕吐，下而腹泻。此阴阳不调，水、热、气三者互结之证。所以用甘草泻心汤加葛根，外解肌表，内清肠胃之热，降逆和胃，开结除痞，补脾和中。此即本病中胃肠型的一种表现。

（8）湿热郁滞，肝胃不和少阳证

症见高热不退，时而寒热往来，头昏痛，口苦咽干，不欲饮食，恶心呕吐，胸胁闷痛或腹痛，舌心黄腻边白，脉弦数者，为上中二焦湿热郁滞，肝胃不和少阳证。法当和解表里，清热除湿，方用大、小柴胡汤加减治之。如兼大便不下，为少阳兼里实证，可用大柴胡汤和解表里，微兼攻下；如兼阳明经证，大热大渴不解者，为少阳阳明合病，可用大柴胡汤、白虎汤合剂，兼清气热，和解表里。此证多出现在卫分之后气分之前，或在气分之后。

本病的形成为温邪侵犯少阳所致。少阳属胆与三焦，由于经脉络属的关系，肝与胆相表里，三焦与心包相表里，少阳与厥阴相表里。因此少阳病的证候与这些脏腑经络的病理变化有密切的关系。在生理状态下，因胆内藏精汁而主疏泄，胆和则脾胃无贼邪之患，则脾胃纳谷消化功能健全。因胆寄附于肝，且人身相火游行于三焦，内寄于肝胆，故肝之疏达，也就包括了肝胆功能的协调。三焦为营卫气机运行之道路，与胆相连。在病理状态下，如外邪侵犯少阳，肝胆之火气便会受到影响，上逆或上亢，因而出现口苦、咽干、目眩的证候。由于邪在胆腑，胆气不降，从而导致胃气上逆，正如《灵枢》所说的"邪在胆，逆在胃"。故出现心烦喜呕、默默不欲饮食等消化功能失常的证候。若邪犯少阳，气机不畅，升降不利，即可发生胸胁苦满的证候。寒热往来系正邪相争的反映。如正能胜邪，则"上焦得通，津液得下，胃气因和，身濈然汗出而解"。若正气较弱，不能抗邪外出，邪正交争，则往来寒热。所以少阳病是病邪既不在表，又未入里，而在半表半里的证候。本病可由他经传来，也可以从本经起病。凡出现口苦，咽干，目眩，寒热往来，胸胁苦满，默默不欲饮食，心烦喜呕，脉弦细等证候者，就叫少阳证。上述的主要脉证在临床上可全部出现，也可只出现其中的部分证候。少阳证介于太阳病与阳明病之间，它有向表、向里发展的两种趋势，故有"少阳为枢"的说法。不过少阳病之向表向里常常表现为兼证的形式。我们观察少阳证常在出血热的病程中继太阳表证（卫分）之后出现。且在转变过程中，若患者正气虚弱，多自少阳径入厥阴，或厥阴病由于正气渐复而转出少阳的。这是由于少阳与厥阴相表里，经络相互联系所使然。少阳病每多来自太阳，而向阳明和厥阴发展，也有转为太阴或少阴的。

在治疗上，《伤寒论》指出：邪在表者，当以汗解，邪入阳明之里，则当清或下。如邪既不在表，亦不在里，在表里之间，故不用发汗或清下，而以和解法治之。故对该证应以大、小柴胡汤为主方加减治疗。根据以往经验，一般服用柴胡汤后，可不经发汗而病解。但亦有药后得微汗而愈者。正如《伤寒论》所说："与小柴胡，上焦得通，津液得下，胃气因和，身濈然汗出而解。"可知服小柴胡汤后，有时得汗病解，不是由于柴胡发汗，乃因"上焦得通，津液得下，胃气因和"之故。所以小柴胡汤应为和解之剂，不能作为汗剂而论。总之，少阳病的治疗原则，应以和解表里为主，不可妄用汗、吐、下各法，但由于少阳又多兼表里的症候，故可在和解的基础上，视病情的不同，兼用解表、攻里、疏通经络等法，随证施治。

若在应用上述汗、清、下、和诸法后热仍不退者，则应详审辨证是否准确，是否有如戴麟郊所述的证情"或屡清屡下而热更甚，舌上燥而无苔，或有黑苔愈清愈长，或有燥苔愈下愈燥，此皆肾虚之证。察其阳明无实邪可据，当从肾治。以六味地黄汤加生地黄、知母、黄柏。王太仆所谓寒之不寒，责以无水，壮水之主以制阳光者此也。或仍不应则合生脉散以滋水之上源，或用四物汤疏通经络。"推其病机乃热邪灼伤真阴，肾水不足，阴不制阳，或兼有络脉瘀阻，因之当从肾治，宜用知柏地黄汤合参麦饮一类方药，以滋益水之上下源，或加用四物汤兼以疏通经络治疗热淫所胜，发热不已。

上述气分各种证型，为出血热病程中所常见，必须谨守病机，辨证施治，切勿机械地拘守一方一药。气分证中最多见的是白虎增液汤证、增液承气汤证、甘草泻心汤证。其他证型在病程中亦较常见。此外，特别值得注意的是气分转见营分、血分证和气阴两伤虚脱证，这是本证的恶化转变。特分述于下：

（1）气分转见营分证

即在上述证型中出现舌质红绛，日暮潮热更甚，心烦不安，胸前腋下斑疹隐约可见，此即邪入营分证之特征。如见斑疹透露，或衄血，吐血，大小便下血，即为气分转入血分证的表现。对气分转见营分证，即气分兼营分证，用白虎增液汤加焦栀子、黄芩、金银花、连翘、白茅根治疗，一般可以控制病情发展。病情较重者，再于上方加用犀角、黄连、牡丹皮、赤芍清气凉营，化斑解毒。由于犀角价值昂贵，且农村不易购买，故我们尽量不用，而加重石膏用量，一般便可以控制发展。如确系转入血分证者，当用清瘟败毒饮。

（2）气阴两伤虚脱证

本证临床表现在阳明经证中，出现高热不退，大汗淋漓不止，口渴，气喘，背微恶寒，舌苔黄或白干，脉象浮大而芤，重按则无，血压继续下降。体征充血出血不甚明显。此为患者平素由于劳倦内伤，气阴不足，感受温毒，里热炽盛，逼迫津液大量外泄，气血内脱，以致气阴两伤，形成虚脱之证。法当急用清虚热，救阴液，生津敛汗，复脉固脱之剂。方用复脉救逆汤加人参、五味子。如见四肢厥冷，脉微沉细，于本方加生黄芪 30g、附子 30g 回阳固脱。此为危候，必须严密观察，随证处理，以挽危急。

关于气分转见营分证，应用白虎增液汤加焦栀、黄芩、金银花、连翘、白茅根的原因，主要是根据本病发热期病在气分阳明经证，随着机体强烈反应，导致气血两燔的机理，故决定预先选用气血两治之法，以制机体强烈反应偏盛之热。故将大清气热，养阴和胃止血之白虎汤与增液通便，清血凉血之增液汤合用，再加焦栀、黄芩之苦寒以清泄郁火，与麦、地、茅根之甘寒保津利尿，佐以金银花、连翘轻清之品透热解毒，以达壮水制火，预防出血之目的。临床治疗观察说明本方确有清热解毒，和胃，保津，通便利尿，预防失血之功效。又按：白虎汤是治疗各种温病由于高热耗阴化燥，转为阳明经证的主方。白虎汤有大清气热，养阴和胃止血的功效，为 1700 多年来历代医家所公认。使用本方应以大热，大渴，大汗，脉象洪大有力为证据。增液汤主要适应于热结阳明，耗损阴液，液干多而热结少之大便秘结证，方中所加之焦栀味苦，性寒，有清泄三焦郁热，清血，止血，除烦止痛，使因发热而产生之各种症状得以缓解；黄芩味苦性寒，有清肺胃热，止血，止痛，消炎，利尿，健胃作用；金银花味甘微苦，性寒，有清血，消炎，清热解毒，微有透表利尿作用；连翘味苦，性平微寒，能解热消炎，活血行瘀；白茅根味甘性凉，有清热生津，利尿，止血之功效。因之，根据以上药味功效和出血热在发热期气分证之演变机理，组成本方。

关于本病的病程发展，我们观察到本病在发热期的病机证候转化非常复杂，不是单纯的解决一个发热问题。而应是根据病情变化，脏腑互相影响，机体强烈反应，邪正斗争胜负因素的转化而进行辨证施治。西医所说之发热期、低血压期、少尿期、多尿期、恢复期不是固定不变的。中医所说的卫、气、营、血也不是截然分割的。正如《伤寒论》指出的六经病证的传变，有顺传、逆传、越经传、合病、并病、直中等复杂变化。明·吴又可说："疫邪有先表后里者，有先里后表者，有但表不里者，有但里不表者，有表胜于里者，有里胜于表者，有表而再表者，有里而再里者，有表里分传者。"（《温疫论》）出血热病的发展变化正是如此，本病有如病发于里的温病，有初起即见气分证，而后又陷入营分血分的。因此，对本病发热期的治疗一定要按照祖国医学"辨证求因，审因立法，分清主次，依法选方"的原则，严密观察病情变化，掌握病机证候进行治疗。如果我们对本病发热期能够掌握卫分、气分的病机证候的转归和治疗，灵活运用，就可以控制病情不至向营分、血分发展。

（二）营分、血分证治机理

本病低血压期、少尿期，多在发热期卫分、气分证之后，营分、血分证候中出现。但亦有发热、低血压、少尿三证重叠出现的。这是一个复杂问题。现将营分、血分证治的机理分述于下：

营分、血分证治的机理：主要由于卫分、气分病不解，机体强烈反应，导致机体津液亏乏，正不胜邪，病毒乘虚内陷，损害营血，伤及脉络，循环障碍，机能偏亢为害，正气反化为邪的一种病理变化。此为热性病发展严重阶段的表现。

在生理状态下，卫、气、营、血为人体循环系统及其他系统的各种物质机能和作用。卫气是游行于血脉之外的一种物质机能，它有护卫机体、抵御外邪的作用。气在人体有促进新陈代谢生命活动的基本物质机能，它有着吐故纳新，推动呼吸循环、消化、吸收、分泌、排泄、生殖、发育、抗病、抗痛的能力。气在不同的器官表现出不同的生理功能。营气是流行于血脉之中的一种物质机能，它有营养血液，调和脏腑的作用。血是周流全身，灌注人体的命脉。《素问·痹论》说："营者，水谷之精气也，和调于五脏，洒陈于六腑。"《灵枢·邪客篇》说："营气者，泌其津液，注之于脉，化以为血。"《灵枢·营卫生会篇》说："清者为营，浊者为卫，营行脉中，卫行脉外。"《灵枢·本脏篇》说："卫气者，所以温分肉，充皮肤，肥腠理，司开阖者也。"《灵枢·决气篇》说："上焦开发，宣五谷味，熏肤，充身，泽毛，若雾露之溉，是谓气。"《素问·生气通天论》说："阳气者，若天与日，失其所则折寿而不彰，是故阳因上而卫外者也。"《灵枢·决气篇》说："中焦受气取汁，变化而赤是谓血。"《灵枢·卫气篇》说："其浮气之不循经者为卫气，其精气之行于经者为营气，阴阳相随，内外相贯，如环无端。"由此可见，卫、气、营、血是人体循环系统的各种物质机能，各担负着不同的机能分工。清·张志聪说："营为血之气，举血可以赅营。"明·张景岳说："卫主气而在外，然亦未尝无血，营主血而在内，然亦未尝无气。但行于内者谓之营，行于外者谓之卫。"《类经·经络类·营卫三焦》就说明了卫、气、营、血四者在人体是有机的联系，不可分割，浑然一体的机能活动。它们在人体起着卫护机体、抗御病邪、营养脏腑全身、协调机体功能活动的重要作用。

在病理状态下，温毒侵入人体首先干扰气血。由于卫气敷布于人体的肌表，有卫外作用，当邪从外入，卫气必与邪争，故症见恶寒发热；邪在卫分郁而不解，势必要向里传变而进入气分，为机体强烈反应与病邪剧烈斗争，邪已去卫，故症见但恶热而不恶寒；若卫分、气分病毒不解，正气受累，津液亏乏，病毒即乘虚内陷营分，损害营气，伤及脉络，循环障碍，故症见舌绛暮热，心烦不安，口不甚渴，斑疹隐隐。营是血的前身，营气受邪，势必累及血分。营分之邪不解，则必进一步深入血分，此为广泛的脉络受损，全身气血遭到严重的破坏，故除见热入营分的舌绛暮热，心烦不安，口不甚渴等症外，一般多有吐血、衄血、便血、尿血，或蓄血以及斑疹透露，舌色深绛或躁扰发狂、痉厥等证。清·叶天士说："卫之后方言气，营之后方言血。在卫汗之可也，到气才可清气，入营犹可透热转气……入血就恐耗血动血，直须凉血散血。"（《外感温热篇》）可见病在卫分浅于气分，而病在血分则深于营分。所以邪热在卫分的表热证，病邪较为轻浅，气分证则邪已入里，里热炽盛，故病势较重，热邪深入营分、血分，不仅营伤血耗，而且心神亦受影响，所以病邪发展到血分最为深重。

关于卫气营血的证候传变，由于温邪类别的差异，以及患者体质强弱等的不同，在临床表现就有多种多样。有在发病初起即从营分或气分开始而无卫分证候的表现，以里热偏盛为特点。前者为病发于表，后者为病发于里。病发于表的温病，有初起邪在卫分，经治疗后，病即痊愈而不向里传变的；亦有很快传入营分、血分的；也有邪传营分、血分，而卫分、气分之邪尚未全罢的。至于病发于里的温病，有初起即见气分证而后又陷入营血证的；亦有先见营分、血分证，转出气分后，邪热未得及时解除，又复陷入营血的；也有营分、血分之邪透出气分，由于一时不能透尽而致气血两燔的。总之，温病过程中证候的相互转化，其形式不是固定不变的。出血热病的发展变化正是如此，由于它具有发病急剧、变化多端的特点，所以我们特别强调要辨证施治，就是这个道理。

1. 病邪进入营分的表现以舌绛暮热、心烦不寐为特点

观察出血热病程中营分证多在发热期的卫分、气分证中以兼证形式出现。其证型有卫分兼见营分证、气营两燔证及营分兼见痰闭心包证。

营分证的具体表现除具有舌质红绛，心烦不寐，身热夜甚外，并见时有谵语，口不甚渴，胸前腋下斑疹隐隐，眼球结膜充血水肿，尿少色黄，脉象细数。

卫分兼营分证出现，则应有恶寒发热等表证出现，此乃患者平素营阴不足，感受温毒表邪不解，热郁于里不能外达，伤及心营，脉络失养，热毒逼血外窜使然。因心主血脉，营气通于心，一旦营阴亏损，势必心火上炎，舌为心之苗，故见舌质红绛，心烦不寐；机体强烈反应，故见身热夜甚；时有谵语，乃热扰心神；口不甚渴，乃伏火未散，邪热进而深入营分，真阴被劫，营气受损，营运失常，因而一方面导致蓄血停留，另一方面导致三焦通调水道功能障碍，水湿蓄积脉中不能下泄，故口不甚渴；斑疹隐隐，为热毒郁于肌肤，肌表脉络轻度受损，营血尚未透露之故；邪热燔灼，下损肾阴，肾水虚于下，不能上承于心，心火上炎，血脉逆行，经络壅阻，热毒郁于眼者，故见眼结膜充血水肿；热毒灼津，肾阴亏损，故见尿少；脉象细数，为邪热燔灼营阴不足之征。卫分逆传营分为病情恶化的转归，是病势进退的关键，必须严密观察其动态变化。对卫分兼见营分证法当辛凉解表，清营透热，保津利尿，护阴解毒，方用银翘散去淡豆豉、荆芥穗，加党参10.5g、杭白芍10.5g、生地黄28g、玄参35g、麦冬28g、知母28g、焦栀子14g、黄芩10.5g、大青叶17.5g、白茅根70g，日服两剂，连服3d，以热退证减为度。

本证用银翘散去淡豆豉、荆芥穗者，以本方必借此二味以奏发汗之功效。吴鞠通氏在《温病条辨》中，遇卫分兼见营血分证者则去淡豆豉、荆芥穗。考其原因，一是由于斯证热灼心阴不能蒸汗，温邪郁于肌表血分，必发斑疹，一旦强迫发汗，若其人肌表脉络疏松，汗出不止，进一步耗伤心液，势必造成误汗亡阳，故减此二味发汗之品，加苦寒泻火解毒、甘寒养阴保津之味，以达解毒清里之功效。另一个原因是唯恐医家鲁莽，不能严格遵守其用量和制剂而造成过汗之弊。据近人张山雷认为，所售之豆豉系用麻黄煮制，非古人所用豆豉之制法，因之往往因服用量过大而促使大汗。荆芥穗生用能发汗，炒黑则能止血。但生芥穗必借防风而作用始强，其发汗之力远不如麻黄。吴氏在卫分兼营血初证，必减去淡豆豉、荆芥穗，实寓有深义。多年来，我每遇斯证，必遵此法以防意外，乃仿古人"有斯证必用斯方，有斯方必有斯药"之意。若病情较重者，可用清营汤以清营解毒，泄热护阴，透热外出。

本证若由气分传来，则见壮热，烦躁，口渴，或汗出，舌质红绛，布黄燥垢苔，为里热炽盛，气营两燔之证。法当气营两清，保津利尿，养阴解毒，预防失血，方用白虎增液汤加焦栀、黄芩、金银花、连翘、白茅根、牡丹皮、大青叶，日服二剂，连服 3d，以热退证减为度。若壮热不解，斑疹透露明显增多，可用化斑汤清血凉血，化斑解毒。我们师化斑汤之意，于前方加犀角9g。若症见阳明腑实，大便燥结不下，即于前方加芒硝、生大黄，以通泄腑实壅滞之热。若症见神识昏蒙，谵语烦躁，舌蹇肢厥，舌质纯绛，脉沉细而数，此为营阴亏损，热毒内闭心包之证，法当以清泻心包邪热为主，可配服安宫牛黄丸以清心开窍。如大便秘结，可用紫雪丹清营泄热。

2. 血分证的表现

观察出血热病进入血分，除具有上述热入营分的症状外，应有出血见证。如吐血，衄血，咯血，大便下血，尿血，有时可见尿中有膜样物或尿闭，斑疹透露，甚至有片状血斑弥漫全身，舌质深绛或紫晦，舌苔黄燥，脉象细数或虚数无力，严重者可见四肢抽搐，或手指蠕动，神昏谵语狂躁，呃逆，热厥或寒厥等症。

本病主要由于病毒在营分不解，营气受损，病邪继而深入血分恶化发展之象。因血为营气所化，运行脉中，周流不息，邪热一旦进入血分，势必耗营伤血，邪正斗争以致血热沸腾，邪火炽盛，导致脉络失养受损，形成出血。损及脏腑器官不同，则见不同部位的出血。如损及肺胃脉络，则见衄血、咯血、吐血；损及胃肠脉络则见大便下血；损及肾与膀胱脉络则见小便尿血，有时可见尿中有膜样物；严重损害肾脏，则见尿闭；损及体表脉络，则见斑疹透露，甚至片状血斑弥漫全身，或吐衄、便血并见，此为全身脉络广泛受损之象。由于机体与病邪强烈奋战，三焦相火亢极，充斥表里上下，迫血妄行，故见以上诸证，此即《灵枢·百病始生篇》所说的"阳络伤则血外溢，阴络伤则血内溢"。至于舌质红绛或紫，苔黄焦燥，均为燥火灼伤营血，病邪深重之象。

在治疗上，根据"入营犹可透热转气，入血就恐耗血动血，直须凉血散血"的治疗原则，斟酌病情轻重及其演变辨证施治。下面将血分证治分别于少尿证与痉厥证两大证型中叙述。

（1）少尿证治

症见斑疹透露，小便尿血，少尿，小便不利，尿中有膜样物，下腹急痛，恶心欲呕，或尿闭，舌质红绛或紫，甚至干涩无津，脉象细数，此即本病少尿期表现。三焦相火亢极，灼伤肝、肾、肺、胃，以致脏腑燥热，耗伤营血，津液衰少，水源缺乏，故见尿少。水亏则火盛，毒火郁于下焦，损害肾及膀胱脉络，迫血外溢，故见血尿。少腹急痛为下焦火郁血滞，腑气不通之故。血瘀津枯故见尿闭点滴不通。恶心呕吐为毒火上逆，津液干枯，热毒内闭下焦，肾脏遭受严重损害之证。清·顾松园《医镜》谓："小便不通，非细故也，少腹急痛，状如复碗，奔迫难禁，期朝不通，便令人呕，数日不通则毙，一见呕逆，便不可救。"可见小便不通，尿闭呕逆为危重之候。治则当滋补肝肾阴液，清泄三焦郁火，凉血解毒，生津利尿，方用知柏地黄汤加焦栀子、黄芩、麦冬、阿胶、牛膝、车前子、白茅根，日服二剂，服 3～6d，对血尿、少尿有明显效果。

若恶心、呕吐加黄连、人参各9g，益气生津和胃，泻火解毒止呕。若少腹急痛，大便燥结不通，可用增液承气汤加桑皮17.5g、知母28g、桃仁10.5g、赤芍35g增液通便，清肺化瘀，导泻胃肠积热，日服二剂，以大便通利为度，仍改服上方知柏地黄汤治之。用至尿量增多，不见血迹为度。

少尿期出现急性左心衰竭伴肺水肿，中医见证：发热，突发气促痰喘，痰中带血丝，呼吸迫促，鼻翼煽动，胸闷，烦躁不安，不能平卧，唇青，尿少，大便不通，舌苔黄，舌质红，脉洪大等，此为热邪郁遏，痰涎壅肺，气滞血瘀，肺气闭塞之肺胀证。法当宣肺解郁，清热化痰，通泄逐水，方用宣白承气泻肺汤加减治之。服上方后若不下泻者，急用十枣汤冲服。

若中医见证：不发热，心下痞满，二便不通，面色唇舌发青者，为肺气闭塞，痰涎不化，气滞血瘀，全身脏腑阳气衰竭之证。法当大补元阳，温肾健脾，宣通心肺，逐水化痰。方用温脾助阳泄肺汤治之。服上方若不下泻者，急用三物白散冲服。

急性左心衰竭伴急性肺水肿，中西医治疗都比较困难。这次在总结这个材料，整理过去积累资料基础上，试图提出新的治疗设想以提高疗效。这些方药尚未验证于本证临床。录于《辨证论治方例》节以备忘，供尔后临证时参考。

（2）痉厥证治

痉与厥实是两个不同的证候。凡肢体抽搐，牙关紧闭，甚则角弓反张的为痉；四肢逆冷或者昏迷不醒的为厥。这两种证候在一定的情况下常同时出现，故临床上每以痉厥并称。痉与厥这两种证候，在本病都是病邪进入营分、血分严重阶段的表现。但程度上有轻重的不同，辨证施治上有寒热虚实之别。本病可见的痉厥证型有：火郁血实热厥证、火郁中焦热厥证、精亏阴伤痉厥证、肝风内扰呃逆证、正虚邪实蛔厥证、血虚表郁阳邪内陷厥逆证、气脱血瘀寒厥亡阳证。

低血压或休克往往见于厥逆诸证型中。但必须指出，厥逆证不等于西医所说的低血压或休克。有时中医见厥逆证，血压并不低；有时血压低，并无厥逆证。以下有关低血压或休克在各证型中的表述，仅据我们观察所及附记之。

①火郁血实热厥证：症见吐血或鼻衄，舌衄，大小便出血，尿闭，水肿，皮肤片状血斑弥漫透露，斑色青紫，神识昏迷，面色青惨，两目瞳孔缩小且不对称，眼结膜水肿，摇头鼓颔，口噤不语，四肢时有抽搐，或谵语狂躁，通身灼热，四肢厥冷，腰痛如被杖，口气臭秽喷人，舌色深绛或青紫，干燥无津，或舌被黑苔焦燥如炭，脉见沉细而数或伏而不见。本证脉见浮大而数者，为火毒发扬于外；沉细而数者，热毒较深；若脉沉细数而伏，其毒尤甚，此为淫热火毒燔炽阳明，外窜经络，内攻脏腑，充斥表里上下，导致气血逆乱的血实热厥证。该证常见于出血热的高血容量，脑水肿症。本证来势急剧，证情险恶，当急用清气、清营、凉血、泻火解毒复合之法，方用清瘟败毒饮，每日一剂，日服4

次，连服 2~4d，以杀其炎炎之势。待症状缓解，尿量增多，可用参麦地黄汤或竹叶石膏汤善后处理。观察本方对火郁血实热厥证效果显著。本方运用时应结合证之轻重，斟酌药量，一般用中等剂量即能奏效。

清瘟败毒饮是由白虎汤、黄连解毒汤、犀角地黄汤三方复合加减而成。运用本方不需上述证候全备才能服用，主要抓住上下出血、斑疹透露这两个主症即可大胆应用，切勿迟疑。本方的要点是重用生石膏大清阳明燥热，若生石膏量少则无济于事。生石膏起码要用 60~120g，配用犀角才能奏效。据近代临床观察，本方对金黄色葡萄球菌、绿脓杆菌所致之败血症有效。

②火郁中焦热厥证：症见斑疹透露，壮热面赤，口干舌燥，渴欲凉饮，干呕，呼吸气粗，腹痛胀满拒按，躁扰不安，或谵语狂乱，大便燥结不下，手足发凉，脉滑而数，或沉细而伏，舌质红绛，舌苔黄厚而干，或白如积粉。此为阳明腑气不通，里热炽盛，津液受伤，以致三焦相火亢极，郁闭中焦，阳气不能透达四肢，故见手足发凉，脉转沉细而数，或伏而不见，此即热深厥深之表现。本证虽见手足发凉，但通身发热灼手，喷气如火，口渴干呕（本证往往出现低血压）。法当急下存阴，泻火解毒，升降气机，方用解毒承气汤治之。或兼有下利纯青色粪水，气臭异常，此乃热结旁流证，是为正虚邪实之表现，法当攻补兼施，可于解毒承气汤中加人参、熟地黄、当归、山药益气护阴之品。

③精亏阴伤痉厥证：症见神昏舌强，或神倦，四肢时而抽搐，手指蠕动，身热面赤，口干舌燥，舌质红绛光莹无苔，甚则齿黑唇裂，脉虚大或沉细而弱，并见促、结、代脉，手足心热甚于手足背者，或心悸、心中痛者，此为热邪深入下焦，肝肾阴精大亏，心神失养，肝风内动，阴精将竭之痉厥证（此证往往亦见低血压）。法当大补阴精，潜阳复脉以回厥。方用三甲复脉汤或大定风珠，每日一剂，连服 3~6d，以症状缓解为度。观察本方对本病虚热痉厥，以及心肌受损，出现期前收缩者有显著功效。另外，本方对乙型脑炎后遗症之抽风发痉亦有明显功效。

④肝风内扰呃逆证：症见呃逆连声不止，心烦不寐，时有谵语，舌质红绛，苔黄燥，脉细劲者，此为温邪久居下焦，肝肾阴液亏损，心火亢盛，上扰冲脉，阴亏邪实之证，法当滋肾阴，泻心火，潜阳止呃，交通心肾，方用黄连阿胶鸡子黄汤，每日一剂，连服 2~3 剂。我们用本

方所治3例均有止呃之效。

应用黄连阿胶鸡子黄汤治疗肝风内扰呃逆证，是基于《温病条辨》下焦篇第十五条"既厥且呃，脉细而劲，小定风珠主之"的启发而来。小定风珠实脱化于黄连阿胶汤。

⑤正虚邪实蛔厥证：症见畏寒发热，腹痛，四肢厥冷，烦躁不安，口渴，恶心，呕吐蛔虫，心口难受，胃脘腹肌板硬，甚至有心下灼热感，下利血水，烦躁神昏，舌苔灰腻或黄腻，脉沉细或浮大而芤，此为邪实火盛，扰动胃肠素积之蛔虫不安，上下乱窜，干扰气血逆乱，以致正气虚衰，寒热夹杂而成厥证，故名蛔厥，此亦为危证（此证往往见低血压）。法当益气救阴，泄热和胃，安蛔降逆，方用椒连乌梅汤，每日一剂，可服1~3剂，以症见好转，血压回升，再根据病情变化改换方药。该证我们仅见到一例。

⑥血虚表郁阳邪内陷厥逆证：本证在卫分发高热，突然血压下降，或热将退时突然血压有下降趋势，波动在80/60mmHg左右，症见四肢发凉，脉转沉细而数或微，按之无为。此为患者平素气血虚弱，无力鼓邪外出，体温虽降，但表邪未解，寒水之气遏郁，以本虚不能作热，阳邪乘虚陷入厥阴营分，营卫不和，气血运行不利，不能温养四肢，故见手足发凉，脉转沉弱细数而微，从而形成血虚表郁阳邪内陷厥逆之证。法当温经散寒，调和营卫，益气养血，通阳利水，方用当归四逆汤加人参，一日二剂，服药后如病情稳定，可继服两剂，以厥愈肢温，脉转正常，血压回升并稳定，再根据病情改换方药。如症见少尿阴亏火盛者，为寒郁化热耗阴所致，可用知柏地黄汤加焦栀子、黄芩、麦冬、阿胶、白茅根。如症见阳虚寒凝、水气结滞者，可用五苓散助阳化气利水（此证多见于尿潴留）。

⑦气脱血瘀寒厥亡阳证：症见身冷倦卧，畏寒战栗，下利清谷，渴欲饮水，但喜热饮，水入即吐，四肢厥冷，烦躁不安，脉微欲绝，甚至无脉，或白滑略黄，舌质青紫或淡红，面色苍白，口唇发绀，球结膜水肿，甚至颜面反见潮红，口干渴，漱水而不欲咽（本证见于血压测不出）。此乃真寒假热，阳气飞越于上，阴竭阳亡之证，病情最为危急。法当温中回阳，补血敛阴，益气固脱，复脉活血。急用六味回阳饮加葱白、茯苓，每剂加水煎三次，共煎出约600ml，分三次温服，每隔2h服

一次，待厥愈肢温，脉象恢复，症状缓解，血压回升稳定，再根据病情变化改换方药。

引起气脱血瘀寒厥亡阳证的病理机转有二。一是患者素体阳气虚弱，感受温毒后，由于邪盛阳微，温毒乘虚内陷，损害营血，导致气血运行失常，气机逆乱，阴阳之气不相顺接，血瘀脉络，营血内脱而形成本证。另一种是由于高热耗阴，阳气失养，机体机能骤降，转化为本证，所谓重热则寒。

中医基础理论认为，气为血之帅，血为气之母，气行则血行，气滞则血滞，气虚则血虚，气脱则血脱。气属阳，血属阴，热为阳，寒为阴。气是促进人体新陈代谢生命活动的基本物质机能，它有着吐故纳新，推动呼吸、循环、消化、吸收、分泌、排泄、生殖、发育、抗病、抗痛能力。在不同的器官表现出不同的生理功能。一旦阳气虚弱，不能运行气血达于四肢体表，则见四肢厥冷，畏寒战栗，身冷倦卧；脾阳虚衰则见下利清谷；阴液被夺，则见渴欲饮水以求自救；胃阳虚衰，故喜热饮；水入即吐，为胃虚不能纳受水谷之表现；烦躁不安，为心神失养，神不自主之征；面色苍白，为气血虚脱不能上荣于面；反见潮红，为阴寒隔拒，虚阳飞越于上之象；口渴如有里热，此皆真寒假热之征；寒湿郁于中焦，故见舌苔白腻，或白滑略黄；质色淡红或见青紫，为营血亏损，血瘀脉络；口唇发绀，手指发青，为脉络受阻，血瘀寒凝，阳气不通；脉见沉细而急，或细微欲绝，甚至无脉，为气血大亏，循环衰竭，阴竭阳亡之象。《素问·阴阳应象大论》说："阴平阳秘，精神乃治，阴阳离决，精气乃绝。"又说："阴在内，阳之守也，阳在外，阴之使也。"营血为阴，卫气为阳，这些阴能内守，阳能运行的对偶概念，说明了卫、气、营、血之间是相互依存的。一旦气血逆乱，阴阳之气不相顺接，便形成厥逆证。《素问·厥论》说："阳气衰于下则为寒厥，阴气衰于下则为热厥。"指出了寒厥、热厥的根本原因和最终转归是肾阴、肾阳的衰竭。肾为先天之本，寓有元阴元阳，为精气收藏之处，生命活动之基。肾气通于脑，脑为元神之府，心为神气之舍，心火下降通于肾，肾水上承通于心，心肾浑然一体，脾为生血之源，肝为藏血之器，心为运行血液之枢纽，肺主治节，朝百脉，主诸气。心肺属上焦，脾胃属中焦，肝肾属下焦。可见卫、气、营、血、上、中、下三焦以及六经，不仅是指病程进展的纵横阶段而言，实为脏腑生理、病理的功能物质变化而设。本病厥证的转归，《内经》虽归为下焦肾阴、肾阳衰竭，实为全身机能损害衰竭之证。本证的性质属于气脱、血瘀、亡阳、寒厥证。我们曾选用六味回阳饮加葱白治疗，效果很好。方中以四逆汤温中回阳，加熟地黄、当归、人参补血护阴，益气固脱，活血复脉。葱白有通阳利尿作用。

如服六味回阳饮，或当归四逆汤加人参后，未出现血尿、少尿者，可用香砂六君子汤调理脾胃；如出现血尿、少尿者，可用知柏地黄汤加焦栀子、黄芩、麦冬、阿胶、白茅根，按血分少尿证治；如出现多尿者，可用参麦地黄汤滋补脾肾，益气生津，固摄敛阴。

（三）多尿期证治

本病多尿期多出现在气分阳明腑实证、营分证、血分证治疗好转后。症见口渴，饮食增加，尿频，乏力，日夜小便量超过3000ml，为进入多尿期。有的一昼夜尿量可达10 000ml。舌苔白干或黄干，脉虚大，此乃温气毒邪侵袭肾脏，肾气损伤，封藏失职，收摄无权所致。法当滋补脾肾，益气生津，敛阴固摄，以冀肾气修复。方用参脉地黄汤加五味子、煅龙骨、煅牡蛎，山药量应加大至35g。每日1剂，连服3~6d，以小便恢复正常为度。

（四）恢复期证治

该期常见证候有虚弱头昏，潮热自汗，气逆欲呕，食少乏力，睡眠不佳。此乃病后气阴两伤，余热未尽，治宜清热生津，益气和胃，方用竹叶石膏汤善后调理。

六、辨证论治方例

本文中药处方采用米制计量单位系由今旧市制换算而来。因按规定一钱换算为3g，尾数不计，其实际用量较原方为小，故在应用本文所列处方时应酌情增加用量。

（一）发热期（卫分、气分证治）

1. 卫分证治

证候：恶寒，发热，头痛，腰身疼痛，无汗或微汗不畅，口干或渴，纳减，颜面潮红，眼结膜轻微红肿，舌苔薄白或略黄，脉浮滑而数为特点。

治则：辛凉解表，透热解毒，益气护阴，散血净血。

方药：银翘散加党参、杭芍、升麻、葛根。金银花17.5～35g，连翘17.5～35g，薄荷10.5，竹叶10.5，淡豆豉10.5g，牛蒡子10.5g，荆芥穗7g，桔梗10.5g，生甘草14g，鲜芦根35g，党参10.5g，杭芍10.5g，升麻10.5g，葛根14g。每剂加水轻煎两次共约400ml，病不解继服1～2剂，病重者日服两剂。

加减：

· 渴甚者加天花粉17.5～35g生津止渴。

· 腰痛阳虚者加杜仲14g，阴虚加知母14g以照顾肾气。

· 咳者加杏仁10.5g利肺气。

· 眼结膜及颜面轻微红肿者加知母28g、白茅根35g，凉血消肿利水。

· 胸腹斑疹隐隐去淡豆豉、荆芥穗，加生地黄14g、牡丹皮10.5g、大青叶10.5g、玄参35g，凉血解毒化斑。

· 兼见气分证，口渴，汗出，气粗似喘者，加知母14g、生石膏14～28g。气分证悉具按气分证治。

· 邪入营分，舌绛暮热，烦躁不安者，加生地黄28g、玄参17.5g、麦冬21g保津液。

· 再不解或小便短者，加焦栀10.5g、黄芩10.5g、知母10.5g之苦寒与麦、地之甘寒合化阴气而治热淫所胜。如营分证悉具按营分证治。

· 衄血者去荆芥穗、淡豆豉，加生地黄28g、玄参14g、麦冬21g、玉竹10.5g、侧柏炭14g、焦栀子14g、白茅根70g凉血止血。

· 项肿咽痛者加马勃、玄参各10.5g，散热解毒消肿。

· 胸膈闷者加藿香10.5g、郁金10.5g，顾护膻中以防邪入心包。

· 干呕，舌苔白者，加姜半夏10.5g、藿香14g化浊燥湿止呕；苔黄者加竹茹10.5g、黄芩10.5g清热和胃止呕。

另外，发热早期，肾脏尚无明显损害时，可配服一种汤药补液饮料——茅根参麦饮。该方具有清热解毒、生津止渴，以及促使毒素从肾脏排泄的作用。茅根沙参麦冬饮：白茅根140g，沙参17.5g，麦冬28g，五味子10.5g，鲜芦根70g，山楂10.5g，乌梅10.5g。加水煎出1000ml，频服，每日1剂。

2. 气分证治

（1）阳明经证

证候：壮热，口大渴引饮，大汗，面红目赤，气粗似喘，小便黄赤，大便秘，舌苔白干略黄或黄干，脉象洪大。但以恶热不恶寒，脉洪大为特点。如背微恶寒者，为兼气阴不足之症，此乃白虎人参汤证。

治则：辛凉清气，养阴解毒，壮水制火，预防出血。

方药：

·白虎增液汤加金银花、连翘、葛根。生石膏35～70g，知母14～28g，生大米17.5g，生甘草10.5g，生地黄28g，麦冬28g，玄参35g，连翘17.5～35g，金银花17.5～35g，葛根28g。加水煎三次，共煎出约600ml，一日分3次温服。病不解，连服1～2剂。

·白虎加人参汤：生石膏35g，知母28g，生大米17.5g，生甘草10.5g，人参10.5g。加水煎两次，米熟汤成，共煎出约400ml，一日分两次，早晚饭前温服。

（2）阳明腑实证

证候：热结胃肠，腹痛胀满，口干渴，大便燥结，烦躁或有谵语，舌苔干黄或白干，脉滑数有力或沉数。以腹痛胀满，大便燥实为特点。

治则：增液通下，急下存阴。

方药：增液承气汤。生地黄35g，玄参35g，麦冬28g，生大黄10.5～21g，芒硝10.5～28g。加水先煎诸药，后下大黄，煎两次去渣，再入芒硝微沸即可（约400ml），日服两次，若大便不通，继服1～2剂，以通为度。

加减：

·腹痛胀满，大便燥实或五六日不下，舌苔黄厚而干者，加厚朴14～28g，枳实17.5g，行气导滞。

·腹痛、大便燥黑者，加桃仁10.5g、当归14g、赤芍14g活血消瘀。

·体虚邪实、大便不通者，加人参7g、当归17.5g补益气血。

·喘促不宁，痰涎壅滞，脉大而实，肺气不降者，加瓜蒌17.5g、杏仁 10.5g、生石膏 28g、贝母 14g、炒葶苈 17.5g~35g、大枣 10 枚清热化痰、降逆泻肺。

（3）太阳阳明合病

证候：身热下利，胸满烦热，口渴，喘而汗出者，宜葛根芩连汤和解表里。若兼有口苦，欲呕，心下痞满，肠鸣，苔黄，脉弦滑数者。治宜半夏泻心汤和解表里，清热除湿。

方药：

·葛根芩连汤：葛根 28g，黄芩 10.5g，黄连 10.5g，炙甘草 10.5g。加水煎两次，共煎出 400ml，一日分两次温服。

·半夏泻心汤加味：姜半夏 10.5g，黄连 10.5g，黄芩 10.5g，党参 10.5g，炙甘草 10.5g，干姜 10.5g，大枣 2 枚，葛根 14g，生姜 7g，麦冬 14g。煎服法同上。

（4）中、上二焦湿热郁滞肝胃不和少阳证

证候：高热持续不退，兼见头痛头昏，口苦，咽干，不欲饮食，恶心呕吐，胸胁闷痛或腹痛，舌心黄腻边白，脉弦数。

治则：和解表里，清热除湿。

方药：小柴胡汤加减。柴胡 14g，姜半夏 10.5g，黄芩 10.5g，党参 10.5g，生姜 10.5g，炙甘草 10.5g，大枣 2 枚。加水煎两次，共约 400ml，一日两次，早晚饭前温服。

加减：如大便不下可用大柴胡汤清热导滞。如兼见月经来潮或胸胁有散在出血点，可用柴胡四物汤加味和血调经通络。如上中二焦热邪炽盛，烦躁口渴，面赤唇焦，口舌生疮，胸膈烦热，咽痛吐衄，便秘尿赤者，治宜凉膈散泻火通便。

·大柴胡汤，即上方去党参、炙甘草，加杭芍 10.5g、枳实 10.5g、生大黄 10.5g。

·柴胡四物汤加味（即小柴胡汤合四物汤）：生地黄 14g，杭芍 14g，当归 10.5g，川芎 7g，阿胶 10.5g，牡丹皮 17.5g，大青叶 14g。

·凉膈散：生大黄 10.5g，芒硝 10.5g，生甘草 10.5g，焦栀子 10.5g，薄荷 10.5g，黄芩 10.5g，连翘 17.5g，蜂蜜 17.5g，竹叶 10.5g。加水煎两次，共煎出约 400ml，一日两次温服，得利为度。

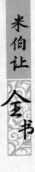

（5）气阴两伤虚脱证

证候：阳明经证中出现高热不退，大汗淋漓不止，口渴，气喘，背微恶寒，舌苔黄或白干，脉象浮大而芤，重按则无，血压继续下降，充血出血体征不甚明显。

治则：清热救阴，益气敛汗，复脉固脱。

方药：救逆汤加味。炙甘草35g，生地黄35g，杭芍28g，麦冬28g，阿胶10.5g，五味子10.5g，生龙骨35g，生牡蛎35g，当归17.5g，人参10.5g。加水700ml，大火煮沸，慢火煎煮40min，滤出200ml。煎两次，共煎出400ml。每3h服200ml，日服两剂。

加减：若见四肢厥冷，脉微沉细，于本方加生黄芪35g、附子35g回阳固脱。

（二）低血压期、少尿期（营分、血分、厥逆证治）

1. 营分见证

证候：心烦不安，身热夜甚，斑疹隐隐，时有谵语，口干舌燥，或不欲饮，舌质红绛，脉弦细而数为特点（此证往往有低血压出现）。

治则：清营解毒，透热养阴。

方药：清营汤加白茅根。犀角7g，生地黄70g，玄参35g，麦冬28g，黄连10.5g，牡丹皮17.5g，竹叶10.5g，金银花17.5g，连翘17.5g，白茅根140g。以白茅根先煎取水，次下犀角煎半小时，再入诸药，煎三次，共煎出约600ml。一日分三次温服，每次服200ml。

加减：若舌蹇肢厥，配服安宫牛黄丸，每次服1粒，一日1~3次，开水冲化顿服。若伴有便秘，配服紫雪丹，每服1粒，一日1~2次，开水冲服。

2. 少尿期

证候：本症见血尿，少尿或尿闭，小便不利，或尿中有膜样组织，下腹急痛，恶心欲吐，斑疹透露，舌质红绛或紫，甚至干涩无津，脉象细数。

治则：滋补肺肾，凉血解毒，降火利尿。

方药：知柏地黄汤加焦栀子、黄芩、阿胶、麦冬。生地黄35g，山药14g，山茱萸14g，茯苓35g，泽泻35g，黄芩10.5g，麦冬28g，阿胶

10.5g，知母28g，黄柏10.5g，焦栀14g，牡丹皮17.5g。以白茅根140g煎汤取水，次下诸药煎三次，共煎出800ml，一日夜分4次温服。每日一剂，连服3～6d，以尿量正常，不见血迹为度。若有便秘，加玄参30g。

3. 阳明燥热，阴亏热结

证候：舌苔黄干，舌质红绛，下腹胀痛，大便秘结而尿闭。

治则：此乃阳明燥热，阴亏热结所致，治宜增液通便，泄火救阴。

方药：增液承气汤加焦栀子、黄连，日服一剂，以大便通利为度，再转服知柏地黄汤，至多尿期改用参麦地黄汤。

4. 水热互结

证候：小便涩少，尿血，渴欲饮水，心烦不得卧，呕吐恶心。

治则：此乃水热互结所致，治宜滋阴清热，止血利水。

方药：猪苓汤加白茅根。猪苓17.5g，茯苓35g，泽泻17.5g，滑石35g，阿胶10.5g，白茅根70g。加水煎3次，共煎出600ml，一日分3次温服。

加减：若阳虚寒凝，水气结滞，小便涩少者，治宜助阳化气利水，方用五苓散（此证多见于有尿潴留者），即上方去阿胶、滑石、白茅根，加桂枝10.5g、白术10.5g。

5. 痉厥证治

（1）火郁血实热厥证

证候：吐血或鼻衄，舌衄，大小便出血，水肿，皮肤弥漫片状血斑，斑色青紫，神识昏迷，面色青惨，两目瞳孔缩小不对称，球结膜水肿，摇头鼓颔，口噤不语，四肢时有抽搐或谵语狂躁不安，通身灼热，四肢厥冷，腰痛如被杖，口气臭秽喷人，舌色深绛或青紫，干燥无津，或舌被黑苔焦燥如炭，脉见浮大而数，或沉细而数，或沉细数而伏。

治则：清热解毒，凉血救阴。

方药：清瘟败毒饮。犀角10.5g（另包，锉粉），生地黄35g，赤芍17.5g，牡丹皮17.5g，生石膏70g，知母28g，黄连10.5g，黄芩10.5g，甘草10.5g，玄参17.5g，焦栀子14g，连翘17.5g，竹叶10.5g，桔梗10.5g。先煎犀角半小时，次下诸药，煎三次共煎出800ml，日夜分四次温服。

加减：

·斑疹色见青紫，此为胃热极盛，气血郁滞，本方加紫草、红花、归尾活血清热。

·兼见神昏肢厥舌蹇，配服安宫牛黄丸；若伴便秘，配服紫雪丹。

·症见腹满胀痛，大便秘结，此为里实而气机壅塞不通，本方合调胃承气汤治之。

·症见筋惕肉瞤，四肢抽搐，此为热邪伤筋，肝风内动，本方加野菊花、龙胆草、羚羊角以清热凉肝息风。

·血止斑退，先减犀角地黄汤，继减三黄解毒汤。

（2）火郁中焦热厥证

证候：壮热，面赤，口干舌燥，干呕，呼吸气热，腹痛，躁扰不安，大便燥结不下，手足发凉，舌苔黄厚而干或白如积粉，舌质红，脉沉细或伏而不见，或下纯青色稀水样便，气臭异常（往往出现低血压）。

治则：急下存阴，泄火解毒，升降气机。

方药：解毒承气汤加味。僵蚕14g，蝉蜕14g，姜黄10.5g，黄连10.5g，黄芩10.5g，黄柏10.5g，焦栀子14g，生大黄17.5g，芒硝10.5~17.5g，厚朴17.5g，枳实17.5g。加水先煎诸药，次下大黄，煎两次去渣，共约400ml，再下芒硝放火上微煮沸即成。分两次温服，间隔两小时。

加减：若兼有热结旁流证（兼见下利纯青色粪水，气臭异常），此乃火郁中焦，热厥证出现正虚邪实之表现，法当攻补兼施。于解毒承气汤中加人参10.5g、熟地黄35g、当归21g、山药17.5g益气护阴。

（3）精亏阴伤痉厥证

证候：或已下，或未下，症见身热面赤，口干舌燥，甚则齿黑唇裂，脉沉实者，仍可下之。若脉虚大或沉数，手足心热甚于手足背者；或心悸，心中痛者；或舌强，神昏，耳聋，手指蠕动者；或精神疲倦，脉虚弱，舌绛无苔，时时欲脱者；或舌红苔燥，脉结代或细促者。此乃热邪深入下焦，灼伤真阴，肝肾阴精耗竭之厥证（此证往往亦见低血压）。

治则：滋液息风，潜阳复脉。

方药：三甲复脉汤或大定风珠。

·三甲复脉汤：生鳖甲 35g，生龟板 35g，生牡蛎 35g，阿胶 10.5g，生杭芍 28g，生地黄 35g，麦冬 28g，炙甘草 35g，麻仁 10.5g。加水煎两次，去渣约 600ml，一日夜分 3 次温服。若神昏肢厥，舌红烦躁，先服安宫牛黄丸或紫雪丹开窍搜邪，再予三甲复脉汤。

·大定风珠：上方加五味子 7g，鸡子黄 2 枚。将上药煎成晾温，再将鸡子黄搅开，投入药内搅匀，分 3 次服。注意切勿将鸡子黄烫熟，必待汤药晾温再入鸡子黄。

加减：兼气虚而喘者加人参 10.5g；兼自汗者加人参 10.5g、煅牡蛎 17.5g、浮小麦 17.5g、煅龙骨 17.5g；兼心悸者加茯神 14g、人参 10.5g、小麦 17.5g；神昏肢厥，舌红烦躁，可配服安宫牛黄丸清心开窍。若兼大便不通，可配服紫雪丹泄热开窍。

（4）肝风内扰呃逆证

证候：呃逆连声不断，心烦不寐，时有谵语，舌质红绛，苔黄燥，脉细而劲者。此为肝肾阴亏，心火上冲，肝风内扰之证。

治则：法当滋阴降火，潜阳止呃，交通心肾。

方药：黄连阿胶鸡子黄汤。黄连 10.5g，黄芩 10.5g，生杭芍 14g，阿胶 10.5g，鸡子黄 2 枚。加水煎两次，去渣约 400ml，入阿胶烊化，少冷再加鸡子黄搅匀，分两次服，每日 1 剂，服 1～3 剂。

（5）正虚邪实蛔厥证

证候：若厥证出现吐蛔虫，口渴，恶心呕吐，心下板实，畏寒发热，躁扰不安，或下利血水，甚至烦躁神昏，舌苔灰或黄腻，脉沉细或虚大而芤。

治则：扶正祛邪，泄热救阴，安蛔和胃。

方药：椒连乌梅汤。川椒（炒黑）10.5g，乌梅（去核）10.5g，黄连 7g，黄芩 7g，姜半夏 10.5g，枳实 10.5g，生杭芍 10.5g，干姜 7g，人参 10.5g，麦冬 21g，生地黄 10.5g，阿胶 10.5g。加水先煎诸药两次，去渣共约 400ml，再下阿胶烊化，分 3 次温服。服 1～3 剂，症见好转，再根据病情改换方药。

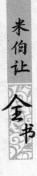

（6）血虚表郁阳邪内陷厥逆证

证候：热将退或热退之后，突然四肢发凉，脉转沉细或沉细欲绝（此证往往在发热期热将退时出现，一般血压波动在 80/60mmHg，且有下降趋势）。

治则：温经散寒，养血通脉。

方药：

· 当归四逆汤加味：当归 17.5g，桂枝 10.5g，杭芍 10.5g，炙甘草 10.5g，生姜 10.5g，大枣 4 枚，细辛 10.5g，木通 10.5g，人参 7g（本方人参可用党参 35g 代用）。加水煎两次约 400ml，分两次温服，每隔 2h 服一次。如病情稳定未见恶化，可继服 1~2 剂，以厥愈肢温，脉转正常为度。

· 香砂六君子汤：党参 17.5g，白术 10.5g，茯苓 14g，姜半夏 10.5g，陈皮 10.5g，生姜 10.5g，大枣 2 枚，炙甘草 10.5g，广木香 3.5g，砂仁 7g。加水煎两次，共煎出约 400ml，一日分两次，早晚饭前温服。每日 1 剂，服 3~6 剂。

加减：如用六味回阳饮或当归四逆汤后未出现血尿、少尿者，可用香砂六君子汤调理脾胃；出现血尿、少尿者，可用知柏地黄汤加焦栀子、黄芩、阿胶、麦冬、白茅根，按血分证治；如出现多尿者，可用参麦地黄汤滋补脾肾，益气生津敛阴。

（7）气脱血瘀寒厥亡阳证

证候：身冷倦卧，畏寒战栗，下利清谷，渴欲热饮，水入即吐，四肢厥冷，烦躁不安，脉微欲绝，甚至无脉，舌苔白腻或白滑略黄，舌质青紫或淡红，面色苍白，口唇发绀，球结膜水肿，甚则颜面反有潮红及口渴者（有此征者往往血压测不见）。

治则：益气固脱，回阳救逆。

方药：六味回阳饮加葱白。黄附片 35g，干姜 52.5g，炙甘草 35g，人参 17.5g，熟地黄 35g，当归 35g，葱白 4 根。加开水煎三次去渣约 600ml，分三次温服，每隔 2h 服一次，待厥愈足温，症状缓解，脉象恢复再改换方药。

（8）少尿期出现急性左心衰竭伴肺水肿

证候：发热，突发气促痰喘，痰中带血丝，呼吸迫促，鼻翼煽动，胸闷，烦躁不安，不能平卧，唇青，尿少，大便不通，舌苔黄，舌质红，脉洪大等。此为热邪郁遏，痰涎壅肺，气滞血瘀，肺气闭塞之肺胀证。

治则：宣肺解郁，清热化痰，通泄逐水。

方药：宣白承气泻肺汤加减。知母35g，生石膏70g，瓜蒌35g，贝母35g，杏仁17.5g，桔梗17.5g，苏子17.5g，葶苈子35g，枳实17.5g，生大黄17.5g，芒硝21g。上十味加水900ml，大火煮沸，慢火煎煮40min，滤出300ml，加入芒硝10.5g，微沸即成。共煎两次，煎出药液共600ml，分3次服，每隔4h服一次。

加减：服上方后若不泻者，急用十枣汤：炒芫花、炒大戟、煨甘遂各等份，共研细末，每服7g，用大枣十枚煎汤冲服。

（9）阳气衰竭

证候：不发热，心下痞满，二便不通，面色唇舌发青者。此为肺气闭塞，痰涎不化，气滞血瘀，全身脏腑阳气衰竭之证。

治则：大补元阳，温肾健脾，宣通心肺，逐水化痰。

方药：温脾助阳泄肺汤。人参35g，干姜70g，附子35g，甘草35g，茯苓35g，厚朴17.5g，枳实17.5g，生大黄17.5g，肉桂17.5g，防己17.5g，桃仁10.5g，红花10.5g，桔梗17.5g，贝母10.5g，细辛10.5g，生甘遂10.5g（研末，分三次冲服）。上十五味，加水900ml，大火煮沸，慢火煎煮40min，滤出300ml，煎两次，共量600ml，分三次温服，每隔3h服一次。

加减：服上方后若不泻者，急用三物白散。桔梗10.5g，川贝母10.5g，巴豆炒黑去油为霜3.5g。二味为末，入巴豆霜，再研匀。体质强者每次用温开水和服0.15～0.18g，弱者减半。不利，进热粥一杯；过利不止，进冷粥一杯。

（三）多尿期证治

证候：尿量超过3000ml，即认为进入多尿期。24h尿量最多可达10 000ml。该期症状多见食欲逐渐增加，口渴，尿频，乏力，舌苔白干或黄干，脉虚大。

方药：参麦地黄汤。党参 17.5g，麦冬 14g，五味子 7g，熟地黄
28g，山药 14g，山茱萸 14g，茯苓 10.5g，泽泻 10.5g，牡丹皮 10.5g。
加水煎两次，共煎出约 400ml，一日分两次，早晚饭前温服。每日 1 剂，
以小便恢复正常为度，一般需 3~6 剂。

（四）恢复期证治

证候：虚弱头昏，潮热自汗，气逆欲呕，食少乏力，睡眠不佳。此
乃病后气液两伤，余热未尽。

治则：清热生津，益气和胃。

方药：竹叶石膏汤。竹叶 10.5g，生石膏 14~28g，姜半夏 10.5g，
沙参 10.5g，麦冬 17.5g，炙甘草 10.5g，生大米 17.5g。加水煎两次，
共煎出约 400ml，一日分两次，早晚饭前温服。可连续服 1~3 剂。

加减：兼手足心发热者，加生地黄 10.5g、牡丹皮 10.5g 养阴凉血；
兼滞食者，加神曲、山楂、炒麦芽消食健胃；大便秘结者，加枳实
10.5g、生大黄 10.5g 导滞通便。

流行性出血热辨证论治方例总结详见表 1-13。

表 1-13 流行性出血热辨证论治方例一览表

分期辨证		证 型	治 则	方 例
发热期	卫	卫分证及卫分诸兼证（兼气分证、兼营分证、兼血分证）	辛凉解表，透热解毒，益气护阴，散血净血	银翘散加党参、杭芍、升麻、柴胡（卫分诸兼证以此方为基础加减）
	气	阳明经证	辛凉清气，养阴解毒，壮水制火，预防出血	白虎增液汤加金银花、连翘、葛根，白虎加人参汤
		阳明腑实证	增液通下	增液承气汤
		太阳阳明合病	解表清里，清热除湿	葛根芩连汤，半夏泻心汤加葛根
		湿热瘀滞肝胃不和少阳证	和解表里，清热除湿，调和肝胃，泻热通便	小柴胡汤加减，大柴胡汤，柴胡四物汤，凉膈散
		气阴两伤虚脱证	清热救阴，益气敛汗，复脉固脱	救逆汤加人参、五味子

分期辨证		证　型	治　则	方　例
低血压期和少尿期	营	营分证	清营解毒，透热养阴	清营汤加白茅根
	血	热毒内陷，肺肾阴耗血尿证	滋补肺肾，凉血解毒，降火利尿	知柏地黄汤加焦栀子、黄芩、阿胶、麦冬
		热遏血瘀痰壅气闭肺胀证	①宣肺解郁，清热化痰，通泄逐水	①宣白承气泻肺汤，十枣汤
			②温补脾肾，宣通心肺，逐水化饮	②温脾助阳泄肺汤，三物白散
	痉厥	火郁血实热厥证	清热解毒，凉血救阴	清瘟败毒饮
		火郁中焦热厥证	急下存阴，泻火解毒，升降气机	解毒承气汤
		精亏阴伤痉厥证	滋液息风，潜阳复脉。	三甲复脉汤，大定风珠
		正虚邪实蛔厥证	扶正祛邪，泄热救阴，安蛔和胃	椒连乌梅汤
		气脱血瘀寒厥亡阳证	益气固脱，回阳救逆。	六味回阳饮加人参
		血虚表郁阳邪内陷厥逆证	温经散寒，养血通脉。	当归四逆汤加人参
多尿期恢复期		肾气虚损证	补脾滋肾，益气敛阴	参麦地黄汤
		余热未清，气液两伤证	清热生津，益气和胃	竹叶石膏汤

附：汤药煎煮法

药重 120～150g，每次加水 700ml，大火煎沸，小火煎煮 30～40min，每次煎出 200ml，两次共煎出 400ml。每日分两次服。药重 180～240g，每次加水 900ml，煎法同上，每次煎出 300ml，两次共煎出 600ml，每日分三次服。药重超过 250g，每次加水 1000～1200ml，煎法同上，每次煎出 400ml，两次共煎出 800ml，日夜分四次服。

解表药如银翘散，一般煎煮 15～20min 即可。六味回阳饮等急救药品应备好待用，其中的附子、干姜应事先捣碎，以利有效成分煎出。人参贵重难得，宜用纱布包煎，再煎再入，最后将煎后之人参药渣吃掉。阿胶烊化，亦可事先化开，待汤药煎成后兑入。

七、护理及注意事项

1. 护 理

·医护人员对本病的治疗必须提高警惕，严密观察病情变化。如发热阶段应注意突然转化为厥逆证，在厥逆证出现时应注意保持患者情绪安定。避免各种不良刺激和随意搬动患者及下床大小便。

·在少尿期应详细记录液体的出入量。饮食宜用赤小豆或黄豆、小米稀饭及淡味流食。切忌辛辣、厚味不易消化的食物。

·在多尿期仍应注意饮食，宜用黄豆小米稀饭补充营养。宜静养，切忌暴饮暴食，以防食复劳复。

·中药煎服法必须严遵医嘱。尤其患者在发生剧吐情况下，更应耐心采取多次徐服的方法，并亲自看其服下。尽量避免将药物吐出。

·患者在恢复期，仍应注意饮食劳倦，感受风寒。出院后，已婚者嘱其忌房事一百天，以防食复、劳复、重感、房复。

·患者病中应注意口腔卫生，宜常用凉开水漱口。

·室内温度必须保持适中，不宜过热或过凉，空气必须流通，以免煤气中毒。

·经常保持室内卫生，粪便应及时处理。

·病在卫分，有恶寒发热者，切忌冷敷降温，以免寒冷刺激反使邪热遏郁不得外透。如病情转入阳明，无恶寒症状，高热不退者，可适当应用冷敷降温。

2. 注意事项

·在抢救低血压方面，医生往往认为出血热低血压期是一个"生死关"，恨不得一下把所有的治疗办法一起用上。其他同志，不管是能插手治疗的，或是不能插手治疗的，也一拥而上。患者家属、亲属也都争先恐后地向医生询问病情。以上情况均系出于好心，但是效果适得其反。观察有些患者出现低血压时神情依然安静，亦无特殊不适。但是一遇到上述紧张情况，患者往往出现悲观失望情绪，甚或濒死感。或再用去甲肾上腺素静脉点滴，患者立即躁动不安，恶心呕吐随之出现。由于静脉点滴，患者仰卧，加之恶心呕吐，中药不易服用，药物即或进口，往往随之喷出。在这种情况下，有少数患者虽经中西医抢救，往往无效。这一出于好心致成失败的教训是值得吸取的。当低血压期，医护人员应严密观察病情变化，要有严肃和蔼而镇静的态度，不能恐慌。参加抢救的人不宜过多，以三人为宜。应紧张而有秩序地进行治疗，同时耐心安慰患者，消除恐惧心理，加强其战胜疾病的信心和勇气。另外，把对患者不利的上述因素向周围的同志和患者家属说清道理，争取他们主动配合，变不利因素为有利因素，这样做往往使患者安全地度过低血压期。

　　·初诊患者血压即测不出的，可先急用50%葡萄糖100ml静脉注射，继服中药治疗观察，服中药后仍无效即配用西药。

　　·做好药品准备工作，如加味银翘散、六味回阳饮、解毒承气汤，必须配妥备用。安宫牛黄丸、至宝丹、紫雪丹、苏合香丸为必备药品。尤其是六味回阳饮中的人参、干姜、附子，解毒承气汤中的芒硝、大黄都必须精选较好的药品。干姜切忌虫蛀、霉烂。附子需要黄附片或白附片较好，而黑附片效果太差。附子不好难有回阳之功。干姜、附子应切碎后入煎，以利有效成分之煎出。芒硝切忌风化。大黄需要锦纹坚实。如果芒硝、大黄不佳，不易达到即时通下之效。

八、预　防

　　应积极发动群众开展以除害灭病为中心的爱国卫生运动，灭鼠、防鼠是消灭出血热的关键性措施，在本病流行高峰前，应抓住时机，开展大规模群众性灭鼠运动，同时进行防鼠。草堆周围挖防鼠沟，草要多翻多晒，并经常喷洒杀虫剂。屋内保持清洁、通风和干燥。人、畜分居，尽量不住在厨房、仓库内。在流行地区工作时，尽可能将衣服的领口、袖口和裤管扎紧，防止螨类进入衣内。

　　抓好早期病例的发现和治疗。我们采取的是深入疫区送医送药上门，巡回医疗，设家庭病床，抓三早一就"早发现，早休息，早治疗，就地治疗"和设抢救点相结合的方式进行防治。

　　关于中药预防方面，我曾提出以下几个中药预防处方，供当地群众酌情选用，取得一定效果。

　　四白汤：白萝卜70g，白菜35g，葱白4根，白茅根70g。加水煎汤，每服一碗，一日两次，早晚饭前温服，连服3d，每半月服一次。

这个单方本是疫区民间预防流感的经验方。因出血热在我省的流行高峰在10~12月份，正当严寒季节，疫区常有流感与出血热同时流行，早期不易鉴别，群众颇为恐惧。每当流行季节，当地群众自取自种的萝卜、白菜、葱白煎汤服用效果尚好。我在该方基础上再加上一味具有清热解毒、生津止血、消肿利尿作用的白茅根以加强疗效，该药在农村遍地皆是。以上四味合而用之，有辛凉解表、养阴解毒的功效。

防风通圣散：防风17.5g，荆芥17.5g，麻黄17.5g，连翘17.5g，薄荷17.5g，焦栀子17.5g，黄芩35g，生石膏35g，当归17.5g，杭芍17.5g，川芎17.5g，白术17.5g，芒硝17.5g，生大黄17.5g，生甘草35g，桔梗35g，滑石35g。上药共研为细末，每服10g，用生姜3片煎汤冲化服。一日两次，每隔半月服一次，连服4次。市售防风通圣丸亦可采用。

本方曾在终南公社三个大队试用。服药全程足量的共有2813人，与其他队同期发病患者数比有减低，有待继续验证。

三豆解毒汤：绿豆35g，黑豆35g，赤小豆35g，紫草根35g，生甘草35g。用水两碗，煎至半碗温服，每3d一剂，连服5剂。

贯众茅根汤：贯众35g，白茅根70g。水煎，一日两次温服，每隔10d服一次。

活血解毒汤：贯众35g，白茅根70g，丹参17.5g，紫草10.5g，大青叶17.5g。水煎，一日两次温服，每隔10d服一次，共服3d。

饮水消毒方：贯众70g，白矾17.5g，菖蒲14g，黑豆1匙。用纱布包，放水缸中。每隔10d换一次。

第三节　中医对克山病的认识与防治

一、概　述

克山病是一种以心肌损害为主的地方病，俗名吐黄水病。该病在我国具体发生年代无从查考，国内文献首次记载于1935年。当时在我国黑龙江省克山县等地区发生了大批原因不明、得病急、死亡快的患者，由于当时对疾病的本质缺乏认识，遂以首次发现的地区命名，称之为克山病。

我曾于1959—1968年，在我省黄龙、黄陵、淳化、永寿等县进行防治观察，认识到祖国医学文献中虽无克山病之名称，但对该病有关各证型典型证候之描述和治疗经验，则自《内经》以至《伤寒论》《金匮要略》及后世各家医著中屡见不鲜。我通过多年深入疫区进行调查，同病区群众在一起生活，并进行防治实践，认为克山病的本质乃属祖国医学中所谓由于饮食劳倦、不服水土等内因，内伤脾胃，中气不足，进而累及心脏，结合疫区独特的外因所构成的一种有地区性的慢性虚衰疾患，属于虚劳内伤病范畴。慢型为虚劳内伤病之续发病，急型为虚劳内伤病突受外因过度刺激所诱发之突变病。其病理病机、临床见证均极为复杂多变。克山病的病因学说虽有多种，但至今尚未肯定。在临床诊断、分型、治疗方面，西医将该病分为潜在型、慢型、急型、亚急型四种类型进行治疗。

根据各地流行病学调查，本病有以下几个主要流行特点：

1. 地区性

本病有一定的地区性，多发生在气温变化较大的山岳、丘陵地带。我国目前有13个省、自治区有此病发生，黑龙江、吉林、辽宁、河北、山西、陕西、甘肃、河南、山东、四川、内蒙古、云南、湖北等十三省（区）已确定为病区；宁夏、湖南、安徽、新疆、西藏等省有疑似病例报告。国外朝鲜北部靠长白山区有克山病流行的报告。此外，日本信州有和克山病相类似的"信州心肌症"。非洲、拉丁美洲及苏联等也有类似病例报告。

病区一般分布在该省山系两侧的浅山中。如黑龙江省主要分布在小兴安岭和嫩江平原的过渡地区，吉林省病区多在长白山两麓，甘肃多在子午岭两侧，陕西省则主要在延安地区、咸阳地区之山区及丘陵地带。一般说，川道上游分水岭附近多为重病区。在一个病区内发病的轻重不均匀，个别地区还有不发病点，就把这个区域称为健康岛。但这些发病点和非发病点，轻重病区也都不是固定不变的，常有互相转化的现象。目前发病地区似有扩散的趋势，但急发极少。四川省有1/3以上的市县有克山病存在，病区主要分布在大凉山及大巴山两侧一带的浅山区。

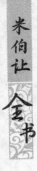

2. 季节性

本病发病主要集中在冬春季，一般集中在11月到次年4月，特别是12、1、2三个月中急型发病可占总发病人数的60%以上。近年来，我省有些病区小儿克山病发病高峰季节推迟到3、4月份以后，四川、云南发病集中在7、8、9三个月内。

3. 波浪性

急型克山病的发病具有波浪起伏现象，或呈年度差别，本病每隔几年有一个发病高峰，各省发病高峰年不完全一致，黑龙江省为3～5年，吉林省为10年左右，我省南泥湾地区则间隔4年。

4. 家庭性

本病有较明显的家庭发病现象。家庭性系指在一个流行年度内，同一家发生两名以上急型克山病的情况。

5. 克山病人群发病特点

性别：成人发病女多于男，男：女＝1：3.1。儿童克山病在性别上无明显差别。

年龄：老幼均可发病，但多集中在20～40岁青壮年。近年来河南、甘肃、四川、云南及陕西省洛川、商洛、永寿等地儿童克山病逐渐增多，病理解剖发现胎儿心肌也可受累。

职业：病区内居住的各种职业的人群均可发病，但以农民发病最多。

中华人民共和国成立前，本病的严重流行，常造成一户或一村死绝的惨象。中华人民共和国成立后，党和毛主席对山区人民极为关怀，党中央成立了北方地方病防治领导小组，具体领导此项工作，派遣了大批中西医务人员深入病区开展防治调查研究工作，与群众爱国卫生运动相结合，取得了很大成绩。目前，不仅对克山病的本质有了较深入的认识，同时也找到了不少行之有效的防治方法，使病死率大为降低，由原来的85%降低到20%以下，山区卫生面貌较前大为改观，从而为进一步消灭克山病奠定了基础。

二、病因初探

克山病的病因学说有二十余种之多。各学科的同志做了大量工作，取得了一定的成绩。概括言之，主要的有传染、中毒、营养缺乏、水土等学说。病因学说中争论的焦点集中于传染学说和水土学说，生物性和非生物性致病因子的问题上。我们认为克山病的发病因素不是一个单一的因素，而是一种综合因素所致的疾患，更重要的是决定于患者机体强弱的内在因素而发病的。多年来，由于我们在病区同当地群众在一起生活，通过生活实践和治疗实践得到一些看法，这种看法也仅是初步的宏观的感性认识，并结合祖国医学理论进行探讨分析，提出一些浅见，仅供参考。

（一）传染学说

我国古代医学家称传染病为疫气、疫疠、天行、时气、时行、时疫、瘟疫、瘟病、伤寒等。晋·葛洪《肘后备急方》说："伤寒、时行、瘟疫，三名同一种耳。"至于酿成传染病的病因，古代医家则用疫气、毒气、疠气、杂气、邪气来解释。对于克山病这一具体病种来说，我们在病区观察克山病潜在型患者的发病情况和临床表现，并无传染病的一般临床表现，而是一种慢性虚衰疾患的征象。但是从克山病的流行特点来看，有其地区性、季节性、灶状分布、家庭性、波浪性（年度差异），在某些年份又有暴发流行。这些特点又很符合祖国医学疫气流行的一般规律。《素问·刺法篇》说："五疫之至，皆相染易，无问大小，病状相似。"清·张璐玉《张氏医通·伤寒》说："时行疫疠，非常有之病，或数年一发，或数十年一发，多发于饥馑兵荒之后。发则一方之内，沿门阖境，老幼皆然，此大疫也。亦有一隅偶见数家，或家止一二人或三五人，病证皆同者，此常疫也。"前人虽然没有显微镜观察微生物的各种形态，但认为疫病为患之众，必有其共同因素，起初用六气风、寒、暑、湿、燥、火的反常（六淫）当致病病因，后来认识到不能单以气候解释，从而发展了传染病的病因学说。如明·吴又可《瘟疫论·杂气论》说："刘河间作原病式，盖祖五运六气，百病皆源于风寒暑湿燥火，无出此六气为病者，实不知杂气为病，更多于六气。六气有限，现在可测，杂气无穷，茫然不可测，专务六气，不言杂气，岂能包括天下之病欤！"又在《原序》中说："夫瘟疫之为病，非风、非寒、非暑、非湿，乃天地间别有一种异气所感。"在《原病》中说："疫者感天地之疠气，在岁运有多寡，在方隅有厚薄，在四时有盛衰。此气之来，无论老少强弱，触之者即病。"因此认为疫气致病乃六淫之外的一种特异致病因子，故称之为疫气、杂气。在《杂气论》中还说："疫气者，亦杂气中之一，但有甚于他气，故为病颇重，因名之疠气。"认为疫气非常复杂，由于人所触之气不同，患病各异，故名杂气。又说："时行疫气即杂气所钟，为病各种是知气之不一也。""所谓杂气者，虽曰天地之气，实由方土之气也。盖其气从地而起，有是气则有是病，譬如所言天地生万物，然亦由方土之产也。"说明一病有一病之气，疫气致病有各种不同致病之气，此气是由各地不同的土壤环境气候条件所产生的。该地有这种气则会发生这种病，无这种气则不会发生这种病。吴又可在《瘟疫论·论气所伤不同》中说："夫物者气之化也，气者物之变也，气即是物，物即是气。"足证古代医家对传染病病因，虽未直接观察到各种致病的微生物的形态，但发现有致病不同的疫气有其特异性，此说是具有辩证唯物观点的。

克山病流行的地区性，以往认为本病流行于我国北方省区，近年来在西南省区发现亦有流行。在季节性上，以往认为是寒冷季节流行，后来发现云南、四川两省在6、7月夏秋之间流行。在家庭性上，以往认为一家发病一人，后来发现一家数人发病。在发病年龄上，以往成人发病多，后来发现小儿发病也不少。陕西省克山病发病情况，以往陕西省北部延安地区此病流行，以后发现陕西省南部商洛、汉中地区亦有流行，可见地区性不是绝对的。陕西省北部克山病发病季节多在每年春季前后，特别是气候突然变冷时多有急发流行，这和《医宗金鉴》所说的"春应温而反寒，名曰寒疫"相似。病区多系荒山旷野，人烟稀少之地，山岚瘴气，腐烂植物蕴藏于溪源土壤之内，其蒸毒遏郁之气能不流行于大自然气交之中，或潜伏于山溪水源之内。所以对自然疫源生物性致病因子就不能忽视它在克山病学中的作用。虽然克山病没有传染的一般临床表现，但从它的流行情况来看，尚不能排除克山病是一种自然疫源性疾病的可能性，有待进一步研究认识。

在传染病学说方面，西医有病毒说、甲型链球菌感染、变态反应说、肉孢子虫说等。

（二）中毒学说

祖国医学文献中有因过食盐类而伤害脏器，致使机体失调，骨节变大，肌肉萎缩，气伤成劳，心气受抑等疾患的记载。《素问·生气通天论》说："阴之所生，本在五味，阴之五官，伤在五味，是故味过于咸，大骨、气劳、短肌、心气抑。"明·李念莪《内经知要》注解说："咸为肾味，过食则伤肾，肾主骨，故大骨、气劳。盐走血，血伤故肌肉短缩，盐从水化，水化则火因，故心气抑。"这就是说，人体的阴精来源于饮食五味，但是藏经的五脏又可因饮食五味太过而受损，所以过多的饮食盐类则大骨就要受伤，肌肉萎缩，心气受抑。也就是说，食物的摄取是人体生长发育的源泉，不可或缺，但饮食五味太过或偏食，则能伤害身体导致疾病。我省克山病区多见大骨节病、肌肉萎缩症和克山病气伤成劳、心气受抑的症状表现同时存在，这很可能与该地区水源中含有过多的某种无机盐，由于人们长期饮用，蓄积中毒，伤害心肾。当然以上论述仅是古代医家对客观现象的一个概括认识，但是给我们提供了进一步研究克山病病因的课题。至于究竟是哪种盐类和怎样导致本病的问题，就需要我们运用近代自然科学知识去探索它的本质。

在中毒学说方面，西医有诸如慢性烟中毒、金属中毒、食物中毒、真菌中毒、藜芦中毒、水中有机物中毒、亚硝酸盐中毒等说。

（三）营养缺乏学说

由于偏食或者因饮食习惯的改变而引起的某种营养物质缺乏，机体精气不足，卫外功能低下，导致心肌受损。《素问·藏气法时论》说："五谷为养，五畜为益，五果为助，五菜为充，气味合而服之，以补益精气。"谷畜果菜四大类基本饮食在日常生活中是不可缺少的。我们观察克山病地区的偏食现象确实存在，对本病有一定影响，但它是否就是克山病的主要原因，尚待进一步研究。我们曾以中医"精不足者补之以味，形不足者温之以气"的理论指导实践，补益精气，临床观察疗效比较明显，这说明克山病的发病可能与偏食导致缺乏某种营养物质有关。有的学者认为克山病可能是缺乏心肌代谢所必需的某种氨基酸、维生素或矿物盐等有关，至今尚无定论。

（四）水土学说

水土说是指疾病的发生与该地区的水土有关，由于人们不习服水土而发病者称之为不服水土病。当地群众反映，克山病易于侵犯外来人。

我们了解无论是外来人或当地人，在病区都有发病，但外来人较多。这些外来患者大多在进入该地区不久，有过纳减，腹泻，身体虚肿，腹胀，气短诸症的病史，后来就不知不觉地得了克山病。隋·巢元方《诸病源候论·水肿病诸候》说："不服水土者，言人越在他境，乍离封邑，气候亦殊，水土亦别，因而生病，故云。不服水土病之状，身体虚肿，或下利而不能食，烦满气上是也。"这一段对于不服水土病之描述，与上述克山病早期病史颇为相似。由此推论，克山病可能与水土因素有一定的关系。

古代对水土的认识，历史悠久。明·李时珍《本草纲目·土部》说："土者五行之主，坤之体也，具五色而以黄色为正色，具五味而以甘为正味，是以禹贡辨九州之土色，《周官》辨十有二壤之土性。"《本草纲目·水部》又说："盖水为万化之源，土为万物之母，饮资于水，食资于土，饮食者人之命脉也，而营卫赖之，故曰水去则营竭，谷去则卫亡，然则水之性味，尤慎疾卫生者之所当潜心也。"《管子·水地》说："地者万物之本原，诸生之根苑也……水者地之血气，如筋脉之通流者也。"这就说明水土与生物的关系，对人的健康发育和疾病的发生是极为密切的。对于水土美恶的不同亦有论述，《本草纲目·水部》说："上则为雨露霜雪，下则为海河泉井，流止寒温，气之所钟既易，甘淡咸苦，味之所入不同。""山岩泉水……其泉源远清冷或山有玉石美草木者为良，其山有黑土毒石恶草者不可用。"据古人观察，水质、水味不同所致疾病亦各异，如战国《吕氏春秋·季春纪·尽数》中记载："轻水所，多秃与瘿人；重水所，多尰与躄人；甘水所，多好与美人；辛水所，多疽痤人；苦水所，多尪与伛人。"轻水即天水，天水多轻，古人认为多雨水、山水的地方多患秃头脱发与大脖子病（甲状腺肿大），从水质分析，这与缺碘有关。重水，指地水，地水多重。古人认为吃重水的地方多患下肢水肿行动困难病，这可能与水源中含有某种矿物质较多有关。苦水，指水味发苦的地方多患骨节畸形，身体矮小病。大脖子病、水肿病、骨节畸形身材矮小病，这三种病在克山病区都是常见的。其发病情况为灶状分布，有的村落大脖子病多，有的村落水肿病多，有的村落骨节畸形身材矮小病多，甚至有的村落发此病不发彼病，有些村落发彼病又不发此病，还有的村落三病俱有或三病俱无。这些发病特点都说明了疾病与水源水质的分布不同有密切关系，以及克山病地区的水质分布是比较复杂的。所谓地区性，可能与该地区的不同水质的分布有关。但是古人对水土的认识仅是感性的粗浅的认识。究竟是哪种水质对克山病有影响，还必须运用现在自然科学知识来进行研究，这是摆在我们面前的一项艰巨任务。我省地方病工作者和有关科研单位，对病区进行了大量的野外调查及水、土、粮的化学分析，初步认为克山病的病因可能与病区粮食中化学元素，或化合物含量发生异常，或比例失调有关。据此采取了一些相应的防治措施，也收到了一定的效果。

此外，克山病的诱发因素也是多种多样的。六淫、情志过度、饮食不节、房事劳倦、煤烟中毒、肠道寄生虫（蛔虫）等，都可在一定的条件下直接或间接的影响人体诱发本病和成为进一步加重病情的条件。上述病因，如传染、中毒、营养缺乏、水土等学说，虽有助于本病的进一步研究和防治，但皆属外因范畴。从中医发病学上看，疾病的形成不外是邪正的斗争，祖国医学有"正气存内，邪不可干"，"邪之所凑，其气必虚"之说，可见人之机能强弱是决定形成疾病与否的关键。陕西省中医研究所克山病防治研究组，在永寿县永平公社对6662人进行了普查，检出克山病299人，其中潜在型219人，占3.2%，慢型80人，占1.2%，总计检出率为4.4%。可见决定本病形成的因素主要是内因，而不是外因，外因只是一种发病条件。关于内因，一为先天禀赋不足，一是后天摄养失调，饮食劳倦等导致脾胃虚弱，中气不足，从而机体卫外功能低下，不能适应环境、水土等条件，构成了人体不能适应外界因素刺激的内在根据。人体素虚，如再遇到特殊的地理环境、水土、气候等条件，机体不能适应，即可发生本病。在发病学上内因是起决定作用的，但是并不排除外因的作用，研究防治外因的同时必须注意内因的防治。从这个认识出发，我们对潜在型克山病患者提出了"甘温补中，健脾益气"的预防治疗法则，以加强机体的修复健壮，增强人体适应机能，从而控制本病的发展和抵抗附加因素诱发本病急发的目的。

三、诊断与治疗

中医对克山病的诊断问题尚无特异性指标。目前中医主要是依据流行病学特点及克山病诊断指标，结合临床见证进行辨证论治。

下面摘录 1973 年在沈阳召开的全国克山病病因研究座谈会重新修订的克山病诊断指标及病区划定指标（试行草案），以供参考。

（一）主要指标

1. 心脏扩大
2. 心律失常

（1）多发性期前收缩（运动后不减少）

（2）心房纤颤

（3）阵发性心动过速

3. 奔马律
4. 心电图改变

（1）房室传导阻滞

（2）完全束支传导阻滞

（3）ST-T 明显改变

（4）Q-T 明显延长

5. X 线检查改变

（1）心脏扩大

（2）形态改变及搏动减弱

（二）参考指标

· 第一心音减弱，心尖区收缩期二、三级杂音。

· 心电图：低电压，不完全束支传导阻滞，T 波低平。

· X 线检查：左心缘延长。

· 儿童有窦性心动过速（尤其熟睡时），浮肿，精神萎靡，食欲差，面色灰暗。

（三）诊断及临床分型

1. 具备克山病的流行特点

地区多发，急型冬季多发，亚急型、慢型春季多发；农业人口尤其生育期妇女、断奶后学龄前儿童多发；家庭多发；来病区连续生活 3 个月以上多发等，再具备主要指标之一条或其中之一点，能排除其他疾病即可诊断为克山病。

2. 具备克山病的流行特点

只有参考指标者，列为可疑病例进行观察。

3. 克山病的诊断

应根据心功能代偿情况，分为四个临床型进行治疗管理：

潜在型：心界扩大不明显，心功能代偿者（一级）。

急型：急性发作，常有急性心功能不全的症状和体征及心律失常，根据病情分为重症和轻症。

慢型：心界明显扩大，有充血性心力衰竭的症状和体征，心功能二至四级。慢型经过中出现急型症状和体征者为慢型急性发作。

亚急型：发病较慢型为急而较急型缓慢，有急型和（或）慢型症状，主要发生于儿童，常有奔马律和明显浮肿。

（四）克山病病区划定指标

1. 克山病分类

临床确诊分有较多的急型、亚急型、慢型现患或过去短时间内发生较多的克山病患者。

2. 病理解剖证实为克山病

凡符合上述任何一条，且具有克山病一般流行病学特点，即可定为病区。

1966 年，我所克山病防治研究组在我省永寿县永平公社对 78 个生产队，200 多个自然村进行普查。全公社人口 6663 人，普查人数占该社人口的 90%。检出潜在型患者 219 例，无自觉症状者仅 4 例。可见对潜在型的诊断，绝不应忽视自觉症状。而且潜在型患者的症状，对其他疾病来说，有其一定的特殊性，而对本型患者来说，又有普遍性，所以对自觉症状的诊断意义，应给予充分估计。临床资料统计，219 例潜在型患者中，头昏占 83.55%，心慌占 73.06%，气短占 66.67%，脘闷、心口难受共占 54.8%，纳呆占 54.34%，畏寒占 49.31%，自汗占 45.21%，咳嗽占 46.57%，恶心占 29.68%，呕吐占 17.35%，手足发热占 28.76%，手足发麻占 15.07%，大便溏占 45%。可见最常见的症状是头昏，心慌，气短，脘闷，心口难受，这些症状与慢型或急型患者的症状颇相类似，只是比较轻。根据本组调查结果说明，结合下述征象，有助于早期诊断。

第一章 论著

面色：灰暗色占 32.42%，苍白色占 7.75%，颧部呈暗红色占 12.78%。在观察过一定数目的患者以后，常常会给人以一见面色就会考虑到有克山病之可能的印象。颧部暗红，可能系克山病病因作用于自主神经或直接侵犯血管所致，或因心脏功能减退，局部血管对缺氧刺激的反射性扩张。另外，病区部分健康人亦有颧红现象。

脉象：沉细脉占 49.25%，沉缓脉占 9.45%，细数脉占 7.46%，结脉占 6.46%，虚数脉占 4.47%，沉迟脉占 3.98%。两手脉象不对称，以右强左弱为多见。正常脉象虽右稍强于左，但差别不明显，这与一般人习惯用右手有关。而当心肌收缩能力减退后，这种差别则易于为人所触知。吉林省克山病防治小组的材料说："鼻端冷，左手脉沉迟结，有早期诊断价值。张世显曾对本病脉搏的变化做过详细的观察，总结本病脉象的变化有六点：①脉率易波动；②脉搏张力低，多倾向沉细微弱；③左右不对称；④脉搏不整；⑤运动后脉象恶化；⑥脉搏不同压力下冲击力不起变化。"脉搏张力低，在不同压力下冲击力不起变化，实即祖国医学"中按无力"的情况。中医认为"中以候胃气"，中按无力乃胃气虚之表现，脉象之此种变化亦说明本病的实质乃内伤脾胃，中气不足。

心脏左界扩大：心左界扩大者 169 例，占 77.17%。可见仔细叩诊心界，对潜在型的诊断有很大意义。

第一心音低沉：179 例，占 81.73%，可见是潜在型的一个突出特点。其产生机理可能主要由于心肌损伤后收缩力量减弱所致，亦可能与房室传导阻滞有关。

心脏杂音：175 例，有Ⅱ～Ⅲ级收缩期杂音占 79.9%，绝大多数成吹风性，仅少数呈沙哑性。

关于潜在型克山病的早期诊断问题，西医认为克山病代偿期患者的症状、体征、器械检查结果都非特异性，诊断有一定困难。对某些临床征象，则认为可有可无，只供参考。我们通过对潜在型患者临床和体征的统计分析，以及我的临证经验认为，依据这些临床症状和体征，参考克山病诊断条件，用中医理论做指导进行辨证，能够给潜在型克山病的早期诊断提供重要依据。并据此辨证求因，审因立法，分清主次，依法选方，施治于患者。因为中医诊断疾病主要靠的是四诊以搜集临床资料，然后在此基础上进行辨证论治。如果撇开证候，或单凭某一诊，就难以说明问题，也无从辨证，施治从而失去根据。因而，以我之见，临床症状和体征是不可或缺的一个重要方面，是不应忽视的。

在辨证论治上应以八纲、六经、脏腑、经络为辨证论治纲领而综合运用，这样比较全面。在中西医结合治疗上，必须是有机的结合，尽量避免药物庞杂，以致加重患者的治疗负担和经济负担，遇到急重型厥逆患者或急性左心衰竭、急性肺水肿、小儿克山病，限于中药剂型，煎药不及，就必须采用中西医结合的治疗办法，"谨守病机，毋失气宜"，积极进行抢救。

应抓紧对潜在型、慢型克山病患者的治疗，因这两型患者得不到及时合理治疗，遇外因过度刺激，急发的可能性很大，尤其是在气候骤然寒冷的时候，病区群众中有"头场雪，过小年，三九天是难关"的说法。一定要向群众宣传防寒对预防诱发本病急发的重要意义，搞好御寒措施，提高治疗效果，降低病死率，重要的是做到三早（早发现、早诊断、早治疗），如果等到患者病情发展到严重阶段再来叩门求医，这时为时已晚，往往抢救不及而死亡，造成工作被动。急型重危患者应积极就地进行抢救，不要随意搬动。急型患者经抢救脱险之后，还应继续抓紧治疗。此外，对各型患者的合并证、夹杂证都必须抓紧治疗，不应疏忽。由于合并证、夹杂证对克山病本身就是威胁，合并证、夹杂证治好了，克山病本身恢复起来也容易。因之，我们认为对克山病的治疗要从整体观念出发，不要局限于心肌损害。如果局限于心肌损害的治疗，而忽略了全身功能营养的调治和对合并证、夹杂证的及时治疗，则难以收到满意的治疗效果。

在治疗上，必须根据病情实际辨证施治。区别病情的轻重缓急，应用急则治其标，缓则治其本，或标本兼治的治疗法则。在病情变化的性质上，采取"寒者热之，热者清之，虚则补之，实则泻之"及"精不足者补之以味，形不足者温之以气"的治疗法则进行调治。本病临床见证还可能遇到寒中有热，热中有寒，虚中有实，实中有虚，真寒假热，真热假寒等错综复杂的情况，我们必须以高度为患者负责的态度精心辨证施治，积极耐心地为患者治疗，同时要给患者做好思想工作，消除恐惧情绪，树立战胜疾病的信心和勇气。

四、辨证论治

（一）潜在型克山病

本型是指没有急性发病史的克山病患者。虽有心肌受损，但损害不严重，或虽有心肌损害，心功能一级代偿者，称之为潜在型。本型患者在病区一年四季均可检出。

本型的常见症状有头晕，耳鸣，心慌，气短，心口不适，食差，腹胀，大便溏，身困乏力，劳动后尤甚，畏寒或手足心发热，易汗出，手足发麻等。体征多见神情倦怠，气怯，面色不润或灰暗，舌质淡或正常，脉多沉细，虚缓甚至结、代。据此可见，绝大多数本型患者均以不同程度的中气不足为主要临床表现。中气乃脾胃之气，有化谷生血，升清降浊，运行水湿，营养全身之功能。脾胃为后天之本，如人体素虚，为饮食劳倦所伤，皆可损及脾胃之气，致使生化健运失常，因而表现出中气不足的种种证候，正如元·李东垣《脾胃论》所说："喜怒不节，起居不时，有所劳倦，皆损其气。""内伤脾胃乃伤其气"，"饮食不节则胃病，胃病则气短，精神少而生大热……形体劳役则脾病，脾病则怠惰嗜卧，四肢不收，大便溏泄"。本病主要由于饮食不适，劳倦过度致伤脾胃，中气不足，不能充分输送水谷之精于肝肾，进而生化精血营养心脏和全身，因而出现以上证候。心营不足，心气必弱，故见心慌气短。精血不足，上不能充分供营于脑，脑气失养故见头晕、耳鸣，下不能充分供营于全身四肢，则见乏力，神倦，手足发麻。由于人体气血相依保持平衡，倘若气血失调则症见不一。偏重气虚者则见畏寒，偏重血虚者则见手足心发热。中气不足，脾胃失养则心口不适，消化吸收之力减弱，胃肠运行迟滞，故见食差、腹胀、便溏诸症。由于人体气血同源，气虚则无力生化精血，易于导致机体精血亏损，精血亏损则不能充养脏腑，从而导致脏腑气虚。精血不充，不能上荣于面，故见面色不润，甚则灰暗苍白，不能充盈血脉，故见脉细而弱，甚则沉迟或虚大。若心气无力则血行障碍，血行不利则脉律失常。此皆脾胃虚弱，中气不足，累及心气亏损之证。明代张景岳《景岳全书·虚损》论虚损病源说："凡劳伤虚损，五脏各有所主，而惟心脏最多，且心为君主之官，一身生气所系，最不可伤，而人多忽而不知也，何也？夫五脏之神皆禀于心，故忧生于心，肺必应之。忧之不已而戚戚幽幽，则阳气日索营卫日消……虽不中邪，病从内生名曰脱营……但其潜消暗烁于冥冥之中，人所不觉而不知五脏之伤惟心为本。"潜在型克山病之发病机制与此相类，其本质乃因饮食劳倦等病因内伤脾胃而致中气不足，进而累及心脏导致心营不足，心肌受损之病。本病由于脾胃虚弱，气血生化之力减弱，故先见气虚证候，继而由气及血，又见血虚证候，以致气血两虚同时并见。因之我们认为本型病证属于虚劳内伤范畴。如能及时治疗尚可治愈，否则可进一步发展成为慢型。如心营亏损导致心阳不振，累及肾阳虚衰则易发生突变成为急发。

人体为一有机整体，五脏间有相互制约相互联系的关系。阴阳互根，气血相依，脾胃虚弱，中气不足可累及心、肝、肺、肾诸脏。心脏受累，心阳不振，或心血亏损，累及肺则生痰饮喘咳；累及肝可致肝气郁结，血瘀成癖（肝大）；累及肾可致脾肾阳虚，不能制水而生水肿诸证。所以从病理变化过程来看，慢型克山病其实质是脾胃内伤病的进一步发展，即虚劳内伤病之继发病。急型克山病亦是先有内伤脾胃，中气不足，累及心营亏损，进而导致肾阳虚衰，再受寒邪侵袭，往往阳气暴脱猝然昏倒，四肢厥冷，心胃绞痛，呕恶汗出，脉微欲绝，此为虚劳内伤病之突变病，正如元·李东垣《脾胃论》所说："凡脾胃病，调治差误，或妄下之，则未传为寒中，复遇时寒则四肢厥逆，心胃绞痛，冷汗出。"

由于潜在型患者在各型中占比例最大，而许多急、慢型患者是由潜在型发展而来，所以如能有效地对潜在型患者加以防治，对整个防治克山病的工作是有很大意义的。基于对潜在型克山病病理机制的上述认识，我们提出甘温补中，健脾益气的治疗原则。现将潜在型克山病中医证治分述如下。

1. 虚劳心脾气虚中气不足证

证候：长时间头昏，心慌，气短，心口不适，食差，腹胀，乏力，畏寒，喜热饮，大便溏，尿频，易出汗，时有颜面烘热，手足发麻等症，劳动后气短乏力加重，妇女常兼有月经不调或子宫脱垂。神倦气怯，面色不润，舌苔薄白而润，舌质正常。脉律一般正常或见迟脉、结脉、代脉、涩脉。脉象或大或细，均中按无力呈现虚弱之象。

治则：调补脾胃，升阳益气。

方药：补中益气汤加味。炙黄芪35g，当归10.5g，党参17.5g，白术10.5g，陈皮10.5g，柴胡7g，升麻7g，生姜10.5g，大枣2枚，炙甘草10.5g，炒神曲10.5g，生山楂10.5g，炒麦芽10.5g，附片10.5g。加水煎两次，每次加水700ml，大火煮沸，慢火煎40min，过滤出200ml，煎两次，共煎出400ml，一日分两次，早晚饭前温服。每日一剂，服1个月为一疗程，按克山病疗效判定指标复查，如无变化，可继服1个月以观后效。如汤药不变，改服丸剂，将本方量加10或20倍，炼蜜制成丸剂（蜂蜜量与药量相等），每服10g，每天3次，服3个月为一疗程，根据复查结果，正常者可停药，如不正常者可继服3个月，以观后效。

2. 虚劳心脾血虚心悸证

证候：长时间的头昏，心慌，气短，乏力，食差，心口不适，经常伴有神不自主的心跳，心烦，失眠，惊恐，盗汗，手足心发热，上述诸症于劳动后加重。妇女常兼有月经过多或过少、经闭、经漏等证。神倦气怯或正常，面色少泽或灰暗，舌苔薄白而润，舌质或淡，脉律一般正常，或见数脉、促脉、结脉、代脉、涩脉，脉象或大或细，均中按无力，呈现虚弱之象。

治则：健脾益气，补血养心。

方药：归脾汤加味。炙黄芪35g，当归10.5g，党参17.5g，白术10.5g，茯苓14g，炒枣仁21g，龙眼肉10.5g，炙远志10.5g，广木香3.5g，炙甘草10.5g，柏子仁21g，炒神曲10.5g，生山楂10.5g，炒麦芽10.5g。煎服法、疗程均与补中益气汤法同。汤药不便，亦可配制丸剂服用。

调摄：根据病情合理安排劳动，注意劳逸结合；预防各种诱因，如过劳、寒冷、精神刺激等，以防止恶化；注意饮食合理搭配，防止偏食，并注意饮食卫生；搞好计划生育，加强妇女四期卫生（月经期、妊娠期、分娩期、哺乳期）；定期查体，主动发现潜在型病例予以及时治疗；必须遵照医嘱，按时坚持服药。

（二）急型克山病

本病发病急剧，常有急性心功能不全的症状和体征，故称之为急型。根据病情轻重不同，分为轻症和重症。急型轻症称之为休克早期，重症称之为休克期。西医认为此乃在心肌受损的基础上，突然发生急剧的心搏量降低，而引起心源性休克期。中医辨证属厥证。厥证的含义，一为突然气血逆乱不能顺其生理自然运行，因而发生四肢厥冷，面色苍白，昏不知人之表现；一为气血虚衰，阳气下陷，生理功能衰竭之表现。发生厥证的原因很多，其临床表现不外以上两种情况。克山病之厥证，实由患者平素心营亏损，心阳不振，中气不足，导致肾阳虚衰，再突然遭受某种外因过度刺激（如过度受寒，暴饮暴食，情志过激，疲劳过度等），机体无力抗御外邪，心气被遏，导致全身功能降低，各脏器功能无力代偿剧变而成厥证。心主血脉，心为气血运行之主宰，气为血之帅，血为气之母，气行则血行，气滞则血滞，气脱则血脱。若心气虚衰，无力主宰血液运行，阳气不能随血脉通达于四肢体表，则见畏寒，身凉，四肢厥冷，脉微细，甚则欲绝。本型由于中气不足，脾胃虚弱，不能输水谷之精于肝以养心肺，心肺失养则血瘀，气虚则无力吸清吐浊，因而形成缺氧缺血现象。故面色口唇手指色青，呼吸迫促，心律失常，此为气衰血瘀运行障碍之表现。肝藏血，肝脾失调，肝血失养则肝郁气逆，肝气横逆则犯胃，胃虚失养故心口难受，甚则恶心欲吐。肝胆互为表里，肝病及胆，胆气上逆故见呕吐黄水。此为肝胃失调，气血逆乱之证。肺虚气郁，不能输津于肾，肾精亏损，命火失养，无力上承以救济心气，心气更衰，故见阴盛阳微。阳气下陷不能化湿生津，故见口渴引饮，此为机体饮水自救。但饮入即吐，又为胃虚气逆，不能纳水之故。肾精亏损，肾阳无力行血化水，故见尿少。肾气虚脱，故见小便失禁。此时代偿功能衰败，心气孤立，救济无缘，心气做最后之挣扎，即形成所谓孤阳上越之证。临床所见多为身冷，无脉，口渴，烦躁，面赤发热，此为阳气微弱，不能内守而外越竭绝之象。《素问·阴阳应象大论》说："阴在内，阳之守也，阳在外，阴之使也。"凡见阳气外越之证，为人体阴液亏竭，阳气失养所致。因之克山病虽说是以心肌损害为主的疾患，最后它必将导致全身功能虚衰而无力代偿。心阳衰竭，肺肾衰竭。肺主诸气，肺气衰竭则不能固表，故见额出冷汗，喘促息奔。心肾互为因果，心阳衰竭，肾阳无力代偿，亦随之衰竭，故见脉绝，身冷而成阴竭阳亡寒厥暴脱之候，纯系一派阴盛阳微之象，此为心源性休克之表现。其病理机制正如《素问·厥论》所说："阳气衰于下，则为寒厥。"

急型克山病临床所见厥证，虽为心气衰竭，实为肾气衰竭，因肾为人体先天之本，肾间动气——命门，包括元阳（命火）、元阴（精水）两种物质功能，古代医家称此为原气。此气在人身起着原动力的作用。《难经·八难》说："然诸十二经脉者，皆系于生气之源，即肾间动气也。此五脏六腑之本，十二经之根，呼吸之门，三焦之原，一名守邪之神。故气者，人之根本也。根绝则茎叶枯矣。"心脏虽然位居上焦，主宰血液运行，为循环枢纽，其动力实根于肾间动气，人之肾气充足旺盛与否，是决定本型转归的关键。人之肾气不衰则厥证可以治愈，若肾气虚衰，心气救济无源，诸脏之气随之下陷，即可形成全身衰竭之证。所以中医在治疗本型厥证时处处照顾肾气就是这个道理。明·张景岳《景岳全书·瘟疫》说："伤寒瘟疫俱外侮之证，惟内实者能拒之。即有所感而邪不胜正，虽病无害。最畏者惟内虚之人，正不胜邪，邪必乘虚深入，害莫大矣。故曰：伤寒偏打下虚人。"说明人之肾气衰竭如草木之根绝，其茎叶无不枯萎。克山病急型抢救无效而死亡者，多因肾气衰竭，心气无援救济代偿之故。急型患者平素中气不足，心肾阳虚，突受外感严寒杀疠之气，或遇过劳、饮食不适等而诱发，急型克山病为虚劳内伤中寒之突变病，是为挟虚伤寒。《素问·热论》说："两感于寒而病者，必不免于死。"古人尚有遇挟虚伤寒而不知速救根本，则百无一生之说，强调了治疗本型厥证时必须抓住顾护肾气这个关键所在。

急型克山病之厥证，在陕西地区所见者皆系寒厥，这可能与当地气候环境有关。此种厥证，即中医所谓伤寒直中三阴寒厥暴脱证。以往多认为预后不良，其说也不是绝对的，如《伤寒论》说："厥逆在经则生，在脏则死。"说明厥证虽为危候，但根据患者机体的虚衰程度和病邪侵犯的轻重而决定它的转归，本证如能及时适中病情，予以合理的治疗，是可以转危为安的。

急型克山病患者抢救无效而死亡者，或因拖延失治，病情已到晚期，或因当时医药准备不及，或因有合并证、夹杂证的错综交织。所以对急型患者的治疗应强调认真贯彻三早：早发现、早诊断、早治疗，及时纠正厥逆是治疗急型克山病的关键。根据我们的经验，本病厥逆时间越长越难治，治疗时用药越复杂越难治，患者精神越紧张越难治。厥逆时期长难治者，心肾阳气衰微，反应迟钝，药力难达病所之故。治疗越复杂越难治者，机体衰败难以负担过重过多治疗刺激之故。精神越紧张越难治者，患者解除精神武装，丧失治疗信心，过度恐惧甚或产生预死感，这对治疗最为不利。因之遇到这种情况就要头脑冷静，紧张而有秩序的安排治疗，仔细认真地分析病情，积极进行抢救。中医对本型患者的治疗，首先是投以回阳固脱，救逆复脉之剂为主，外用艾灸神阙、足三里等穴以助阳气回升。令患者安静休息，予以保暖条件，如烧热炕，室内生火，以保持一定的室温。给患者的药物必须耐心看其服下，如发生呕吐，更要耐心劝其服药。如遇外观似为热象，实为真寒假热之证，当采取热药冷服，寒因寒用反治之法，以达回阳救逆之效。本证由于孤阳上越，肾阳将脱，下寒上热，若遇热饮即抗拒纳入，往往因此畏难停药而失败。改用热药冷服为其掩护辛热之品，直达下焦发挥其回阳固脱之力，使命火归原呕吐即止。此古人在实践中探索出的救逆之法。厥证纠正后，必须注意补养气血，调理脾胃，并根据病情变化继续积极辨证施治，如投以通脉四逆汤加人尿猪胆汁亦是其例，绝不可放松治疗。将急型克山病厥证证治分述如下：

1. 伤寒血虚寒厥证

证候：发病较急，头晕，心口难受，气短，恶心，心悸，畏寒，乏力，或见呕吐，四肢厥冷，面色苍白或灰暗，口唇发青，舌苔白腻，舌质不红，脉象细弱而迟或见结脉，血压多波动，脉压小。

治则：温经散寒，养血通脉，益气和胃，平肝降逆。

方药：

·当归四逆汤加人参、吴茱萸、生姜、白酒：当归21g，桂枝21g，杭白芍21g，生姜35g，大枣8枚，通草14g，细辛10.5g，炙甘草14g，人参10.5g，吴茱萸21g，白酒35ml。加水煎两次，每次加水700ml，大火煮沸，慢火煎煮40min，过滤200ml，再加白酒15ml，趁温服。煎服两次，每4h服一次。服上方1剂后如病未缓解，再服1剂，手足温暖已不呕吐，本方可减去白酒连服两天，再更换人参养荣汤以补养气血，养血宁神。

·人参养荣汤：炙黄芪35g，肉桂10.5g，党参17.5g，白术10.5g，茯苓14g，熟地黄10.5g，当归17.5g，杭白芍10.5g，陈皮10.5g，炙远志 10.5g，生姜 10.5g，大枣 2 枚，五味子 10.5g，炙甘草 10.5g。加水煎两次，共煎出 400ml，一日分两次，早晚饭前温服，每日 1 剂，服 2~4 周。

2. 气虚血瘀寒厥证

证候：发病较急，头昏，心慌，气短，胸疼有针刺刀割感，心口难受或腹痛难忍，恶心，畏寒，四肢厥冷，出汗，呕吐。神倦气怯，面色苍白灰暗，口唇手指发青，舌苔白滑或腻，舌质青紫或有瘀血点，脉象沉细而微，或见结、代、疾、涩、屋漏、雀啄等脉。

治则：通窍活血，益气复脉，回阳固脱。

方药：加减通窍活血汤、人参四逆汤合剂。麝香 1.2g（另包），赤芍 35g，川芎 10.5g，桃仁 14g，红花 14g，生姜 17.5g，大枣 4 枚，葱白 4 根，人参 17.5g，干姜 35g，制附片 35g，炙甘草 35g，当归 35g，黄芪 35g，桂枝 17.5g。此方除麝香外，共煎 3 次，第一、二次加水 900ml，第三次酌减加水量。3 次共煎出 800ml，分四次温服，3~4h 一次。每次服时冲服麝香 0.3g。服药后如症状改善，可继服一剂。症状纠正后可改用人参养荣汤，每日 1 剂，服 2 周。如脉律不整，可用炙甘草汤调治。

3. 伤寒直中三阴寒厥暴脱证

证候：患者突感严重不适，不仅上述寒厥症状显著加重，恶寒倦卧，四肢厥冷，额出冷汗，呼吸短促，少尿或无尿，口渴，烦躁不安，反复呕吐，甚则吐黄水，身冷寒战，便意窘迫或有濒死感。儿童多有腹痛。精神萎靡，面色苍白且暗灰，舌苔白腻或白滑，手足指甲及口唇发青，体温低或不升（发热者多有合并感染或心肌坏死后反应），脉象细微欲绝或扪不见。尚可见到迟、急、结、促、代、散、涩、屋漏、雀啄等脉象。血压多迅速下降，甚至测不出。

治则：回阳救逆，益气生脉。

方药：回阳救急汤加减。人参 17.5g，白术 35g，茯苓 35g，姜半夏 17.5g，炙甘草 35g，干姜 52.5g，肉桂 17.5g，制附片 35g，五味子 10.5g，生姜 17.5g，麦冬 28g，红花 10.5g，麝香 1.2g（另包）。上方除麝香外，共捣碎末。煎服法同加味通窍活血、人参四逆汤合剂。

服用上方后，以手足温暖，脉见有力，血压回升正常稳定，即可停服本方。用人参养荣汤、香砂六君子汤、补中益气汤调理恢复。人参养荣汤、补中益气汤方见前述，香砂六君子汤方剂量及用法如下：党参17.5g，姜半夏10.5g，白术14g，茯苓14g，陈皮10.5g，炙甘草10.5g，生姜10.5g，大枣2枚，广木香3.5g，砂仁10.5g。加水煎两次，共煎出400ml，一日分两次，早晚饭前温服。

如遇伤寒直中三阴寒厥暴脱证，因病情紧急，煎药往往来不及，可用姜酒汤或制备硫黄散、正阳散急服，同时配合针灸或大葱、吴茱萸熨脐法。

·姜酒汤：生姜30g放入臼窝捣烂，少加开水再捣，用纱布包握取汁，加白酒30ml，煎沸待温顿服。如无生姜可用干姜末15g加入酒内煎沸，过滤顿服亦可。

·硫黄散：石硫黄35g，硝石17.5g。共研极细末，分为3份，每次取一份用白酒30ml同煎，候焰起即倒于杯中，用碗盖上待温灌服，15min服一次，连服3次。

·正阳散：制附片35g，干姜7g，炙甘草7g，皂荚35g（去皮，酥炙黄，去子），麝香3g。共研极细末，装瓷瓶内勿使泄气。每服7g，开水调服，连服3次，隔15min服一次。

上述三方系我总结以往治疗该证型经验时新提出的方剂，以便今后应用于病情紧急、煎药来不及的情况。

·艾灸法：灸神阙、气海、关元穴各20壮。用约一钱币厚的鲜生姜片，在姜片上针扎7~8个小孔，放穴位上，再将艾绒搓成大拇指头大之艾炷，上尖下大平坐姜片上，燃着后待燃成灰烬再换，连续20壮。如无鲜生姜垫艾，可用食盐研末盖穴上一钱币厚作艾垫。亦可用附片、葱根作为艾垫。灸至脉搏恢复，手足温暖，可暂停灸。

·针刺法：顽固性呕吐可针刺足三里穴，配内关、中脘穴。昏迷不醒，可刺百会、人中、涌泉穴。

·熨脐法：用大葱根白二斤，切碎放锅内炒令极热，用纱布分包为两包，轮换熨于脐上。冷则用水拌湿更炒熨之，或用吴茱萸一斤，放锅内炒极热，用布分作两包，轮换熨腹脐部亦可。

4. 急型克山病的护理

·劝患者安静休息，不要随意搬动，就地治疗，以防病情急剧恶化，失去抢救机会。

·注意保温，室内必须生火炉或烧热炕。如无热炕，被内可放热水袋、热砖。温度要适宜，避免烫伤及烟熏。

·宜用低盐或无盐富有营养的流质饮食，如小米稀饭加豆类或半流质饮食。恶心呕吐严重者，可暂禁食直至恶心消失后再进食。

·情志刺激对本病的治疗是极为不利的。应注意做好患者的思想工作，避免生气、伤悲、忧惧。医务人员的态度要镇静、热情，处处体贴同情患者的痛苦，做到待患者如亲人。

·注意勿受凉、外感风寒，避免合并感染。

·做好保护性医疗，严密观察病情变化。如病情好转，应嘱患者不宜过早下床活动。饮食不宜过分禁食。注意防止食复、劳复的发生。

（三）慢型克山病

急型克山病患者经治疗后，心脏未能修复而转变为慢性充血性心力衰竭，或在潜在型克山病的基础上发展为慢性充血性心力衰竭。这类患者往往病程迁延数年，故称之为慢型，以往称为痨型。中医将此型称之为杂劳，实为虚劳内伤病之续发病。其病理变化主要为心营亏损，导致心阳不振以致运行血液之主宰力减弱，因而其他诸脏气血不充，整个机体气血亏损，血行不畅，水湿代谢障碍，形成全身性慢性虚衰疾患。中医认为，脾为生血之源，主化湿；肝为藏血之器，主生化精血；心为血液运行之主宰，又主神明；肺主诸气司呼吸，又主肃降，通调水道；肾为藏精之所，主行水，中寓命门，包括元阴、元阳两种物质功能活动，为十二经之根，生命之原动力。而人肺气之功能活动全赖心气运行血液以充养，心气虚损则无力供血以养肺，肺气失养则肺虚，肺气虚则运行气血不利，因而形成肺脏血瘀气滞，痰阻气道，喘促咳嗽，心悸不宁诸证。若痰涎壅阻过盛，气道被阻，则压迫肺之络脉，肺络被伤则见咯血。肺肾相应，肺气虚则无力吸清吐浊，导致肾不纳气，而肾气虚衰，无力救济心气，形成肺肾不交，心力衰竭，故见息奔虚脱之证。

肺虚血瘀则通调水道之力减弱，导致机体代谢失调，脾不运湿，肾不行水，故见水肿。脾虚不能化湿生血以养肝，肝气失养无力生化精血以养心、脾、肺、肾，则肝气郁结以致血瘀，故见肝郁胁癖。轻则肝脾肿大，重则导致全身血液运行之力受阻，故见面色隐青紫暗，口唇手指发青，颈侧、腹壁、下肢静脉曲张，肌肤甲错，此乃全身血液运行障碍，血瘀之表现。加之脾虚无力生血化湿，机能失养不能制水以循常道，而水湿泛滥成痰成饮，因之湿聚于肺，运行不利则成痰阻气道，故见喘咳，心悸不宁，此为痰饮凌心，心气不宁之证。湿聚于胸，则成悬饮（胸水）；湿聚于腹，则成臌胀（腹水）。肾寓命火，命火虚衰无力行水，故见尿少，甚则水邪上逆，反凌心阳，心阳不振，无援救济，则见心阳虚衰，肺肾两脱之虚喘心悸水肿证。总之，本型的发展过程，始于胃，逐渐累及心肺，终于累及肝肾，成为全身性虚衰疾患，不独为心脏一脏之病。

本型虽由脾胃虚弱，中气不足，累及心脏，心阴亏损，心阳不振发展而来，但临床表现证候多种多样，证候转化亦颇为复杂，病情时轻时重，迁延难愈。如遇外因过度刺激则又易恶化，因而形成一种因劳致虚，因虚成劳，恶性循环的慢性虚衰与突变相结合的疾患。此型患者中医称之为杂劳，以往西医称为劳型者，都是有其一定的道理的。对这类患者的治疗不能操之过急，必须耐心坚持长期观察治疗，精心调理，在治疗心脏的同时，必须从整体观点出发，照顾其他脏器的调治以及合并证、夹杂证的治疗。因为其他脏器的健康与否，也是促进心肌修复和影响愈后的重要环节。所以我们认为，对本型克山病患者的治疗应调整其全身机能，以温补肾阳，健脾和胃，补益肺气，疏肝化瘀，养心复脉为主。若遇急发，则按急型克山病的治疗处理。本型中医证治如下。

1. 慢型左心衰竭

证候：心气虚损，肺瘀喘促，咯血证。呼吸困难，心悸，咳嗽，痰中带血甚至大咯血，严重时不能平卧，面目浮肿。口唇面色轻微发绀，呼吸迫促，舌苔白腻略黄质青，脉细而数或见疾脉、促脉、雀啄等脉象。

治则：益气定喘，补肾纳气，宣肺止血。

方药：参麦地黄汤加知母、贝母、阿胶、三七、五味子。熟地黄28g，山药14g，山茱萸14g，茯苓35g，泽泻17.5g，牡丹皮10.5g，人参10.5g，麦冬28g，五味子10.5g，知母28g，贝母28g，阿胶10.5g，三七10.5g。加水煎两次，共煎出400ml，分两次温服，每隔4~6h服一次，如不缓解，可日服两剂，连服3~6d。

本证到了严重阶段，不但心气衰竭，肺肾同时衰竭，以致喘逆加剧，烦躁不安，肢冷汗出，脉浮大无根，乃属阳气虚脱的危证，宜急用参附汤、黑锡丹等扶元救脱，镇摄肾气以图挽救。

·参附汤：人参17.5g，制附片35g。加水煎出200ml，顿服。

·黑锡丹：金铃子（蒸去皮核）、葫芦巴（酒浸炒）、木香（不见火）、附子（炮去皮脐）、肉豆蔻（面裹煨）、补骨脂（不见火）、大茴香（炒）、阳起石（酒煮一日，焙干研）各35g，肉桂（不见火）17.5g，黑锡（去渣净称），石硫黄（透明者）各70g，沉香10.5g。将黑锡、硫黄放入新铁锅内，炒热结成砂子，取出置地上出火毒，研令极细，其他药共捣箩细末，然后将两者放一处和匀，再研极细，以黑光色为度，酒糊丸如梧桐子大，阴干，装入布袋内擦令光莹，每服3～10g，每日2～3次，用人参10.5g煎汤冲服。

2. 急性肺水肿（痰阻气逆，血瘀肺胀息奔证）

证候：患者高度呼吸困难，端坐呼吸，咳嗽并咯出大量粉红色泡沫状痰，两肺布满湿性啰音，腹胀，小便不利。神气萎靡，面唇、手指常有明显发绀，舌苔黄厚而腻，舌质红，脉疾而细。

治则：宣肺化痰，降气泄水，活血止血。

方药：越婢葶苈大枣泻肺汤加味。麻黄14g，生石膏28g，杏仁10.5g，甘草10.5g，炒葶苈35g，大枣10枚，瓜蒌35g，贝母28g，炒苏子35g，三七10.5g，知母24g，生姜10.5g，姜半夏10.5g，人参10.5g，桔梗14g。加水煎两次，每次加水900ml，大火煮沸，慢火煎煮40min，过滤300ml，共煎出600ml，分3次温服，隔4h服一次，连服2～3剂。服药后，如病情纠正，再根据证候转变情况调理治疗。

加减：如大便秘结不通，可加枳实10.5g、生大黄10.5g。

3. 慢性右心衰竭及心律失常（心阳不振，水气凌心心悸证）

证候：心悸，头晕，胸闷，胃胀，食差，口不欲饮，气喘，乏力，小便短少，畏寒肢冷，时或恶心呕吐，自觉心中空虚，心悸动甚。神气疲倦，轻微浮肿，舌苔白腻，舌质淡，脉微弱而数或见结、代脉。

治则：振奋心阳，益气行水，安神定悸。

方药：六君子汤加桂枝、附子、龙骨、牡蛎。党参17.5g，白术17.5g，茯苓17.5g，炙甘草10.5g，陈皮10.5g，姜半夏10.5g，桂枝17.5g，制附片17.5g，煅龙骨14g，煅牡蛎14g，生姜10.5g，大枣2

枚。每次加水 700ml，大火煮沸，慢火煎煮 50min，过滤 200ml，煎两次，共煎出 400ml，一日分两次，早晚饭前温服。每日 1 剂，服 2 ~ 4 周。

加减：如见胸闷心痛阵作，痛时汗出肢冷，此为心气愈衰之象，当以补养心气为主，上方加黄芪35g、当归17.5g益气养心。如心痛发作，心络挛急，气滞血涩，则宜以温通心阳为主，上方去龙牡，加瓜蒌17.5g、薤白17.5g。痛止后脉见结代者，为气血两亏，血行不畅之象，当用炙甘草汤辛润通阳，气血并补而通利血脉。病后仍可用此方调补，亦可将炙甘草汤制成丸剂，每服10g，一日3次以巩固疗效。

4. 心源性哮喘（痰饮喘咳证）

证候：咳逆喘息不得卧，其形如肿，浮肿多见于面部，痰沫多而色白，往往历年不愈，遇寒即发。甚至发则寒热，喘满咳吐，腰背疼痛，口不欲饮，食差，乏力，舌苔白腻，脉弦紧。

治则：温肺化饮，止咳平喘。

方药：小青龙汤加厚朴、杏仁、茯苓。麻黄 10.5g，桂枝 10.5g，姜半夏 10.5g，杭白芍 10.5g，干姜 10.5g，细辛 10.5g，五味子 5g，炙甘草 10.5g，厚朴 10.5g，茯苓 14g，杏仁 10.5g。

加减：内有郁热，舌苔厚黄腻者，可加生石膏 14g。如咳喘渐平，可用六君子汤加干姜、细辛、五味子、杏仁、厚朴健脾益气，温中化饮。党参 17.5g，姜半夏 10.5g，白术 10.5g，茯苓 14g，陈皮 10.5g，炙甘草 10.5g，干姜 10.5g，细辛 10.5g，五味子 5g，厚朴 10.5g，杏仁 10.5g。煎服法同前，每日 1 剂，服 2 ~ 4 周。如喘促动则更甚，形寒神疲，脉沉细，为肾阳衰微不能化饮，宜温肾助阳，于上方加杭白芍 10.5g、附片 10.5g治之。平常宜用金匮肾气丸，每服10g，一日 2 ~ 3 次，连服 3 个月为一疗程。

5. 脾肾阳虚水肿证

证候：下肢浮肿，兼见颜面、上肢浮肿，心慌，气促发喘，腹胀，腰痛酸重，食差，口不欲饮，小便量少，畏寒，四肢厥冷，乏力。神气萎靡，颜面浮肿，面色灰暗少泽，舌苔白腻，舌胖质色淡，脉沉细而迟或见结、代脉，腰以下肿甚，按之凹陷不起。

治则：温壮肾阳，健脾行水。

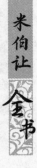

方药：真武汤。制附片 17.5～30g，白术 17.5g，杭白芍 17.5g，生姜 17.5g，茯苓 35g。

加减：虚寒过甚，可加葫芦巴 10.5g、巴戟天 10.5g、肉桂 10.5g 加强温补肾阳的作用；喘息、自汗不得卧，可加人参 10.5g、炙甘草 10.5g、五味子 10.5g、煅牡蛎 14g。每次加开水 700ml，大火煮沸，慢火煎煮 40min，过滤 200ml，煎两次，共 400ml，一日分两次，早晚饭前温服。脾肾阳虚水肿证，复感寒邪，寒水相搏，肿势转甚，恶寒无汗者，用小青龙汤加茯苓、泽泻、附片以解表散寒，温肺化饮；脾肾阳虚水肿证，兼见阴虚症状，浮肿反复发作，精神疲倦，头晕耳鸣，腰痛遗精，牙齿出血，为阳损及阴，阴虚不能敛阳，虚阳扰动所致。治宜扶元阳滋阴液，兼利小便以去水邪。方用大补元煎配服济生肾气丸。大补元煎方：人参 10.5g，熟地黄 28g，山药 14g，山茱萸 14g，杜仲 14g，当归 14g，枸杞 14g，炙甘草 10.5g。煎服法同前方，每日 1 剂，服 2～4 周。配服济生肾气丸，每服 10g，一日 3 次。

本证如经常有轻微浮肿不退者，可用参苓白术散加黄芪 35g、桂枝 10.5g。或加附片 10.5g、补骨脂 10.5g。并可用豆类、小米稀饭作为辅助治疗。参苓白术散（汤）方：党参 14g，白术 10.5g，茯苓 17.5g，山药 14g，莲子肉 10.5g，白扁豆 10.5g，薏仁 10.5g，桔梗 10.5g，砂仁 10.5g，炙甘草 10.5g。煎服法同前，每日 1 剂，服 2～4 周。

凡水肿证宜戒忿怒，远房室，适寒温，禁食盐、醋及生冷，一般在肿退后可酌情逐渐增加饮食中食盐用量。

本证久而不愈，如唇黑，缺盆平，脐突，足下平满，背平者，为五脏俱伤，乃属危候。又有屡次反复发作，致腹胀喘急，恶心呕吐，不思饮食，大便稀溏，或有下血者，是脾胃衰败，气不统血，亦为危重之候。

6. 臌 胀

（1）脾肾阳虚臌胀证

证候：腹胀大如鼓，早宽暮急，脘闷纳呆，畏寒肢冷，或下肢浮肿，小便清白而短少不利。神气倦怠，面色㿠白或苍黄，舌苔白腻，舌质淡紫，脉沉细而弦。

治则：温补脾肾，消胀行水。

方药：济生肾气汤与六君子汤加桂枝、附片、猪苓、泽泻交替服用。

济生肾气汤：熟地黄 28g，山药 14g，山茱萸 14g，牡丹皮 10.5g，茯苓 35g，泽泻 14g，肉桂 17.5g，附片 17.5g，牛膝 10.5g，车前子 35g（布包）。每次加开水 700ml，大火煮沸，慢火煎煮 50min，过滤 200ml，煎两次，共量 400ml，一日分两次，早晚饭前温服，每日 1 剂，服两周。

六君子汤加味：党参 17.5g，姜半夏 10.5g，白术 17.5g，茯苓 35g，陈皮 10.5g，炙甘草 10.5g，生姜 10.5g，大枣 2 枚，桂枝 17.5g，附片 17.5g，猪苓 17.5g，泽泻 17.5g。煎服法同上，每日 1 剂，服两周。

（2）肝肾阴虚臌胀证

证候：腹大胀满，口干燥，心烦，小便短少色黄，手足心发热，齿鼻时或衄血。神疲气弱，面黄隐青，苔薄白，舌质红绛，脉弦细数。

治则：滋补肝肾，清热利水。

方药：知柏地黄汤加焦栀子、黄芩、牛膝、车前子、柴胡。熟地黄 28g，山药 14g，山茱萸 14g，牡丹皮 17.5g，茯苓 35g，泽泻 17.5g，知母 14g，黄柏 10.5g，牛膝 10.5g，车前子 35g（布包），焦栀子 14g，黄芩 10.5g，柴胡 7g。煎服法同前，每日 1 剂，服两周。服药后如腹水消退，可用归芍六君子汤补血养肝，健脾益气调理 2～4 周。

如腹胀不减，小便不利，可用舟车神佑丸攻下逐水，每服 7g，空腹开水送服，每日 1 次，以腹水消退为度，但必须与六君子汤或知柏地黄汤交替服用。舟车神佑丸：黑丑（研末）140g，甘遂（面裹煨）35g，芫花（醋炒）35g，大戟（醋炒）35g，大黄 70g，青皮 17.5g，陈皮 17.5g，木香 17.5g，槟榔 17.5g，轻粉 3.5g，研为极细末，水糊为丸如小豆大，每服 7～10g，每日 1～2 次，温开水送下。

（3）湿热壅滞臌胀证

证候：腹胀大，腹皮绷急，肋下胀满或疼痛，烦热口臭，小便量少色赤，大便秘结，或溏垢而黄，不欲饮食。神气倦怠，面色灰暗，唇色紫褐，舌苔黄腻，舌质有瘀血点，脉细涩或弦大，或芤脉。

治则：清热利湿，疏肝和胃。

方药：柴苓汤加厚朴、陈皮、香附、郁金。柴胡 28g，姜半夏 10.5g，党参 10.5g，黄芩 10.5g，桂枝 10.5g，白术 10.5g，茯苓 35g，猪苓 17.5g，泽泻 17.5g，生姜 10.5g，大枣 2 枚，炙甘草 10.5g，厚朴 10.5g，陈皮 10.5g，制香附 14g，郁金 14g。每次加水 700ml，煎出 200ml，共煎两次，早晚饭前温服。每日 1 剂，服 1～2 周。

7. 水留胸胁悬饮证（伴有胸水）

证候：胸胁胀满，气粗发喘，不能平卧，咳唾则牵引胸胁疼痛，烦热，小便短少色黄，或大便秘结。神倦，呼吸迫促，不能平卧，或头面浮肿，舌苔黄腻，脉沉数。

治则：分利湿热，攻逐水饮。

方药：

·柴胡陷胸汤加味：柴胡 28g，姜半夏 10.5g，黄芩 10.5g，党参 10.5g，炙甘草 10.5g，生姜 10.5g，大枣 2 枚，黄连 10.5g，瓜蒌 14g，葶苈子 17.5g，枳实 10.5g，茯苓 35g，白术 14g，猪苓 17.5g，泽泻 17.5g，桔梗 10.5g。煎服法同前。如证不减，可用十枣汤攻下逐水。

·十枣汤：炒甘遂 35g，芫花 35g，大戟 35g。共研极细末，每服 7g，用大枣十枚煎汤和药冲服，每日一次，空腹服，连服 3d，停药 1d，根据病情再为服用。服药期间用小米稀粥养胃，禁忌生冷硬食和不易消化食物。

8. 肝郁胁癖证（伴有肝脏肿大）

证候：中脘及右胁下有积块，按之觉硬，痛而不移，时隐痛或有刺痛、胀痛感。食差，乏力，饭后胃胀，大便溏，小便黄，妇女或见闭经。神气抑郁，形体瘦弱，面色隐青不润泽，舌苔薄白，舌质或青紫，脉弦细或涩。

治则：补养气血，活血化瘀。

方药：八珍汤加味。党参 17.5g，白术 17.5g，茯苓 14g，炙甘草 10.5g，熟地黄 14g，当归 14g，赤芍 14g，川芎 10.5g，桃仁 10.5g，红花 10.5g，香附 14g，郁金 14g，青皮 10.5g，鳖甲 17.5g。煎服法同前。每日 1 剂，服 1 个月。

加减：若大便干燥如羊屎者，可配服大黄䗪虫丸，每次服 7g，一日两次，早晚饭前开水送下，连服 3 个月为一疗程。大黄䗪虫丸：大黄（蒸）87.5g，黄芩 70g，甘草 105g，桃仁 35g，杏仁 35g，芍药 140g，干地黄 350g，干漆 35g，虻虫 35g，水蛭 35g，蛴螬 35g，䗪虫 70g。研为极细末，加蜜 1000g 炼制和丸，每丸重 7g。

（四）克山病并发症、夹杂症的辨证论治

1. **心律失常（阵发性心动过速、频发性多源性期前收缩、完全性房室传导阻滞、心房纤颤等）**

中医见证：心血亏损，血流不畅心悸证

证候：心悸动甚，气短，虚烦失眠，虚热咳嗽，痰中有血丝，自汗，盗汗，咽干舌燥，大便秘，舌光少苔或质干而萎，脉虚数而见结脉、带脉、雀啄脉。

治则：益气滋阴，补血复脉。

方药：炙甘草汤（又名复脉汤）加五味子。炙甘草 28g，桂枝 10.5g，生姜 10.5g，大枣 4 枚，生地黄 35g，阿胶 10.5g，人参 10.5g，麦冬 28g，火麻仁 10.5g，五味子 10.5g。每次加水 700ml，煎两次，共煎出 400ml，去渣，再入阿胶烊化，一日分两次，早晚饭前温服。每日 1 剂，服 2～4 周。

如见屋漏脉者（心动过缓），可用人参养荣汤加附片 10.5g，每日 1 剂，服 1 个月。

2. **脑血管栓塞形成偏瘫**

中医见证：血瘀痰厥偏瘫证

证候：突然昏不知人事，痰涎壅盛，语声不出，牙关紧闭，四肢不温，两手握固，面白唇紫，舌苔白滑或腻，脉沉滑。

本证多发生在急型或慢型急发期间，主要因下元虚衰，虚阳上浮，痰浊上泛，堵塞清窍，阳气不能运行以致血瘀迫使成厥，属于中医类中风疾患。

治则及方药：急用苏合香丸以辛温开窍，再用涤痰汤息风豁痰，并配合针灸。待苏醒后再用地黄饮子以滋肾阴补肾阳，病情好转后可服补阳还五汤益气养血，祛瘀通络，并配合针灸进行调治。恢复期可经常服用活络丹以巩固疗效。

· 苏合香丸：每服 1 粒，开水冲化送服，口服 3～4 粒。

· 涤痰汤加减：姜半夏 10.5g，茯苓 14g，橘红 10.5g，炙甘草 10.5g，枳实 10.5g，胆南星 10.5g，天麻 14g，僵蚕 14g，石菖蒲 14g，郁金 14g，人参 10.5g，牛膝 10.5g，桂枝 10.5g，红花 10.5g，益母

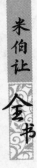

草 10.5g。

每次加水 700ml，煎两次共煎出 400ml，分两次温服，每隔 4h 服一次，日服两剂，根据病情观察服用。

·地黄饮子：生地黄 28g，山茱萸 14g，石斛 10.5g，麦冬 28g，五味子 10.5g，石菖蒲 14g，炙远志 10.5g，肉桂 10.5g，附片 10.5g，肉苁蓉 10.5g，巴戟天 10.5g，薄荷 3.5g，生姜 10.5g，大枣 2 枚，白茯苓 10.5g。每次加开水 700ml，煎两次，共煎出 400ml，一日分两次温服。

·补阳还五汤：黄芪 140g，当归 10.5g，赤芍 5g，川芎 10.5g，桃仁 10.5g，红花 10.5g，地龙 10.5g。煎服法同上。

·活络丹：每服 1 粒，一日 2～3 次，早晚饭前开水送服。

·针灸取穴：人中、百会、风池、风府、曲池、合谷、环跳、风市、阳陵泉、昆仑。

3. 肠系膜动脉栓塞腹痛证

中医见证：血瘀腹痛证。

证候：腹痛较剧，痛处不移，脘腹胀闷，痛而拒按。舌质紫暗，脉象细涩。

治则：调气化瘀，活血止痛。

方药：

·吴茱萸加乌药甘草汤：人参 10.5g，吴茱萸 10.5g，黄连 7g，姜半夏 10.5g，茯苓 14g，木瓜 10.5g，乌药 35g，甘草 35g。煎服法同上。

·少腹逐瘀汤：当归 21g，川芎 7g，赤芍 14g，肉桂 21g，干姜 10.5g，小茴香 10.5g，没药 14g，延胡索 10.5g，蒲黄 21g，五灵脂 14g。煎服法同上。

4. 合并其他腹痛诸证

克山病患者无论在急、慢型，出现腹痛的原因很多。除上述瘀血腹痛外，往往多见虚寒腹痛、寒积腹痛、滞食便秘腹痛、寒邪郁久化热腹痛、蛔积腹痛等。

（1）虚寒性腹痛证

证候：腹痛绵绵，时作时止，喜热恶冷，痛时喜按，饥饿及过劳时腹痛更甚，大便或溏，兼有神疲，气短，怯寒等症。舌淡苔白，脉沉细。

治则与方药：甘温补养，益气散寒，方用小建中汤为主。腹痛较重且呃逆者，则用大建中汤以温中补虚，降逆止痛。若兼肾阳虚证者，宜附子理中汤以温补脾肾。

• 小建中汤加味：炙黄芪 35g，桂枝 10.5g，杭白芍 21g，生姜 10.5g，大枣 4 枚，炙甘草 10.5g，饴糖（小米糖如无，可用红砂糖）28g，当归 10.5g。加水煎两次，去渣，纳饴糖，放火上微煎消解，分两次温服。

• 大建中汤：川椒 10.5g，干姜 14g，人参 10.5g，饴糖 28g。煎服法同上。

• 附子理中汤：附片 10.5g，人参 10.5g，白术 10.5g，干姜 10.5g，炙甘草 10.5g。煎服法同上。

（2）寒邪内积腹痛证

证候：腹痛暴急，遇冷更甚，得温则舒，口不渴，小便清利，大便溏薄，舌苔薄白，脉象沉紧。

治则与方药：温中散寒，理气止痛，用正气天香散为主方。如腹中痛不可忍，喜按喜温，四肢逆冷，脉细微者，为肾气虚寒，宜通脉四逆汤以温通肾阳。如肾气虚寒，腹痛，大便秘结不下者，可用温脾汤以温经散寒，通便止痛。如少腹拘急冷痛，苔白，脉沉紧，为下焦受寒，厥阴之气失于疏泄，宜暖肝煎加味以温肝散寒。如腹中寒痛，手足逆冷而又身体疼痛，为内外皆寒，宜乌头桂枝汤以散内外之寒。如腹中切痛，胸腹逆满而呕吐，为寒邪上逆，宜附子粳米汤以温中和降。如腹痛较缓，得热则剧，苔黄脉数，为寒邪郁久化热，宜金铃子散以清热平肝镇痛。

• 正气天香散（汤）：乌药 14g，香附 14g，干姜 14g，紫苏 10.5g，陈皮 10.5g，高良姜 14g。煎服法同上。

• 通脉四逆汤加味：干姜 52g，附片 35g，炙甘草 35g，葱白 4 根。煎服法同上。

• 温脾汤加味：人参 10.5g，干姜 52g，附片 35g，炙甘草 35g，厚朴 17.5g，枳实 10.5g，生大黄 17.5g。

• 暖肝煎加味：肉桂 10.5g，小茴香 14g，茯苓 14g，乌药 14g，枸杞子 10.5g，当归 14g，生姜 10.5g，沉香 3.5g（研末，分两次冲服），吴茱萸 10.5g，干姜 10.5g，附片 10.5g。煎服法同上。

· 乌头桂枝汤加味：乌头 17.5g，桂枝 10.5g，杭白芍 21g，生姜 10.5g，大枣 4 枚，蜂蜜 17.5g，炙甘草 7g。先将蜂蜜煎化，加入乌头慢火数沸，再下诸药，加水煎两次，早晚分两次，饭前温服。

· 附子粳米汤：附片 17.5g，粳米 17.5g，姜半夏 10.5g，炙甘草 10.5g，大枣 4 枚。煎服法同上。

· 金铃子散：金铃子 10.5g，延胡索 10.5g。煎服法同上。

（3）饮食积滞腹痛证

证候：脘腹胀满疼痛拒按，恶食，嗳腐吞酸，或腹痛而欲泄，泄后痛减，苔腻，脉滑。

治则与方药：以和中消食为主，方用保和丸（汤）加味。如腹满而痛，大便不通，舌苔黄腻，脉实有力，为食积久而化热，腑气不通，宜枳实导滞丸改用汤剂以下气泄满，除热消积。

· 保和丸（汤）加味：姜半夏 10.5g，陈皮 10.5g，茯苓 14g，山楂 14g，神曲 14g，莱菔子 10.5g，连翘 17.5g，麦芽 14g，谷芽 14g，鸡内金 10.5g，藿香 10.5g，佩兰 10.5g，白术 10.5g，白芍 14g，枳实 10.5g，槟榔 10.5g，厚朴 10.5g，香附 14g，黄连 7g，黄芩 10.5g。煎服法同前。

· 枳实导滞丸（汤）加味：大黄 10.5g，枳实 10.5g，神曲 10.5g，白术 10.5g，茯苓 14g，泽泻 10.5g，黄连 10.5g，黄芩 10.5g，木香 7g，槟榔 10.5g。煎服法同前。

（4）蛔积腹痛证

证候：胃脘嘈杂，腹痛时作时止，贪食，面黄肌瘦，或鼻孔作痒，睡中龂齿，唇内有小点如粟粒状。或面上有白色虫斑，或突发腹中剧痛，按之有块，或脘部剧痛，甚至汗出肢冷而厥，呕吐蛔虫者则属蛔厥。又或有右腹疼痛拒按，右腿不能伸，或右胁剧痛等症。

治则与方药：以驱虫为主，佐以健脾化湿。先救仓促之变，然后可选用下列方药服用。脾虚者用香砂六君子汤调理。

· 追虫丸加味：槟榔 35g，雷丸 35g，木香 10.5g，苦楝根皮 35g，皂荚 10.5g，黑丑 17.5g，茵陈 35g。共研细末，炼蜜为丸如小豆大，每服 10g，一日两次，饭前空腹开水送服。

· 化虫丸加味：鹤虱 35g，槟榔 35g，苦楝根皮 35g，胡粉（炒）

35g，使君子17.5g，芜荑17.5g，白矾（煅枯）8.5g。共研细末，用酒煮面糊作丸。根据患者年龄大小，酌量服用，若一岁小儿，可服1.5g。

·使君子散：炒使君子140g，甘草（猪胆汁浸）、芜荑各35g，苦楝子70g。共研为细末，每服3~10g。

·乌梅丸（汤）：乌梅10.5g，川椒10.5g，桂枝10.5g，细辛10.5g，黄连10.5g，黄柏10.5g，干姜10.5g，附片10.5g，人参10.5g，当归10.5g。煎服法同前。

5. 合并外感

（1）气虚外感风寒证

证候：恶寒发热，头项强痛，肢体酸痛，无汗，鼻塞声重，咳嗽有痰，舌苔薄白而润，脉浮紧。

治则：益气解表，祛风散寒。

方药：人参败毒散。党参10.5g，茯苓10.5g，川芎10.5g，羌活10.5g，独活10.5g，柴胡10.5g，前胡10.5g，枳壳10.5g，桔梗10.5g，甘草10.5g，生姜10.5g，薄荷7g。加水700ml，大火煮沸，慢火煎30min，过滤200ml，煎两次共量400ml，一日分两次温服，隔6小时服1次，每日1剂。可根据病情连服2~3剂，汗出热退，停药调理。

（2）外感风寒咳喘证

证候：症状同外感风寒，兼见咳嗽严重，吐白稠痰，胸闷，呼吸气粗，痰鸣喘息，不欲饮食，大便溏，小便清少，舌苔白腻或滑，脉浮紧或沉弦。

治则：辛温解表，祛风散寒，温肺化饮，佐以益气。

方药：小青龙汤加党参、茯苓、杏仁、厚朴。麻黄10.5g，桂枝10.5g，姜半夏10.5g，杭白芍10.5g，干姜10.5g，细辛10.5g，五味子5g，炙甘草10.5g，党参10.5g，茯苓14g，杏仁10.5g，厚朴10.5g。煎服法同上，每日1剂，病重者日服2剂，连服3d，可根据病情观察服用。

（3）外感风热咳喘证

证候：咳嗽严重，吐黄稠痰，胸闷，呼吸气粗，痰鸣喘息，鼻翼煽动，口干渴，大便干，小便黄少，舌质红，舌苔薄白略黄，或黄厚而腻，脉浮大而数。

治则：辛凉解表，疏风清热，宣肺化痰，佐以养阴。

方药：麻杏石甘汤银翘散合剂加沙参、贝母。麻黄 14g，生石膏 28g，杏仁 10.5g，金银花 17.5g，连翘 17.5g，薄荷 10.5g，竹叶 10.5g，淡豆豉 10.5g，牛蒡子 10.5g，荆芥穗 7g，桔梗 10.5g，生甘草 10.5g，苇根 35g，沙参 14g，贝母 14g。大便燥结者加生大黄 10.5g。煎服法同前。

6. 特殊情况

怀孕妇女患克山病，更增加心脏负担，易于诱发或加重克山病休克。若症见气血两虚，倦怠少食，应注意固肾安胎，补养气血，宜用泰山盘石散加味，以防堕胎及加重病情。

方药：泰山盘石散（汤）加杜仲、菟丝子。炙黄芪 35g，党参 17.5g，白术 14g，熟地黄 14g，当归 10.5g，杭白芍 10.5g，川芎 10.5g，甘草 10.5g，川续断 10.5g，黄芩 10.5g，砂仁 10.5g，糯米 17.5g，杜仲 14g，菟丝子 10.5g。加水 700ml，大火煮沸，慢火煎煮 50min，煎两次，共量 400ml，每日分 2 次，早晚饭前温服。每日 1 剂，服 1~2 周，继之或隔三五日进服 1 剂，服至妊娠 4 个月后可停用。有热者，重用黄芩，减砂仁；胃弱者，重用砂仁，减少黄芩；出血者，加阿胶、艾叶。

五、小儿克山病证治概要

小儿克山病在我省的发病情况，据我们所见，年龄分布以 3~10 岁小儿较多。小儿克山病的潜在型，其症状和体征不易察觉，所见者多为慢型及慢代（偿）型，其临床表现主要为颜面及下肢浮肿，咳嗽气喘，不欲饮食，腹泻，腹胀，肝大，小便少，怕冷，精神萎靡，面色㿠白晦暗，颈静脉怒张，甚或前阴水肿，或时腹痛，或吐蛔，便蛔，脉象细而急，患病时间多已数月。在上述情况下，往往因饮食不适，寒冷刺激，病情突变呈现恶心或剧烈呕吐，腹痛，颜面苍白，口唇手指发青，四肢冰冷，烦躁不安，脉见沉急而细微甚至无脉。此为慢型急发之表现，往往抢救不及而死亡。

在治疗上，我们认为与成人克山病的辨证施治治疗原则是一样的。小儿为稚阳之体，病情易于突变恶化，应时刻提高警惕。对患克山病慢型急发者，因当前中药剂型受限，煎药往往来不及，宜积极采用中西医结合治疗措施进行抢救。

小儿克山病症见脾肾阳虚水肿喘咳，当温补脾肾，消肿利水，益气定喘，方用真武汤加干姜、细辛、五味子、黄芪、防己。病情重者加人参、肉桂、猪苓、泽泻，每日1剂，服1～2周。水肿消退后，可用补中益气汤加附子健脾补血，益气助阳。腹胀食差者，可用香砂六君子汤健脾益气，和中消胀。如脉律不整，面色㿠白不好转者，用人参养荣汤补养气血，调理心脾。症状基本消退而机体尚未修复者，用参苓白术散以健脾益气，渗湿和中。或用金匮肾气丸滋补肝肾，健脾助阳进行调治，3个月为一疗程。

慢型急发者，多为伤寒直中三阴暴脱证，急当回阳固脱，益气复脉，活血通阳，方用回阳救急汤配服苏合香丸，并用艾炷灸神阙、关元、气海等穴。服药后如厥愈，手足温暖，脉见好转，恶心呕吐及腹痛消失，可按慢型诸证之治法进行调理，如有腹痛绕脐，或右胁及右下腹疼痛，吐蛔或便蛔而厥者，可用乌梅汤温脏安蛔，待厥证愈后再可驱虫。

关于方剂用药量应酌减。如对十岁左右之患儿，药量宜用成人2/3量；六岁左右用成人半量；三岁左右，用成人1/3量。

克山病辨证施治纲要及并发症、夹杂症的辨证施治总结见表1-14和表1-15。

表1-14　克山病辨证施治纲要

西医分型	中医证型	治　则	方　剂
潜在型	虚劳心脾气虚 中气不足证	调补脾胃，升阳益气	补中益气汤加附子、神曲、山楂、麦芽
	虚劳心脾血虚心悸证	健脾益气，补血养心	归脾汤加柏子仁、神曲、山楂、麦芽
急　型	伤寒血虚寒厥证	温经散寒，养血通脉，益气和胃，平肝降逆	当归四逆汤加人参、吴茱萸、生姜、白酒
	气虚血瘀寒厥证	通窍活血，益气复脉，回阳固脱	加味通窍活血汤、人参四逆汤合剂
	伤寒直中三阴寒厥暴脱证	回阳救逆，益气生脉	回阳救急汤加红花。艾灸神阙、气海

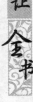

西医分型	中医证型	治 则	方 剂
慢 型	心气虚损肺瘀喘促咳血证（慢性左心衰竭）	益气定喘，补肾纳气，宣肺止血	参麦地黄汤加知母、贝母、阿胶、三七、五味子
	痰阻气逆血瘀肺胀息奔证（急性肺水肿）	宣肺化痰，降气泻水，活血止血	越婢葶苈大枣泻肺汤加瓜蒌、贝母、苏子、三七
	心阳不振水气凌心心悸证（慢性右心衰竭及心律失常）	振奋心阳，益气行水，安神定悸	六君子汤加桂枝、附子、龙骨、牡蛎
	痰饮喘咳证（心源性哮喘）	温肺化饮，止咳平喘	小青龙汤加厚朴、杏仁、茯苓
	脾肾阳虚水肿证	温壮肾阳，健脾行水	真武汤、大补元煎、参苓白术散加味
	脾肾阳虚臌胀证	温补脾肾，消胀行水	济生肾气汤与六君子汤加桂枝、附子、猪苓、泽泻交替服用
	肝肾阴虚臌胀证	滋补肝肾，清热利水	知柏地黄汤加焦栀、黄芩、牛膝、车前子。舟车神佑丸
	湿热壅滞臌胀证	清热利湿，疏肝和胃	柴苓汤加厚朴、陈皮、香附、郁金
	水留胸胁悬饮证（伴有胸水）	分利湿热，攻逐水饮	柴胡陷胸汤加葶苈子，十枣汤
	肝郁胁癖证（伴有肝脏肿大）	补养气血，活血化瘀	八珍汤加桃仁、红花、香附、郁金，大黄䗪虫丸

表1–15　克山病并发症、夹杂症的辨证施治

中医证型	治 则	方 例
心血亏损血流不畅心悸证（心律失常）	益气滋阴，补血复脉	炙甘草汤加五味子，人参养荣汤加味
血瘀痰厥偏瘫证（脑血管栓塞形成偏瘫）	辛温开窍，息风豁痰。滋肾阴，补肾阳，益气养血，祛痰通络	苏合香丸，涤痰汤加味，地黄饮子，补阳还五汤，活络丹
血瘀腹痛证（肠系膜动脉栓塞腹痛）	调气化瘀，活血止痛	新订吴茱萸加乌药甘草汤，少腹逐瘀汤

中医证型	治 则	方 例
虚寒性腹痛证	甘温补阳，益气散寒	小建中汤，大建中汤，附子理中汤
寒邪内积腹痛证	温中散寒，理气止痛	正气天香散，通脉四逆汤，温脾汤，乌头桂枝汤，附子粳米汤，金铃子散
饮食积滞腹痛证	和中消食	保和丸（汤）加味，枳实导滞丸
蛔积腹痛证	驱蛔为主，佐以健脾化湿	乌梅丸
气虚外感风寒证	益气解表，祛风散寒	人参败毒散
外感风寒咳喘证	温肺化饮，佐以益气	小青龙汤加党参、茯苓、厚朴、杏仁
外感风热咳喘证	辛凉解表，疏风清热，宣肺化饮，佐以养阴	麻杏石甘汤、银翘散合剂加沙参、贝母
合并妊娠证见气血两虚	固肾安胎，补养气血	泰山盘石饮加味

六、预 防

根据本病的病因学说和流行特点，我们认为克山病不是一种单一因素所形成的疾患。在防治本病上，首先要认真贯彻党的面向工农兵，预防为主，团结中西医，卫生工作与群众运动相结合的卫生工作方针。必须抓紧改变山区卫生面貌，增强山区人民的体质，增强适应山区环境和抗病的能力，走中西医结合的道路，与克山病做斗争。在当地各级党政领导下，实行领导与群众、技术人员相结合，从各方面采取防治措施，以杜绝克山病的发病条件。为此，建议病区各级党政领导结合治山、治水、农田水利基本建设，开展常年综合性的预防措施，实行四改、两管、一灭、一结合的预防措施。

1. 四 改

（1）改 水

发动群众保护水源，采取加高井台，设置井盖，修筑井房，使用公共水桶汲水等办法，保护饮水清洁，以防水源污染。有条件的地方还可以打深井，并可采取在井、泉中放压硫黄、木炭等方法进行水改的经验。建立建全管水制度。

（2）改善环境卫生

积极开展群众爱国卫生运动，除四害，讲卫生，经常清扫室内外环境卫生以及锅灶和厕所的卫生。经常开展积肥运动并做好粪肥的管理工作，这样既利于防病，又利于生产。同时加强讲究个人卫生的宣传，养成勤换洗衣服、被褥，饭前便后洗手的习惯。绝对不要吃病死牲畜的肉和不清洁食物以及生冷饮食，并避免暴饮暴食。

（3）改善居住条件

改进烟囱、炕、灶、门窗，及时修补房屋、窑洞，保证冬季发病季节室内温暖、干燥、无烟，以预防克山病之诱发条件。积极创造条件，建立居民点。

（4）改进膳食，纠正偏食

对病区居民进行饮食调剂，纠正偏食，增强人民体质和适应环境的能力，对克山病有既防且治的作用。建议当地党政领导从农业生产安排上注意加强多种经营，增加农作物品种，多种植一些小米、豆类、油类作物以及蔬菜、果树（尤其是核桃树）等。多饲养家禽、家畜，养蜂酿蜜，杂粮酿酒等。

2. 二 管

管好水、肥和对现患克山病患者的治疗管理工作，就叫二管。对克山病现患者，一般设家庭病房，对潜在型患者除给服药观察外，应控制其劳动强度。慢型患者如出现水肿、肝大，应绝对休息，治疗时，应兼顾并发症及夹杂症的治疗。对急型患者应积极就地抢救治疗。认真贯彻执行三早制度（早发现、早诊断、早治疗），是降低克山病发病率，减少病死率的重要措施。

3. 一 灭

灭鼠及其体外寄生虫。

4. 一结合

根据病情合理安排劳动，做到劳逸结合。做好计划生育工作，加强对妇女的四期卫生的管理。

七、回顾与展望

1959 年我在西安医学院工作时，曾主动要求应用中医药防治克山病，得到院党委的大力支持。于是我有机会去黄龙、黄陵地区参加院克山病防治组协同工作。经过我对该病进行辨证施治，亲眼观察到中医药治疗克山病是有其一定疗效的。从多年来各地防治克山病的报道来看，也验证和说明中医药防治该病是确有疗效的。

如 1959 年冬，我在黄龙县的要岭治一女性住院患者，当时患者突然心口难受，恶心欲呕，旋即出气急促，张口呼吸，四肢厥冷，神气苦楚，面色口唇手指发青色，舌苔白滑，脉微欲绝。西医诊断为克山病慢型急发，心肌缺氧，病情危险。当时也无输氧设备，那时大剂量维生素 C 尚未在临床应用，要求用中药治疗。我给她用当归四逆汤加党参、吴茱萸、生姜各 17.5g，白酒 70ml。服第一煎后约两小时许，观察患者手足温暖，脉转有力，心口难受和恶心消失，呼吸转平稳，服二煎后精神好转，病已脱险。当时有人惊讶地说，中药当归四逆汤还有这样大的作用！这一患者的治疗对我鼓舞很大，增强了我对克山病应用中医治疗的坚强信心。

1960 年春，我又去黄陵县上镇子农场，治一慢型克山病男性住院患者张某。患者系夜间突然发病，心口难受，恶心欲呕，胸痛，气喘，呼吸迫促，四肢厥冷，双手无脉，血压测不到，中医辨证为伤寒直中三阴寒厥暴脱证。因当时没有中药，急用大炷艾灸神阙穴 20 壮以升阳固脱。灸至 11 壮时，收缩压上升到 70mmHg 以上，脉搏出现，血压继而稳定在 80mmHg，症状亦渐好转而脱险。这一例说明灸法升阳固脱的效果是很明显的。

有鉴于此，后又选择 10 例克山病低血压患者，其收缩压均在 100mmHg 以下，其中大多数血压在 80～90mmHg 之间，用艾灸神阙及两侧足三里穴，每日灸一次，每次 7～11 壮，灸前灸后测量血压。效果最明显的是灸后即有 20mmHg 之上升。连灸 5d，血压稳定。灸法不但有回升血压之作用，而且有调整脉律紊乱之作用。如有的患者灸前有多发性期前收缩，中医所谓解索脉，通过艾灸不但血压回升，而且脉律亦转正常，脉搏较前有力。灸后消化道症状也有改善，食欲增加，精神好转。

关于艾灸治疗克山病寒厥证的记载,《伤寒论·少阴篇》说:"厥逆灸后脉还者生,脉不还者死,脉暴出者死,微续者生。"说明前人观察灸法治疗寒厥证,不但可以升阳固脱,并可通过灸法推测预后。

对于一些中药方剂治疗克山病的辨证运用,如我曾治疗过潜、慢型克山病患者,症见痰饮喘咳,用六君子汤加姜、细、味以健脾益气,温中化痰;小青龙汤以温肺化饮,一般服用六天症状即有明显改善。脾肾阳虚水肿臌胀证,用真武汤加姜、细、味;肝脾湿热壅滞臌胀证,用柴苓汤,一般服 6d,水肿则有明显消退。气血亏损心悸证,脉结、代者,用炙甘草汤养血复脉,服用 2～4 周明显有效。心动过缓,脉迟而结者,用人参养荣汤加附子,连服 1 个月,脉转正常。潜在型或潜在型急发,症见心脾气虚,中气不足证,用补中益气汤加附子有明显改善症状的作用。慢型克山病合并外感风寒发烧者,用人参败毒散益气解表。一般服 1～2 剂即可退热,三剂症状消除。合并外感发热,症见少阳腑实证,用大柴胡汤加厚朴、麻仁效果很好。以上方药的运用都是我在病区通过临床实践有明显效果者。由于我当时受历史条件的限制,在中医方面我是孤军作战,没有系统的统计总结这方面的资料,后来因工作调动,未能坚持观察到底,甚为遗憾!所以我前面所讲的各型辨证施治,仅是我自己的一些初步感性认识,并不是什么成熟经验,只可供大家防治参考之用。

1965 年春,西安医学院党委又组织防治工作队去淳化县,该院附属一、二院中医教研组均有同志参加,我们与当地润镇公社医院协作,应用中医辨证施治系统观察治疗克山病 26 例。其中潜在型 14 例(慢型代偿期),慢型 12 例。经用中药治疗潜在型,治愈 11 例,进步 2 例,无效 1 例;慢型轻证治愈 4 例,进步 1 例;慢型重证 7 例,进步 4 例,无效 3 例。由于治疗时间短,病例少,远期疗效未能肯定,其中无效者慢型转潜 1 例,慢型重证 3 例。无效病例多因儿童生活管理不当导致急性发作,及时采取了中西医结合的治疗方法积极抢救,皆转危为安,无一例死亡。

陕西省中医研究所克山病防治组总结了 1959—1966 年单纯用中医中药治疗、系统观察的 139 例,其中急型 45 例,治愈 17 例,好转 9 例,无效 11 例，死亡 8 例，有效率占 57.78%。慢型 90 例，显效 19 例，有效 25 例，无效 33 例，死亡 1 例，有效率为 48.89%。急、慢型总有效率为 51.85%。1966 年，该所在永寿县永平公社对普查出的潜在型患者选用补中益气丸（汤）、五味子甘草丸、麦芽丸，分组治疗观察，补中益气汤组治疗观察 22 例，其中显效 5 例，有效 5 例，无效 12 例。五味子甘草丸组治疗观察 34 例，其中显效 4 例，有效 11 例，无效 19 例。麦芽丸组治疗观察 38 例，痊愈 1 例，显效 9 例，有效 11 例，无效 17 例。这仅是初步治疗观察，如补中益气汤对潜在型克山病患者症状的改善有较明显的效果，但对体征及心电图的改变作用不明显，有待不断改进，继续观察。

1968 年，中国科学院地球化学研究所的同志发现东北刘绍先应用卤碱给其爱人治疗克山病的经验。我省地方病防治所资料报道，亦肯定了卤碱治疗慢型克山病的作用。

事实证明，在群防群治中，群众自发的应用中草药及土单验方防治克山病的事例越来越多，成效显著。再如我省黄龙县崾崄公社，先后采用樟救汤、羊红膻汤、牛参汤，使 358 名潜慢型克山病患者得到了治疗，使克山病的年急发数由 1965 年 187 人下降为 1971 年的 64 人，病死率由 17.6% 下降为 10.9%，其中以樟救汤和羊红膻汤疗效好。羊红膻，又名茴芹，系伞形科多年生草本植物，味膻而辛，群众中流传有"家有羊红膻，骡马栓满圈"的谚语，多用治疗家畜之劳伤、乏瘦，每收奇效。黄龙县防治地方病领导小组在收集民间单、验方时，发现有人因心慌，咳嗽，气短而服用获效。经卫生人员自身试验后应用于临床，收到了较好的效果。他们应用草药羊红膻治疗克山病 92 例患者中，有潜在型 64 例，慢型 23 例，疑似克山病 5 例。患者服用本剂后，一般 3~5d 头昏、气短、心悸等症状明显减轻，5~10d 多数病例上述症状消失，饮食增加，精神好转，面色由灰暗变红润，脉搏有力，心音变强，个别病例在服药 26d 后症状消失。92 例除 2 例儿童外，均不同程度恢复劳动力。他们按祖国医学的观点，认为克山病属于虚劳寒证，多用热药以健脾扶阳，温中散寒。由此推测羊红膻的主要作用可能在于温中散寒，补养气血，调理阴阳，兴奋强壮。治疗前后有心电图对比者 34 例，本方对患者的心电图变化有一定改善，推测羊红膻有改善心肌营养代谢的功能。

黄陵县医院孟家原大队地方病防治组用中草药穿甘汤治疗观察 24 例，其中潜在型 22 例，慢型 2 例，结果治愈 7 例，明显好转 11 例，好转 5 例，无变化 1 例。经治疗后症状和体征均有不同程度之改善或消失，如心慌，气短，咳嗽吐痰，食欲不振，疲乏无力，服药一疗程后即有改善，而三疗程后则收效更明显并巩固。穿甘汤中的穿山龙（药名薯芋）用于治疗克山病，是该防治组根据中国医学科学院药物研究所介绍穿山龙含有多种激素，结合临床经验，激素对心肌病有一定的治疗作用而得到启发，从而试用于治疗心肌损伤为主的克山病。

富县医院用附辛散为主治疗克山病一百余例，该方对各型克山病均有较为明显的缓解作用。如恶心，头昏，食欲不振，心口难受，气短，尿少等症状，服药 3～4 剂，即可得到缓解或消失。对体征的改变，如浮肿消退，心音有力整齐，肺部啰音的消失和肝脏肿大的回缩亦有一定的作用。

此外，延安地区许多县用硫黄与木炭压放井底改水防治克山病也取得了很好的效果。有的用当地中草药三草汤（老鹳草、磨盘草、仙鹤草）和丹黄散（丹参、黄精、仙鹤草、远志、甘草）防治克山病，也收到了一定的疗效。

1972 年，我曾去南泥湾访问马坊大队合作医疗站。他们介绍南泥湾在中华人民共和国成立前是一个重发病区，克山病的病死率很高。中华人民共和国成立后，由于党和毛主席的关怀，积极开展预防治疗，截至目前，病死率较前大为下降。实行合作医疗以来，应用中医药防治克山病，基本控制了本病的发展。他们根据防治经验，就地取材，制出三种有效方剂（治克一号、二号、三号），给不同证型的患者服用。该队人口共有 3070 人，经北京医疗队协助检查，确诊克山病患者 27 例，其中潜在型 10 例、疑似 9 例、劳型 8 例。治克一号用于潜在型患者，本方由卤碱和甘草水组成，每人每天服 10g。服用后，症状好转，有二人心电图有明显改变。治克二号用于劳型患者，本方由党参 10.5g、柏子仁 10.5g、酸枣仁 10.5g、仙鹤草 17.5g、老鹳草 17.5g 组成，水煎，每日 1 剂，连服两日。服用后，症状明显改善，心电图有改善者 2 人。治克三号用治潜在型、慢型患者，本方由蒺藜根 17.5g、黄精 17.5g、仙鹤草、缬草、水菖蒲各 17.5g 组成，水煎服，每日 1 剂，7d 为一疗程，服用 3 个疗程后改为粉剂，每天服 10g。同时用硫黄 1 斤、木炭 2 斤压放井底改水。结果 1969—1973 年未发现一例急发患者，亦无新发病例。

　　上面简略地回顾了我参加防治克山病的经过，并就手头资料所及，举例介绍了各地，特别是陕西省病区广大基层医务人员以及在群防群治中应用中医中药、土单验方防治克山病的丰富经验，这些事实有力地说明了广大基层医务人员和贫下中农用中医中药防治克山病的事例越来越多，成绩显著。我体会，只有认真贯彻党的中医政策，继承发扬祖国医学遗产，走中西医结合的道路，认真贯彻党的以预防为主的卫生方针，群防群治，防治结合，不断地用现代科学知识和方法整理研究行之有效的中医中药，使祖国医学在防治克山病工作中做出应有的贡献，力争在不久的将来达到消灭危害山区广大劳动人民健康的克山病，这是我最殷切的愿望，也是我和同志们共同努力完成的一项光荣而艰巨的任务。

第四节　中医对大骨节病的认识与防治

一、概　述

　　大骨节病是一种以骨骼关节受损为主的地方病，又称柳拐子病。是分布于我国东北、华北、西北、西南和台湾某些山岳丘陵地带的一种慢性畸形性骨关节病，病因及组织受损方式至今尚未明确。本病主要侵犯青少年发育期骨关节系统，其临床表现以关节长年疼痛和对称性关节增粗变形，四肢肌肉萎缩及运动障碍为特征。患者骨骼受损后，即影响发育，形成肢体短小，臂弯腿短，膝内外翻和扁平脚畸形。因而轻病患者使劳动能力有不同程度的降低，重病患者行动困难，生活难以自理，成为残废。有些重病患者在青年时代即可变为残废，丧失劳动力，严重危害人民健康和儿童青少年的发育成长，直接影响农业生产的发展。

　　祖国医学认为，本病的主要表现为关节疼痛，关节活动障碍，肌肉萎缩，身材矮小，指甲短而扁平，关节粗大和畸形，遇寒冷或过累疼痛加重。其证候属于祖国医学"痹证"范畴的骨痹并发肌痿证。

　　关于痹证的记载，首见于《素问·痹论》。对本病的病因病机、证候、分类、预后等方面均做了较为系统的论述。《金匮要略·中风历节病篇》中所述的"历节病"亦属痹证范畴。因本病极为常见，故历代医学著作中论述较多，积累了很丰富的文献资料。

痹证的含义：痹即闭阻不通之意。当人体肌表经络遭受外邪侵袭后，内而脏腑气血不能畅通，因而引起肢体、关节等处疼痛、酸楚、重着、麻木等一类疾患，均称为痹证。

本病在临床上极为常见，不论性别、年龄均可罹患。在潮湿、寒冷、气候急剧变化的地区更属多见。病情轻者可能只在肢体、关节等处感到酸楚、疼痛，并当天气变化时加剧。严重者则疼痛、酸楚明显，关节肿大，反复发作，导致影响肢体关节的运动功能，甚至引起变形，出现行走活动障碍。根据大骨节病的发病情况，除上述表现外，主要发病于儿童、青少年时期，在临床症状未出现以前，用 X 光检查，往往发现骨骼干骺已有病理改变。本病发展到严重阶段，呈现骨关节粗大畸形，肌肉萎缩，身材矮小，躯干伛偻，有明显的脊柱代偿性前弯，活动困难，扁平足严重，行走如鸭步，肩腕距、跟臀距明显缩短，腘窝距明显增大。这与《素问·痹论》所说的"骨痹不已，复感于邪，内舍于肾""骨痹者，善胀，尻以代踵，脊以代头"的骨痹证极为相似。《素问·痹论》说："痹在骨则重，痹在脉则血凝而不流；在于筋则屈而不伸；在于肉则不仁；在于皮则寒。"又说："凡痹之类，逢寒则急，逢热则纵。"这些论述都是符合大骨节病临床表现的。

根据历代医家的看法，本病主要是由于风寒湿邪侵袭人体，流注经络，致气血不和而成，三气之邪感受大都合并而来，但常有所偏胜，故临床证候也有所区别。《素问·痹论》说："风、寒、湿三气杂至，合而为痹也。其风胜者为行痹，寒气胜者为痛痹，湿气胜者为着痹也"。所以临床一般有风胜为行痹，寒胜为痛痹，湿胜为着痹的区分。

除上述三痹外，尚有一种热痹。多因患者体质素属热盛，加以风寒湿邪外束，邪郁化热而成。热痹为病，大多发病较急，呈现一系列的热盛症状。此种类型的痹证即称为热痹。正如尤在泾《金匮翼》中所说："脏腑经络，先有蓄热，而复遇风、寒、湿气客之，热为寒郁，气不得通，久则寒亦热化，则瘾痹燔然而闷也"。从而可见患者素来体质不同的情况，为构成热痹与风寒湿痹两种不同类型痹证的主要原因。

此外，风寒湿痹者经久不愈，邪留经络，蕴化为热，亦能出现与上述热痹相类似的证候，故亦可称为热痹。此即《类证治裁》中所谓"初因风寒湿邪郁痹阴分，久则化热攻痛"之说。

关于风寒湿痹和热痹两大类症状在大骨节病的表现，我们于1967年在永寿永平公社调查大骨节病患者497例，其中有畏寒症状45例，发热35例，可见"寒痹""热痹"在大骨节病的症状上都有表现。所以在治疗上还必须辨证论治。但大骨节病的热痹是由先损其阳，后损其阴的阴虚症状，并非患者体质素属热胜，加以风寒外来，邪郁化热而成的急性风湿热盛痹证。

此外，大骨节病的发病特点，主要表现在儿童青少年时期，地区性比较明显，体征表现主要反映在骨节增粗畸形，身材矮小，鸭步行走，发病缓慢，外观无红热现象。这是与其他痹证不同之点。

综上所述，可见这两种类型的痹证，均在人体正气先虚的条件下，外邪侵袭，邪气壅阻于血脉经络之间，络道不通，气血运行不畅而产生痹痛。人体的经络，发源于脏腑，气血之运行亦有赖于脏腑之功能，故痹证若迁延不愈，即能波及脏腑而产生脏腑的病变。有关此点，《素问·痹证》中亦有论述："五脏皆有合，病久而不去者，内舍于其合也。故骨痹不已，复感于邪，内舍于肾；筋痹不已，复感于邪，内舍于肝；脉痹不已，复感于邪，内舍于心；肌痹不已，复感于邪，内舍于脾；皮痹不已，复感于邪，内舍于肺。所谓痹者，各以其时重感于风寒湿之气也。"可见大骨节病的表现，骨节增粗，筋腱强直，肌肉萎缩，其病理变化与其所合的内脏肾、肝、脾三脏关系最密切。大骨节病的一系列症状形成，也是经历多次重复感受风、寒、湿三气毒邪的侵袭，以及内脏虚损所造成的。所以本病在寒冷、潮湿地带，每年春秋冬三季发病较多，说明本病与时令气候、地理环境又有密切关系。

本病在我国一些地区的存在，推测已经相当久远。1934年在我国东北地区开始发现。抗日战争时期，党和政府曾对陕甘宁边区流行的柳拐子病进行过专门调查。1948年，李克让曾在山西省安泽县做过初步调查。1949年，中华人民共和国成立以后，即开始对大骨节病进行广泛的调查研究和防治工作。1950年，在我国东北和西北地区先后设立了地方病防治院（所）。1951—1955年间，党和政府曾先后三次派遣研制人员深入病区进行调查研究。1953 年，曾召开地方病防治工作会议，研究了苏联粮食中毒的新学说。1954 年，吉林省开始了换粮试验。1956年，卫生部组织了大骨节病调查队，在东北和西北等地区的病区进行了深入的综合性调查，在这次调查中，苏联专家妮依汝拉夫廖夫等确定了中国的大骨节病与苏联的乌洛夫病是同一种疾病，同时对我国的大骨节病的防治研究和实验工作给予了具体的指导。1958 年 12 月，卫生部在河南省洛阳市召开了地方病防治经验交流现场会议，认真交流和推广了河南省治疗大骨节病的"综合治疗和自治互治"的先进经验，从而推动了全国所有大骨节病病区的治疗工作，不但解除了患者的痛苦，也有力地支持了工农业生产。

在苏联，大骨节病叫作乌洛夫病或卡辛 – 贝克病。本病在苏联的流行距今已有百余年的历史。1855—1862 年，哥隆克医生卡辛对本病进行了调查研究，称该病为"关节酸痛病"。认为其致病因素是由于当地的气候严寒，沼泽性土壤及水中钙多碘少所致。1901—1902 年，俄罗斯军医贝克夫妇对乌洛夫病做了进一步的调查研究，对乌洛夫河流域的 10多个村庄的居民进行了普查，在 3153 人中，发病者 1008 人，占31.9%。并对本病的临床体征做了详细描述，确定它是一种独立的疾病。1929 年，苏联政府为了该病的防治，曾在发病地区建立了乌洛夫病防治研究站，组织有关人员进行广泛的研究，于 1934—1945 年提出了食物性真菌中毒和生物地质化学区域等两种病因学说。

陕西省对大骨节病的研究始于 1955 年，参加这项工作的主要单位有西安医学院、西北水土保持生物土壤研究所、陕西省地方病防治所、陕西省水文大队等单位。二十余年来，在中发（70）2 号和 49 号文件的指导下，在各级党政领导部门的关怀和支持下，取得了一定的成果。通过调查，掌握了本病的分布情况。据统计：全省 68 个县（市）、1019个公社都有不同程度的发病，共计患者 300 800 人，居全国首位。陕西省发病率最高的是咸阳地区，计 14 万人。其次是宝鸡地区，计 6 万人。延安地区计 5 万人，渭南地区计 4 万人。榆林、安康、商洛、汉中地区和铜川市共计 1 万人。以县为单位最严重的是麟游县，发病率为 28%；永寿县发病率为 25.6%。足以说明大骨节病在陕西省的发病情况是非常严重的。

我于1959—1968年先后在陕西省黄龙、黄陵、淳化、永寿等地防治克山病工作，得见大骨节病在病区同时流行。根据本病临床表现，初步认为属于祖国医学"痹证"范畴的"骨痹病"。关于本病的描述，远在两千年以前的《黄帝内经》就有记载，如《素问·痹论》云："骨痹不已，复感于邪，内舍于肾……骨痹者，善胀，尻以代踵，脊以代头。"又云："痹在骨则重，痹在脉则血凝而不流；在于筋则屈而不伸；在于肉则不仁；在于皮则寒。凡痹之类，逢寒则急，逢热则纵。"即说人体骨骼系统受病发生血脉痹阻，再感受外邪侵袭（外邪指外界致病因素），内而侵及与骨关系最密切的肾气（肾气即人之原气，包括元阴、元阳两种物质功能），一旦肾气发生痹阻不能充养骨骼，骨骼发育即受障碍，若发展严重即呈现骨关节胀大增粗变形。尻以代踵者（"尻"，指臀部；"踵"，指脚跟）即跟臀部相距缩短。脊以代头，即脊柱代偿性前弯。骨病痹阻则举动重着，行走困难；血脉流通不畅则疼痛；筋缩则四肢屈而不伸。肌肉麻木，皮肤发凉，逢寒冷则病情加重，逢暖热则病情缓解。这些论述与大骨节病的临床表现极为符合，所以我认为本病是属于"痹证"范畴的骨痹病并发肌萎病。

我于1966年为了支援山区生产建设，曾组织克山病、大骨节病防治研究组，在永寿县永平公社应用中医中药对该病进行防治研究，探索本病的发病原因及其规律和有效方药。对该公社224个自然村的居民进行普查，普查人数6663人，发现大骨节患者1541人，患病率为23.09%。各大队之间发病率相差很大，观察到本病在永平地区有所谓灶状分布的情况。本病容易侵袭发育期的人，以6~17岁年龄段发病率最高。本病的发生在外籍和当地居民之间存在着显著差异，当地居民较外来户发病率高且严重。当地居民中，非大骨节病患者的子女较大骨节患者的子女发病率高且严重。据当地居民反映，本病的发生是由于"水土不好"，患者的"骨气弱"所致。分析水土不好是外因，骨气弱是内因。我认为大骨节病的本质乃属患者先天肾气不足，后天脾胃失养，累及骨骼系统，结合病区独特的外因所构成的一种有地区性的慢性畸形骨关节病。我当时设想的防治研究方案，由于客观原因导致工作中断而未能实现。但我多年来对本病的防治研究耿耿于怀，终未或释。1972年，我又去耀县稠桑公社树林大队对本病进行访问，鉴于各种原因，提出的防治设想亦未实现。根据多年来的调查研究，认为本病的原因主要是内因，如何通过内因的防治降低儿童青少年的发病率，这是解决防治本病的根本问题。为此，我愿将自己对本病的认识和防治经验及设想方案提出，为防治和消灭大骨节病做出努力。

二、流行特点

我国通过大面积、大数量的流行病学调查，以及病区与非病区对比，发现本病有以下几方面的特点。

1. 病区分布特点

·本病主要流行于黑龙江、吉林、辽宁、内蒙古、河北、河南、山东、山西、陕西、甘肃、青海、四川、西藏和台湾等 14 个省、自治区，268 个市县。病区面积广，病情重者，首为陕西，其次四川、黑龙江、吉林、山西、甘肃和西藏。

调查中看到，在一个省内不是所有市县都发病，在某一个发病市县内，也不是所有居民点都发病，而呈现此发彼不发现象。甚至在大片患病村中，可以出现一个或几个"健康岛"，在一大片非病村屯中，出现一个或几个"病岛"。病区分布不仅有明显的地方性，而且还很严格。

·病区分布的相对稳定性。病区基本是稳定的，在短期内消长不十分明显。但也有的地区过去从来没有本病发生，而可能在以后几年出现新病区。有的地区本病有加重或减轻的趋势。然而各地调查尚未发现病区由甲地向乙地漫延或发病呈现此起彼伏、流行地区有所变动的现象。说明在相当长的时期内，本病在某地的发生和不发生具有相对稳定性。

·病区分布与自然环境特征的相关性。本病在山地、丘陵、高原、平原均有发生。但病区主要分布在大、小兴安岭、长白山、燕山、黄土高原、秦岭、大巴山、岷山和青藏高原等中低山丘陵和部分高山。病区海拔 150~4600m 不等，南方病区海拔高，北方病区海拔低。发病地区从东北向西南呈带状分布，地处我国东部季风湿润地区和内陆干旱地区的过渡地带。在这一发病地带的西北内陆和东南沿海广大地区从未发现过本病，说明病区分布与我国自然环境分布有密切关系。综观具体病区，地带性因素可能起主导作用。但某些地区的非地带性因素（地形、母岩、水土流失等）亦起十分重要的作用，本病的发生和分布特征，可能由于地带性因素和非地带性因素综合作用的结果，是以不溶性无机元素的显著流失为基本特征的。

2. 人群分布特点

已知居住病区的汉、蒙古、满、回、藏、朝鲜等民族均可发病。各地发病率5%～96%左右。73年不完全统计，全国现患者83万余人。

（1）人群选择

本病可在各年龄人群中发生，发病最小年龄为生后97天，最大年龄86岁。但多发病年龄通常8～15岁。性别患病率差异不大。

（2）移民多发

群众中素有本病"欺负外来人"的说法。调查注意到由非病区迁入病区的一批人，7～8年间该人群发病比例可达当地居民患病率水平。10年内该人群发病比例（38.8%）可超过当地居民患病率（28.3%）水平，说明移民户多发。一般认为患者迁居非病区，轻者自愈，重者好转或停止发展。从陕西黄龙、麟游病区迁入非病区河南省扶沟县已有7～15年的50例患者，跟踪观察发现，迁出后虽减轻者较多，但加重者并不少见。还看到4例3岁时迁入非病区，其中3例已进展为二三度患者。说明有些患者离开病区，疾病仍可继续进展。

3. 时间分布特点

本病多发季节，各地都做过调查。四季分明的温带多发于春季（3～5月）；暖温带多发于冬春之交（2～3月）；寒温带则多发春末夏初（5～6月）。与群众所提"跑桃花水""草死草活"季节多发的看法一致。但本病病程缓慢，有相当多的患者不知不觉中发病，同时无论新患还是旧患，均自述春秋症状加重。因此，本病发病不一定和季节有关，可能病变进展、自觉症状加重则多在春秋。

4. 病情趋势特点

东北病区群众普遍反映，中华人民共和国成立后，"病少了""轻多了"。1958年吉林全省普查，爱村发病率最高为57.46%，1968年复查发病率为18.3%，和10年前比较，重病村发病率有显著下降。1959年普查吉林省小通沟，5～25岁人群中二度以上患者占37.4%，1969年复查二度以上患者占14%，表明病情严重程度较10年前也有明显减轻。有些重病村起病年龄比10年前推迟5岁左右。辽宁、黑龙江的病情趋势也如此。

西北病区群众则反映，近 30 年病情严重了。如陕西省永寿县上邱四队发病率高达 71.1%，二度以上患者占 47.4%，起病年龄早，1 岁小儿发病，4、5 岁就开始出现跛行。检查 1～5 岁小儿 11 人中有 4 人发病，6～10 岁 11 人中有 10 人发病。41 岁以上和 1～20 岁人群相比，发病率降低一半，51 岁以上人群发病率又下降一半。由此推算，大约 30～50 年前发病较轻，以后病势逐渐趋向加重，发病率越来越高，起病年龄越来越小，这是西北病区的普遍反映。

有人认为，东北随开发年代（集中表现在植被演替上）延长，病情有所消减，为什么开发较早的陕西，病情反而上升呢？本病在不同病区的消长规律，值得进一步对比研究。

三、病因病机初探

祖国医学认为，大骨节病发生的原因与生活饮食、居住环境、气候条件以及体质素虚抗病能力低下有关。如《素问·痹论》指出："饮食居处，为其病本"。说明人们饮食的摄取物和居住的地理环境是导致本病的原因之一。

《素问·痹论》又云："所谓痹者，各以其时，重感于风、寒、湿三气也……风、寒、湿三气杂至，合而为痹也。"说明气候条件也是导致本病发生的因素。

宋·严用和《济生方》认为，痹证"皆因体虚，腠理空疏，受风、寒、湿而成痹也"。说明痹证的形成皆因体虚、腠理空疏，感受风、寒、湿三气方能成病。体质虚弱是发生本病的主要原因。这是泛指一般痹证的发病原因。大骨节病亦不例外，有它的特殊性。

大骨节病的发病特点，主要发病在儿童青少年发育时期，地区性比较明显，体征表现主要反映在骨关节增粗畸形，身材矮小，鸭步行走，发病缓慢，外观无红热现象，这是与其他痹证不同之点。目前，对大骨节病病因的研究，有三种观点：

（1）生物地球化学观点

认为本病是一种化学地理性质的地方病，其发病原因属于显域性地方病可能性最大。即在一定气候——土壤地带内，某些化学元素含量不足或失去平衡而引起的营养性生物地球化学性疾病。

（2）水中有机物中毒观点

认为各种植物残体分解产物污染水源而致病的可能性是存在的。水中无机元素与本病发病率高低无直接关系。而人体从病区饮水中摄入大量的腐殖酸，很可能是引起内环境硫代谢紊乱的主要原因。

（3）食物性真菌中毒观点

认为本病致病因子是通过当地产的粮食进入人体的，与饮水无关。在病区玉米、小麦中可检查出较多的镰刀菌，大米（脱壳）内部却极少检查出。

陕西省研究情况：一是缺硒观点，认为硒是人、动物必需的营养元素之一。西北水土保持生物土壤研究所通过对病区和非病区的土壤、粮食和人发中含硒量的对比分析，发现病区明显缺硒。为进一步探讨病因提供了依据。二是西安医学院、省地方病防治所、宝鸡地方病防治所互相配合，重点研究了硫与大骨节病的关系，通过同位素硫35示踪法观察，初步认为，在人体内硫代谢的障碍是发病机制中的一个重要环节。

我认为，大骨节病的发病因素不是一个单一的因素，而是一种综合因素所致的疾患，更重要的是决定于患者机体强弱的内在因素而发病的。多年来，由于我们在病区同当地群众一起生活，通过生活实践和治疗实践，得到一些看法，病区群众反映说：得大骨节病的原因，一是我们这里"水土不好"，二是患者本人"骨气弱"。这种看法虽是群众的一般反映，我认为这是群众对本病病因的高度宏观概括认识，是有一定道理的，并结合祖国医学理论进行探讨分析，对大骨节病的病因提出以下浅见。

1. 水土学说

所谓水土因素，即该地区水质土壤之中蕴藏着特殊的致病因子，而使人发生地黄区性比较明显的特殊病证，这就叫地方病。所谓地方病，即与当地人生活环境、气候均有密切关系。如发生痹证的原因，《素问·痹论》指出："饮食居处，为其病本。"这就是说地理环境中的化学元素，主要通过水、粮、菜和其他食品给人以营养或危害。古人对水土的认识，早在《禹贡》有辨九州之土色。《周官》有辨十二土壤之土性。《管子》有"地者，万物之本原，诸生之根苑也。水者，地之血气，如筋脉之通流也"之说。明代李时珍又说："水者，水为万化之源，土为万物之母。源之于水，食之于土。饮食者，人之命脉也，而营卫赖之。故曰：水去则营竭，谷去则卫亡，然则水之性味，尤慎疾之生者，当潜心也。"这就说明水土与生物的关系，对人的健康发育和疾病的发生是极为密切的。对于水土美恶的不同，古人也有论述。如说："上则为雨露霜雪，下则为海河泉井，流止寒湿气之所钟既异，甘淡咸苦，味之所入不同。"在对改用山岩泉水上有"山岩土石间所出泉流为溪涧者也。其泉源远清冷，或有玉石美草者为良；其山有黑土、毒石、恶草者不可用"。

　　从水质、水味所致不同疾病的特点来看，在秦代《吕氏春秋》中记载："轻水所，多秃与瘿人；重水所，多尰与躄人；甘水所，多好与美人；辛水所，多疽与痤人；苦水所，多尪与伛人。"古人指轻水，即天水。天水多轻，认为吃雨水、山水的地方，多患秃头脱发与大脖子病（甲状腺肿大），从水质分析与缺碘有关。重水，指地水，地水多重。认为吃地面水、泉水、井水的地方多患下肢水肿（慢性克山病）和腿足有病、行动困难病，这可能与水源中含有未知的某些矿物质较多有关。苦水所，指水味发苦的地方多患骨节畸形、身材矮小病。从古人的认识，如大脖子病（甲状腺肿大），水肿病（慢性克山病），骨节畸形、身材矮小（大骨节病），这三种症状在克山病区都是存在而常见的，但发病情况为灶状分布。如有的村落大脖子病多，有的村落水肿病多，有的村落骨节畸形、身材矮小病多，甚至有的村落发此病不发彼病，有些村落发彼病不发此病，还有的村落三病俱有或三病俱无。这些发病特点都说明了疾病与水源水质的分布不同有密切的关系，从而可见克山病地区的水质分布是比较复杂的。所谓地区性，也就是由于该地区有不同水质的分布条件而形成该地不同疾病的发病特点。因之，我认为克山病、大骨节病与水土的关系比较密切，但是古人对水土的认识，仅是宏观的认识，要从微观来认识水土的本质，究竟哪种水质对大骨节病有影响，还必须运用近代自然科学知识来剖析和认识它的本质，如何改善其水源水质，以求达到消灭大骨节病的这一发病条件，这是非常重要的，而且也是摆在我们面前的一项非常艰巨的任务。

　　据当地群众反映，大骨节病与当地水土有关，外来人易受侵犯，我们了解无论是外来人与当地人在病区都有发病，但外来人较多。

2. 中毒学说

《素问·痹论》指出："饮食居处，为其病本。"认为本病由人们日常饮食不当，或由饮食中长期摄取某种有害物质，蓄积中毒而伤害脏器，致使机体失调，发生骨节变大，肌肉萎缩，气伤成劳，使心气受抑等病和居住的地理环境有关，是致成痹证的根本原因。从偏食或过食盐类，长期饮食摄取有害物质蓄积中毒因素方面有以下两点：

（1）食物中有害物质蓄积中毒因素

《素问·生气通天论》说："阴之所生，本在五味；阴之五官，伤在五味，是故味过于咸，大骨、气劳、短肌、心气抑。"明代李念莪注解："咸为肾味，过食则伤肾，肾主骨，故大骨、气劳。盐走血，血伤，故肌肉短缩，盐从水化，水胜则火囚，故心气抑。"即说人体阴精的产生是来源于饮食五味，但是藏精的五脏却又可因食五味太过而受伤，所以过多的食咸盐则骨骼系统就要受伤，发生骨关节变大，肌肉萎缩，心气受抑，这说明饮食物的摄取是人身生长发育的源泉，一旦失调，则能伤害身体导致疾病。五味太过或偏咸都可以影响人体健康。凡是克山病区多见大骨节病，肌肉萎缩和克山病气伤成劳，心气受抑的症状表现，这很可能与本地区水源中含有过多的某些无机盐，由于人们长期饮用，蓄积过多，伤害心肾有关。以上古人的认识仅是一个初步的客观现象认识，但是给我们提供了进一步研究大骨节病和克山病病因的课题。至于盐类的本质问题，究竟是哪种盐可导致发生克山病和大骨节病，就需要我们运用近代自然科学知识去分析探索它的本质。

（2）水中有机物中毒因素

人们在与自然界长期斗争的实践中，早已认识到自然环境和饮水与人类健康的密切关系。东北《长白山同江志略》中，对本病有较详细论述，文中叙述"山核桃最能伤人，枝叶花果根皮，年久朽烂于山中，加以雨雪滋润，其毒气随水流于沟渠，灌于江河，即于井泉，居山中者年不过十五、六岁之男女手足缩而短，指节生痛，腿亦如是。其受害者诚以半饮山水，半饮江水，而有井者无几，偶遇一井深不满五尺，无怪其受害者多也。惟多鑿深井人即不致受害"。上述情况与病区调查结果相吻合。虽不一定是山核桃之腐烂分解物致病，各种植物残体分解产物污染水源而致病的可能性是存在的。在我国东北、陕北、甘南某些地区，本病就发生在沼泽泥灰水环境之中。

3. 气候学说

《素问·痹论》指出："所谓痹者，各以其时，重感风、寒、湿之气也。"又说："风寒湿三气杂至合而为痹也。"认为形成痹证的因素与常年反复感受大自然使人致虚的"邪风""寒冷""潮湿"气候的侵袭有关。从季节气候发病的特点，据病区患者反映，当地流传有"草死草活，拐子招祸"之说法。该病病情每在春秋、冬季加重，遇气候剧变时特别明显，夏季缓解，这与《痹论》中指出"凡痹之类，逢寒则急，逢热则纵"的说法是一致的。据现在流行病学调查报道，本病关于季节性发病的特点，调查发病季节时多以自觉症状加重为标志，初步看到在四季分明的温带则多发于春季（3~5月），暖温带多发于冬春之交（2~3月），寒温带则多发春夏之交（5~6月），我省病区群众有"跑桃花水"季节多发的说法。跑桃花水，亦称"逃拐"，就是到冬春季多携小儿到外地逃避，换服水土，至夏季返回原地居住。说明气候风寒湿三气与本病有密切的关系。

四、临床表现与分度

本病的临床表现，主要是关节和骨骼系统的变形，尤以四肢关节对称性增粗和变形最为明显。两手食指第一指间关节最先受累，增粗变形；次为踝关节；也有患者先由肘或膝关节开始；肩、掌、趾、跖、跗等关节则较为少见。严重的患者，在脊椎骨的横突关节面也有轻重不同的病变。由于膝关节受损，下肢可出现畸形，成为"O形腿"或"X形腿"。又因上下肢的长骨增粗变形，运动功能受到障碍，并有疼痛、痉挛和肌肉萎缩等症状，患者就有行动困难，走路呈鸭行步态等。至于患者的颅骨，则尚未发现有病理改变，由于关节面受损，往往在关节运动功能检查时，可以感触到关节腔内有粗细程度不等的摩擦感，有时还可听到摩擦音。

在患区常常可以见到从幼年即患本病的患者。他们由于骨骼的生长受到严重的障碍，年龄虽达成人，但身材却很矮小，而且劳动能力也受到很严重的影响。

患者的智力发育正常。本病对生命无直接威胁，患者可以活到老年。本病对两性的生殖能力无明显影响，但病情严重的女性患者常因骨盆的变形而在分娩时发生困难；患区的生育率也较非患区低。患者的子女如果照顾得当，可以正常的发育成长。本病无遗传性及传染性。患者的体温、血压、血沉和血象都正常。

血液化学的改变：血钙和碱性磷酸酶有所增高，血中无机磷微高或正常，患者血浆中维生素 A 和维生素 D 的含量，在冬、春季节一般不足，在夏、秋两季则正常；二氧化碳结合力偏低，有酸中毒现象。

由于本病病程进展缓慢，一般根据患者的自觉症状、体征以及劳动能力的降低情况，分为一、二、三度。

一度：在自觉病状上，患者感到容易疲倦；四肢关节疼痛，劳动后加剧；早上起床后往往出现手指和小腿痉挛，运动后即可减轻或消失；关节运动不灵活。查体时可见手指关节或膝、踝关节稍微增粗，常见于双手第二、三、四指的第一指关节。指、腕、肘、踝关节有轻度伸展和屈曲困难，肘关节不能完全伸展，四肢关节内出现明显而恒定的捻发性摩擦音，有时可消失或变得比较粗糙。四肢肌肉有轻度萎缩，身材高低如常人，可担负一般的体力劳动，有轻度的扁平脚。

二度：患者精神不好，容易疲乏，行走不便，尤其下坡时更感困难，只能担负轻的体力劳动。指、腕、肘、膝、踝等关节活动困难，有明显的疼痛，膝、踝关节明显增粗，屈曲困难，握拳时指头不能接触掌面。肘关节痉挛性屈曲，形成较明显的角度，前臂旋后发生显著障碍，四肢肌肉显著萎缩，常出现关节突然剧痛，扁平脚较重。

三度：患者活动困难，行走时出现典型的鸭步，有极明显的短指畸形。患者身材矮小，双手不能握拳，肘关节屈曲极为明显，不能伸展到150°。四肢肌肉极度萎缩，有明显的脊柱代偿性前弯。患者劳动能力极度下降，甚至丧失，扁平脚很重。

五、临床检查与诊断

（一）临床检查

1. 病史的询问和记录

在现病史中，要注意询问患病地点、发病年龄、患病年限、发病原因及诱因、发病时间或季节、四肢关节发病顺序以及是否经过治疗等。

在既往病史中，要特别注意与这次疾病有关的一些疾病，如急性传染病、消化系统疾病、外伤、产后疾病等。

在个人史中，特别注意出生地黄点、出生地黄有无地方病的发现和流行、是否曾在大骨节病区居住及居住时间的长短、生活条件、住处的环境情况、曾经到过何地，有无特殊的习惯和嗜好，如特殊的饮食、烟、酒、茶等。

在家族史中，特别注意父母、兄弟、姊妹、子女等的健康情况，是否患有大骨节病或其他地方病。

在妇女的生育史中，特别注意生育是否正常，若非顺产，应记录其生产情况，是流产、早产或手术产，有无死婴及其死亡原因等。

过去的防治经过也很重要。患者是否经过治疗，采用何种治疗方法，其效果怎样？为了收集本病散在各地群众中的治疗方法，对患者过去的防治情况，应详加询问和记录。

2. 体格检查

一般情况　体温、脉搏、呼吸、血压、身高、体重、发育、营养、神志以及走路姿势等。

皮肤毛发黏膜　注意有无异常。

头部　注意头颅大小，有无畸形；乳幼儿囟门是否闭合；有无角膜炎；有无马鞍鼻及鼻内有无异常分泌物；耳的听力是否正常，有无脓液；舌头伸出时颤动与否。

颈部　注意甲状腺的大小、形状及硬度，是否滑动，有无压痛。若甲状腺肿大，应注明肿大时的年龄和发病地点。颈部器官位置是否正常，有无静脉怒张等。

胸部　胸廓是否对称，有无畸形（鸡胸、漏斗胸、肋软骨与肋骨交界处有无念珠状隆起）；呼吸运动是否受限制；叩诊有无异常的鼓音或浊音；心界的大小，心脏听诊有无杂音；肺脏的呼吸音是否正常。

腹部　左右是否对称，大小和形状如何，有无静脉怒张，有无压痛和腹水，肝脾有无肿大和触痛。

肌肉　四肢肌肉发育不良或丰满，紧张或松弛；有无肌肉萎缩；若有萎缩，应注明部位和程度。

神经　膝、跟腱反射有无亢进、减弱或消失。

淋巴结　注意淋巴结肿大的部位、形状、数目、大小、软硬程度和有无压痛。

骨关节系统　着重检查骨关节是否有疼痛、压痛、摩擦音、关节增粗、短指畸形、运动障碍等。在进行关节检查时，应按望诊、触诊及运动试验等次序进行。同时，应注意两侧对称性地进行比较。扁平脚可以用轻（＋）、中（＋＋）、重（＋＋＋）、无（－）表示其变形程度。

（二）诊　断

大骨节病的临床诊断在流行地区并不困难。只要熟悉前述临床分期，分度的病状和体征，及患者的一般情况和劳动能力降低的程度，判断这种病的轻重程度是很容易的。比较困难的是非流行区散在的早期病例的诊断。在这种情况下，就必须借助于 X 线的检查才能确诊。在非流行区的儿童中若发现：①容易疲乏，四肢关节运动不灵活，手或趾、踝关节有疼痛或摩擦音，四肢肌肉有不定时的痉挛。②手指末节向掌侧弯曲。③X 线检查可以看到指关节近侧干骺端模糊，呈杯状凹陷、骨端凹陷及不整；腕骨边缘不整和骨质破坏；距骨扁平。④血中钙、无机磷、碱性磷酸酶增高等，都须注意观察。如果他们曾在患区居住过，则更应该怀疑，以便及早防治。

为了避免误诊，须与下列有类似改变的疾病鉴别。

1. 软骨发育不全

本病系先天性疾病，在出生后或乳儿期即发现。在 X 线上，骨骼或骨核缺乏或出现时间比正常晚。本病患者四肢短小，与躯干比较极不相称，关节有增粗但不疼痛，骨的皮质变厚，无缺乏骨核现象。

2. 软骨营养不良

此病使骨骼发育阻滞，手足短小，四肢关节畸形，亦能形成侏儒。X 线表现与大骨节病较难鉴别，但本病发病较大骨节病要早，一般在 2 岁左右。

3. 类风湿关节炎

发病年龄较晚，大都在 20～40 岁。早期有关节疼痛和肿大，常呈多发性和移行性，以后才固定于某几个关节，常伴发热、贫血等。关节肿大多由于关节附近的软组织肿胀。在病的晚期，关节强硬较明显，且常有骨性强硬。X 线检查呈现关节面模糊不清，关节腔变窄，关节强直等，骨的长径和宽径比例正常，无短指畸形。骨质疏松显著。

4. 佝偻病

发病年龄一般早于大骨节病，多在 6 个月至 3 岁之间。扁骨骨骼亦有明显改变，如方头和胸廓畸形等，下肢长骨可呈弓状弯曲。血钙和无机磷明显降低。X 线检查所见，佝偻病主要由于软骨不能钙化，因此软骨带显得增宽，而大骨节病则是骨骺软骨早期钙化。维生素 D 加钙剂治疗效果明显。

5. 呆小病

系婴幼儿疾病。病儿的四肢及躯干都很细小。除骨骼发育迟缓外，智力发育亦有障碍。此外还有面虚黄、鼻梁宽、唇厚、舌大常伸出口外及流涎等特征。在 X 线表现方面，其骨化中心出现时间及骨骺与骨干愈合的时间比正常晚，而大骨节病的管状骨表现为短而粗，骨骺与骨干愈合的时间较正常早。

六、X 线诊断

X 线检查对本病的早期诊断具有重要意义。本病的主要变化为干骺的早期愈合和骨端的变形。早期患者虽无明显临床症状，但指骨的病变可很早出现。故通常以手部干骺端的改变作为 X 线早期诊断的依据。依指骨病变程度可分为下列三期。

1. 早　期

病变多在第二、三、四指第 1 节或第 2 节。骨骺软骨和干骺端失去正常形态，凹凸不平，呈波纹状或锯齿状。如病变继续发展时，两手可示普遍性骨质稀疏，指骨远端不整齐的边缘可呈粗网状或碎裂现象，且可与骨干脱离而成骨屑。本期在临床上大都无显著变形，或仅有指间关节稍肿大。

2. 中　期

骨骺骨干开始愈合为本期的特征。骨骺中心部的软骨先行消失，骨核自其中心开始与骨干连合，逐渐扩展到边缘部，骨骺化骨核可能破碎或全被吸收，或干骺端呈杯状凹入而骨骺化骨核嵌入其中而连合。由于干骺和骨骺的早期愈合，患者发育停止。

3. 晚　期

本期的特征是干骺的完全愈合，骨的长径发育停止，掌、指骨较正常为短，各骨的长短失去正常比例，由于干骺愈合的提早，骨端并有宽大变形。

必须指出，轻度的早期变化只有在病区才有诊断意义，因可属正常儿童的变异，少数患者在手部可无 X 线改变。故不宜以手部作为 X 线诊断的唯一依据，而应结合临床情况作相应部位的 X 线检查。距骨、跟骨与踝关节负荷全身重量，故常有明显变形，为本病骨骼系统晚期病变的主要表现。踝关节面不整齐，不对称或狭窄，距骨、跟骨被压变形，尚可有增生性改变及骨刺形成。膝关节粗大、变形、关节面凹凸不平、关节间隙宽窄不等，出现所谓的"O"形或"X"形腿。此外，各长骨均可有骨质疏松、皮质变薄、长径变短等改变。

陕西省关于大骨节的 X 线研究认为，手部发病率最高，而且病变有代表性，具有诊断价值。

七、治疗方法

（一）预防治疗方法

为了保护儿童、青少年健康发育成长，选择同一地区 3～6 岁的儿童，未出现临床症状，但经 X 光检查发现骨骼的干骺有病理改变者 200 例，未发现病理改变者 200 例，采用自拟壮骨滋养粉预防治疗观察，每年采用 X 光检查一次，观察 3 年，总结疗效。

壮骨滋养粉（自拟）：新鲜羊骨（包括羊头骨、脊骨、胫骨、骨髓）21g，生鹿角粉 7g，黑豆粉 14g，核桃仁 7g，补骨脂 7g，海带粉 7g，白糖 7g。

以上药量共 70g，为一天量，研极细末，精制成奶粉状，分作 4 包，用塑料袋装置备用。每服一包，开水冲化，或放火上微沸即可服用。3～5 岁儿童一日服 3 次，6 岁儿童一日可服 4 次。

为了控制和治愈大骨节病前驱期及一度患者，在同一地区选择前驱期及一度患者各 200 例，采用壮骨大补丸治疗观察，以 7～20 岁患者为对象，3 个月为一疗程，观察 1 年，总结疗效。

前驱期临床表现：患者自觉四肢运动不灵活，尤其是早晨起床后，

第
一
章
论
著

须活动后才能运动自如，手、指、肘、膝或踝关节有疼痛。手指握拳时有酸痛感，且不能迅速伸展。在检查时可发现指、腕、肘、膝、踝关节有触痛和不定时的细小捻发性摩擦音，手指末节轻度向掌侧弯曲，尤多见于食指，本期患者无关节增粗及肌肉萎缩。患者发育正常，扁平脚的变形或有或无。

一度患者临床表现：在自觉症状上，患者感到容易疲倦，四肢关节疼痛，劳动后加重，早上起床后往往出现手指和小腿痉挛，运动后可减轻或消失，关节运动不灵活。查体时可见手指关节或膝、踝关节稍微增粗，常见于双手第二、三、四指的第1指间关节。指、腕、肘、膝、踝关节有轻度伸展和屈曲困难，肘关节不能完全伸展。四肢关节内出现明显而恒定的捻发性摩擦音，有时可消失或变得比较粗糙，四肢肌肉有轻度萎缩。身材高低如常人，可担负一般体力劳动，有轻度的扁平足，肩腕距、跟臀距可有轻度缩短，腘窝距可有轻度增加。

（二）治疗观察方法

1. 内治法

（1）壮骨大补丸（自拟）

组成：新鲜羊骨（包括羊头骨、脊骨、胫骨、骨髓，研末）21g，鹿角10.5g（与羊骨、羊肾熬成胶状），黄芪21g，肉桂10.5g，华山参1.8g，苍术4.5g，茯苓10.5g，甘草10.5g，熟地黄10.5g，当归10.5g，赤芍10.5g，川芎10.5g，麻黄1.8g，干姜1.2g，附子3.7g，硫黄0.9g，自然铜0.9g，补骨脂10.5g，杜仲14g，雄黄0.9g。

制法：将羊骨、羊肾、鹿角研末，煮成胶状（同熬鹿角胶法）；其他药研成极细粉末，与上药合匀，用黄酒水泛为丸，如小豆大，备存服用。

用量服法：每服10g，一日3次，开水送服，连服3个月为一疗程。

（2）独活寄生汤加减

组成：独活10.5g，桑寄生21g，秦艽10.5g，防风10.5g，桂枝10.5g，细辛10.5g，党参17.5g，白术10.5g，茯苓14g，熟地黄14g，当归10.5g，杭芍10.5g，炙甘草10.5g，杜仲14g，牛膝10.5g，附子10.5g。

用量服法：每日1剂，1个月为一疗程，间隔1个月服用，观察3

个月。

2. 外治法

·锅巴盐热浴　对以踝关节及手指关节疼痛、活动障碍为主的患者，采取 1% 锅巴盐溶液热浴的方法。每晚 1 次，每次半小时，15d 为一疗程，休息 5d。

·透骨草 35g，伸筋草 35g。加水 2000ml，煎至 1000ml，日洗两次，连洗 1~3 个月。

·回阳玉龙膏：炒草乌 35g，干姜 105g，赤芍 35g，白芷 35g，煨南星 35g，肉桂 17.5g。共研极细末，热酒调熬，每日一换。

3. 针灸疗法

针刺穴位：

（1）指关节疼痛，功能障碍者

主穴：合谷、内关、外关。

配穴：太渊、三间、大陵、中渚、神门、后溪、阿是。

（2）肘关节疼痛，功能障碍者

主穴：曲池、曲泽、尺泽。

配穴：合谷、手三里、少海、内关、外关、阿是。

（3）肩关节疼痛，功能障碍者

主穴：肩髃、肩髎、肩井。

配穴：商阳、曲池、合谷、阿是。

（4）髋关节疼痛，功能障碍者

主穴：环跳、秩边、髀关。

配穴：风市、阳陵泉、委中、足三里、丘墟、上次髎、阿是。

（5）膝关节疼痛，功能障碍者

主穴：膝眼、阳陵泉、阴陵泉、足三里、委中。

配穴：鹤顶、梁丘、绝骨、阿是。

（6）踝关节疼痛，功能障碍者

主穴：丘墟、商丘、解溪、昆仑。

配穴：行间、太溪、太冲、内庭、照海、申脉、绝骨、三阴交、足三里、阿是穴。

4. 对二、三度患者的治疗

首先增强肌体抗病能力，减轻疼痛或消除疼痛，使其筋骨活动好转，以达提高劳动出勤率之目的，除服壮骨大补丸外，可采用补骨活血止痛酒，观察止痛疗效。必要时还可采用综合疗法解除患者痛苦。

二度患者临床表现：患者精神不好，容易疲乏，行走不便，尤其下坡时更感困难，只能担负轻的体力劳动，指、腕、肘、膝、踝等关节活动困难，有显著的疼痛，膝、踝关节疼痛更为多见，本期患者出现一定程度的短指畸形，手指和踝关节明显增粗，屈曲困难，握拳时指头不能接触掌面，肘关节痉挛性屈曲，形成较明显的角度，前臂旋前旋后发生显著障碍。四肢肌肉显著萎缩，常因关节内产生关节小体而引起关节的突然剧疼，扁平脚较重，肩腕距、跟臀距缩短，腘窝距增加。

三度患者临床表现：患者活动困难，行走时出现典型的鸭步，有极明显的短指畸形，患者身材矮小，双手不能握拳，肘关节屈面极为明显，不能伸展到150°。四肢肌肉极度萎缩，有明显的脊柱代偿性前弯，患者劳动能力极度下降，甚至丧失。扁平脚很重，肩腕距、跟臀距明显缩短，腘窝距明显增加。

患者智力发育正常；本病对生命无直接威胁，患者可以活到老年，本病对两性的生殖能力无明显影响，但少数病情严重的女患者常因骨盆的变形而在分娩时发生难产；患区的生育率也较非患区为低。患者的子女如照顾得当，可以正常的发育成长，本病无遗传性及传染性，患者的体温、脉搏、血压、红细胞沉降率和血常规都正常。

内服方药：

·壮骨大补丸（见前内治法）

·补骨止痛活血酒：鲜羊骨（包括：羊头骨、脊骨、胫骨、骨髓）21g，鹿角10.5g，补骨脂10.5g，骨碎补10.5g，自然铜10.5g，硫黄10.5g，华山参7g，黄芪35g，当归17.5g，白术17.5g，麻黄14g，桂枝21g，川乌10.5g，附子10.5g，红花10.5g，牛膝10.5g。以上药品制成药酒，每服10~20ml，一日两次。

·独活寄生汤加味：独活10.5g，桑寄生21g，秦艽10.5g，防风10.5g，桂枝10.5g，细辛10.5g，党参17.5g，白术10.5g，茯苓14g，熟地黄14g，当归10.5g，杭芍10.5g，炙甘草10.5g，杜仲14g，牛膝

10.5g，附子 10.5g。

·五积散加味：麻黄 210g，肉桂 105g，当归 105g，芍药 105g，川芎 105g，苍术 840g，茯苓 105g，炙甘草 105g，半夏 105g，陈皮 210g，枳壳 210g，厚朴 105g，桔梗 70g，干姜 105g，白芷 105g，党参 105g，附子 105g。上药除肉桂、枳壳另研细末外，其他十五味研为细末，慢火炒令色转，待冷，再入肉桂、枳壳末，共和研匀。每服 10g，用开水一杯半，放火上蒸至一半，去渣温服，一日两次，服 3 个月为一疗程。

八、壮骨滋养粉组成分析

（一）羊骨髓（羊骨、羊髓，以羚羊为良）

（1）羊骨（脊骨、胫骨、头骨、尾骨）

主要成分：磷酸钙、碳酸钙、磷酸镁和微量的氟、氯、钠、钾、铁、铝。骨胶原、骨类黏蛋白、中性脂肪。

性味：甘、温。羊脊骨性热，味甘，无毒；羊胫骨性平，味咸，无毒；羊头骨性平，味甘，无毒。

功效：补肾，强筋骨。

主治：虚劳羸瘦，腰膝无力，筋骨挛痛，白浊，淋痛，久泻，久痢。

历代论述：明·李时珍《本草纲目》曰："脊骨补肾虚，通督脉，治腰痛下痢。胫骨主脾虚，肾虚不能摄精，白浊。除湿热，健腰脚，固牙齿，去䐈齾，治误食铜钱。"又云："羊胫骨灰可以磨镜，羊头骨可以消钱。故误食钢铁者用之，取其相制也。"张景阳《七命》云："耶溪之铤，赤山之精，消以羊骨，铧以锻成。"注云：羊头骨能消铁也。宋·张杲《医说》云："齿者骨之余，肾之标，故牙痛用羊胫骨以补之。"《千金·食治》云："头骨，主小儿惊痫。"《唐本草》云："头骨，疗风眩，瘦疾。"《饮膳正要》云："尾骨，益肾明目，补下焦虚冷。"《别录》云："主虚劳，寒中，羸瘦。"

（2）羊髓

性味：甘、温，无毒。

功效：益阴补髓，润肺泽肌。

主治：虚劳羸弱，肺痿，骨蒸，咳嗽，消渴，皮毛憔悴，痈疽，疮疡，目赤，目翳。

历代论述：《本草纲目》曰："润肺气，泽皮毛，灭疤痕。羊髓久食不损，故肺虚毛悴者用之。"《千金·食治》曰："却风热，止毒，久服不损人。"《食疗本草》曰："久服补血，主女人风血虚闷。"《随息居饮食谱》曰："润五脏，充液，补诸虚，调养营阴，滑利经脉，却风化毒，填髓。"

（二）鹿　角

主要成分：磷酸钙、碳酸钙、胶质、氯化物。

性味：温、咸。无毒。

功效：行血，消肿，益肾。

主治：虚劳内伤，腰脊疼痛，疮疡肿毒，瘀血作痛。

历代论述：《食疗本草》曰："蜜炙研末，酒服，轻身强骨髓，补绝伤。女子胞中余血不尽欲死者，以清酒和鹿角灰服方寸匕，日三夜一。"《千金·食治》曰："屑服方寸匕，日三，益气力，强骨髓，补绝伤。"《本草经疏》曰："麋茸补阴，鹿茸补阳，角亦如之。凡角初生，软嫩者为茸，禀壮健之性，故能峻补肾家真阳之气，熬成白胶则气味甘缓。能通周身之血脉，生角则味咸气温，惟散热，行血消肿，辟恶气而已。咸能入血软坚，温能通行散邪，故主恶疮痈肿，逐邪恶气，及留血在阴中，少腹血结痛，折伤恶血等证也。肝肾虚，则为腰脊痛，咸温入肾补肝，故主腰脊痛。气属阳，补阳故又能益气也。"《本草纲目》曰："鹿角，生用则散热行血，消肿辟邪；熟用益肾补虚，强精活血。炼霜熬膏，则专于滋补矣。"《神农本草经百种录》曰："鹿之精气全在于角，角本下连督脉。鹿之角于诸兽为最大，则鹿之督脉最盛可知，故能补人身之督脉。督脉为周身骨节之主，肾主骨，故又能补肾。角之中皆实以血，冲为血海，故又能补冲脉。冲、督盛而肾气强，则诸效自臻矣。"

英美学说：鹿角系鹿之头角，在古人常用之为药品。鹿角至春时则解，自第1年至第5年逐年加大，过五年则渐缩小，如将鹿角所烧之灰可以作炭养，磷养之用。所以鹿角之功用，如取鹿角磅下之花，合于水沸之，则成无色胶类形质，有养身之性，可代鱼膘胶类形质。又有鹿角精与鹿角油、鹿角盐，皆有祛痰、发汗、兴奋之效，而鹿角胶则为补药。

（三）黑　豆

主要成分：含较丰富的蛋白质、脂肪和碳水化合物，以胡萝卜素、维生素 B_1、维生素 B_2、烟酸等，故食料必须之。于其营养上分析之，得各成分如下：水 16.09%，蛋白质 40.25%，脂肪 18.26%，无窒素物 21.97%，纤维 3.86%，灰分 4.54%。

性味：甘、平，无毒。

功效：活血利水，祛风解毒，健身补肾。

主治：水肿胀满，风毒脚气，黄疸浮肿，风痹筋挛，产后风痉，口噤，痈肿疮毒。解诸毒。

历代论述：《新修本草》云："煮食，治温毒水肿。"《本草拾遗》云："炒令黑，烟未断，及热投酒中，主风痹，瘫痪，口噤，产后诸风。"《食疗本草》云："主中风脚弱，产后诸疾；若和甘草煮汤饮之，去一切热毒气，善治风毒脚气；煮食之，主心痛，筋挛，膝痛，胀满；杀乌头、附子毒。和饭捣涂一切毒肿；疗男女阴肿，以绵裹纳之；杀诸药毒；和桑柴灰汁煮之，下水鼓腹胀。"《日华子本草》云："调中下气，通关脉，制金石药毒，治牛马温毒。"《本草纲目》云："治肾病，利水下气，制诸风热，活血。煮汁，解矾石、砒石、甘遂、天雄、附子、射罔、巴豆、芫青、班蝥、百药之毒；治下痢脐痛；冲酒治风痉及阴毒腹痛。"《本草汇言》云："煮汁饮，能润肾燥，故止盗汗。"李时珍曰："黑豆入肾功多，故能治水，消胀，下气，制风热而活血解毒，所谓同气相求也。又按古方称大豆解百药毒，予每之，大不然，又加甘草，其效乃奇，如此之事，不可不知。"《本草经疏》云："煮汁饮，止痛。"

（四）胡桃仁

主要成分：是亚油酸甘油酯，混有少量亚麻酸及油酸甘油酯。含脂肪油 58.3% ~ 74.7%，蛋白质 15.4%，碳化物 10%，钙 0.119%，磷 0.362%，铁 0.035%，胡萝卜素 0.17%，核黄素 0.11%。

性味：甘、温，无毒。

功效：补肾固精，敛肺定喘，润肠。

主治：肾虚咳嗽，腰痛脚弱，阳痿，滑精，小便频数，石淋，大便燥结。

历代论述：《食疗本草》云："通经脉，润血脉，黑须发，常服骨肉细腻光润。"《嘉祐图经本草》云："治损伤、石淋；同破故纸蜜丸服，补下焦。"《本草拾遗》云："食之令人肥健。"《开宝本草》云："多食利小便，去五痔。"《本草从新》云："治痿，强阴。"《医林纂要》云："补肾，润命门，固精，润大肠，通热秘，止寒泻虚泻。"《药类法象》云："去痔疾，消瘰疬。"《本草经疏》云："胡桃禀火土之气以生，本经虽云甘、平，然其气多热而性润，益血脉，补命门之药也。血不充，则消瘦，肌肤不泽，及发须易白。益血，故令人肥健，润肌，黑发须也。多食利小便者，以其能入肾固精，令水窍常通也。傅瘰疬者，甘能解毒散结。去五痔，取其润肠除湿之功也。"《本草纲目》云："补气养血，润燥化痰，益命门，利三焦，温肺润肠，治虚寒咳嗽，腰脚重痛，心腹疝痛，血痢肠风，散肿毒，发痘疮，制铜毒。"《本草求真》云："胡桃味甘气热，皮涩肉润色黑，诸书皆言能通命火，助相火，利三焦。温肺润肠，补气养血，敛气定喘，涩精固肾，与补骨脂一水一火，大补下焦，有同气相生之妙。若使多食，则能动风，脱人眉毛，与甘蔗同嚼，则蔗渣消融。盖因味甘，故三焦可利。汁黑则能入肾通命；皮涩则气可敛而喘可定；肉润则肺得滋而肠可补；气热则食不宜多，而有动风脱毛，火烁消融化铜之弊耳。疮肿、鼠瘘、痰核，取其用能通郁解结。憔肺有热痰，暨命门火炽者切忌。养血去皮用，敛涩连皮用。"

（五）补骨脂

主要成分：含补骨脂乙素及多种香豆精类物质（主要为补骨脂内脂和异补骨脂内脂）。

性味：辛、大温，无毒。

功效：补肾助阳，止泻。

主治：肾虚冷泻，遗尿，遗精，小便频数，阳痿，腰膝冷痛，虚寒喘嗽。外用治白癜风。

历代论述：《药性论》云："主男子腰痛，膝冷囊湿，逐诸冷痹顽，止小便利，腹中冷。"《日华子本草》云："兴阳事，治冷劳，明耳目。"《品汇精要》云："固精气。"《医林纂要》云："治虚寒喘嗽。"《开宝本草》云："主五劳七伤，风虚冷，骨髓伤败，肾冷精流及妇人血气、堕胎。"《本草经疏》云："补骨脂味辛，其气大温，性则无毒。阳中微

140

阴，降多升少，入手厥阴心包络、命门、足太阴脾经，能暖水脏。阴中生阳，壮火益土之要药也。其主五劳七伤者，盖像劳伤之病，多起于脾肾两虚，以其能暖水脏，补火以生土，则肾中真阳之气得以补而上升，则能腐熟水谷，蒸糟粕而化精微，脾气散精，上归于肺，以营养五脏，故主五脏之劳。七情之伤所生病，风虚冷者，因阳气衰败，则风冷乘虚而客之，以致骨髓伤败，肾冷精流。肾主骨而藏精，髓乃精之本，真阳之气不固，即前症见矣。因其本而阳气生，则前证自除。男子以精为主，妇人以血为主，妇人血气者，亦犹男子阳衰肾冷，而为血脱气陷之病，同于男子之肾冷精流也。大温而辛，火能消物，故能堕胎。"《本草纲目》论补骨脂曰："主肾泻，通命门，暖丹田，敛精神。"《玉楸药介》曰："补骨脂味辛苦，气温，入足太阴脾、足少阴肾、手阳明大肠经，温脾暖肾，消水化食，治膝冷腰疼，疗肠滑肾泻，能安胎坠，善止遗精，收小儿遗尿，与丈夫阳痿，除阴囊之湿，愈关节之凉，温暖水土，消化饮食，升达肝脾，收敛滑泻。遗精，带下，溺多，便滑诸症，甚有功效。方书称其延年益寿，虽未必信，然要亦佳善之品也。"清代黄宫绣曰："补骨脂，辛苦，大温，色黑，医书皆载能敛神明，使心包之火与命门之火相通，因而元阳坚固，骨髓充实，以其气味温苦，涩以止脱故也。凡五劳、七伤，因于火衰，而见腰膝冷痛，肾冷流精，肾虚泄泻，及妇人肾虚脱滑，用此最为得宜，若认症不真，或因气陷气短，而见胎坠；火衰火盛，而见精流、泄泻，妄用补骨脂止脱，则杀人于利器也。"

（六）海　带

主要成分：含水分28.5%，灰分17%，粗纤维21.2%，氮0.71%，蛋白质4.81%，脂肪1.2%，戊聚糖8.82%。

性味：咸、寒，无毒。

功效：软坚化痰，利水泄热。

主治：瘿瘤结核，疝瘕，水肿，脚气。

历代论述：《嘉祐本草》云："催生，治妇人及疗风，亦可作下水药。"《本草图经》云："下水速于海藻。"《本草纲目》云："治水病，瘿瘤，功同海藻。"《玉楸药介》云："清热软坚，化痰利水。"《医林纂要》云："补心，行水，消痰，软坚。消瘿瘤结核，攻寒热痕疝，治脚

第一章　论著

141

气水肿，通噎膈。"《本草汇言》云："海带，去瘿行水，下气化痰。"掌禹锡曰："海带可以束物，医家用以下水，胜于海藻、昆布。"

九、预　防

本病的预防，必须从多方面防止致病因子对人体的侵害，消除诱因，提高机体的防御机能。现将预防措施简介如下：

（一）保护水源清洁，实行饮水砂滤、消毒

各地大骨节病患区群众一致反映，水质不良是该病发生的主要原因。目前认为该病是一种地区性水土病。根据有关的调查和防治研究，亦认为患区饮用水源的环境卫生和水源保护是不合卫生要求的。并反映出水与本病的关系应继续做深入的研究。因此，积极做好患区的水源保护，进行引水处理以改善水质，在大骨节病的防治上有极其重要的意义。

现在农村饮用水的来源，大多是井水、泉水、河水或塘水。本病患区居民的饮用水源，大多与上述几种分散给水的方法类似。在陕、甘、晋部分患区，有的饮用窖水，在干旱缺乏雨水的季节，甚或饮用涝池水，这些水的卫生质量更差。现对上述几种水源的保护，予以简要说明。

1. 井（泉）水的保护和水质处理

首先，应注意水井的修建。修建时要做到下列几点要求：①井的位置须选择使用方便的地方；在井的四周30m以内，不得修建厕所、粪坑和渗水井。②应有高出地面的不透水的井台，井台周边应稍微向外倾斜，台边要有排水沟，以便排水。③井口周围要有井栏，上面有盖。④井壁要坚固不漏水，最好抹上水泥砂浆。⑤井底要铺细砂和碎石。⑥要放置公共汲水桶。做到以上几项要求，就可防止脏物冲入或渗入井内污染井水。

其次，对于旧有的水井，要定期修理井壁，清理井底，增设井盖，固定公用水桶，搞好井的周围卫生，拆除邻近的厕所和粪堆。

第三，在水井周围3～5m以内，禁止洗衣、洗菜、淘米，并禁止在井内冰冻瓜果和让牲畜在井边饮水。

对于泉水的保护，应做好泉眼周围的环境卫生，使之不受污染。修

建储水池，将泉水引入储水池内，储水池应坚固耐用，装设导管，以便利居民取水。

井（泉）水源的水质处理：可采用石膏砖、毛竹筒、砂滤缸等消毒方法。兹将使用方法介绍如下：

（1）石膏砖消毒法

用100g漂白粉，加20g木屑和180g石膏粉，制成漂白粉石膏砖；或用50g消毒剂氯亚明，加20g木屑和180g石膏粉，制成氯亚明石膏砖。使用时，将制成的石膏砖挂在一个空竹筒下面，投入井内，经30min后，井水即可使用。一般直径2.5尺，水深5尺的水井或储水池，用上述石膏砖一块，每隔5d，再投入1块。水井或储水池的体积不同时，可按每立方米加4~4.5g漂白粉或2~2.25g氯亚明的比例投入。

（2）毛竹筒消毒法

用一端开口的毛竹筒一节，在竹筒的一侧开几个直径为0.2~0.25cm的小孔；孔的多少要看井内或储水池内水的容积而定，一般可按每立方米水井3个小孔计算。毛竹筒内装入漂白粉，用软木塞塞紧，再用铁丝扎住，投入水井或储水池内。一般每隔15~20d，取出另换漂白粉一次，再投入使用。使用的时间间隔，视竹筒能装漂白粉多少而定，用完后就应当捞出再装。此种消毒法，可节省很多人力，又可节约漂白粉用量一半以上，而且消毒效果良好。

（3）砂滤缸消毒法

采用二道砂滤缸消毒法，可将水中的细菌及其他杂质除去或使之大为减少。采用砂滤缸的形式，是农村中最经济又较为推广的水质处理法。二道砂滤缸的构造和处理步骤：

砂滤缸消毒法的漂白粉用量：对1L井（泉）水，加0.4~0.6mg，对1L塘水或窖水加2~3mg，即可达到消毒的目的；或者按每桶（25L）水中加1%漂白粉溶液2~3勺。使用的漂白粉应妥为保存，最好放在较阴暗干燥的地方，以免潮解和减低效力。在水中加入漂白粉后，应充分搅拌，并等待30~60min，然后使用，以保证漂白粉与水接触后有充分的杀菌时间。对过于浑浊的水，应先用白矾使其澄清，或待自然沉淀后，再加漂白粉消毒，以节省漂白粉的用量。

143

2. 河塘水的保护及其水质处理

首先，河水应分段使用，塘水分池使用。河水自上游算起，可分为4段；塘水可分为4塘。第一段（塘）专供饮用，第二段（塘）供洗菜淘米用，第三段（塘）供牲畜饮用，第四段（塘）供洗衣用。供居民饮用的河段或池塘应设汲水码头，码头上要装汲水跳板。跳板要尽量伸向河或池塘的中央，离岸要远些，以便取靠近河（塘）中心较清洁的水饮用。其次，对供应饮用的河段和塘水，应增设防护地带，划定范围，树立标志。禁止在划定的范围内倾倒垃圾和粪便，修建厕所、粪坑、污水池、垃圾堆等，以保持四周清洁，消除一切污染水源的因素。

河（塘）水的水质处理：在有条件的地区，可修建砂滤井或农村用的土自来水厂。关于河（塘）水砂滤井和自来水厂的修建方法和结构及其步骤，可参考《除害灭病爱国卫生运动手册》中所介绍的一些先进经验，这些都值得在大骨节病患区全面推广应用。

饮用窖水或涝池水的水源保护，水质处理与井水及塘水的保护及水质处理同。

（二）增加营养，增强体质

患区居民的日常饮食，一般说来，动物性蛋白质和脂肪类食品不多，食用蔬菜的品种较少，量也不足，偏食现象比较严重，饮食习惯和烹调方法也有不合理的地方。

1. 增加营养

为了增加患区居民的营养和对疾病的抵抗力，应结合发展生产，做好下面几点。

·在发展生产的前提下，搞好患区群众的营养，要发展副食品生产，多养家畜家禽，以改善群众生活，增加营养。

·在以粮为纲的前提下扩大蔬菜种植面积和蔬菜品种，要多种、多吃胡萝卜、南瓜、白菜、辣椒、西红柿、菠菜、雪里蕻等菜。在冬春要大量储存蔬菜，以免缺乏菜吃。

·改变不合理的饮食习惯和烹调方法：提倡粮菜混食，粗粮细作，粗细搭配。多吃焖饭和煮饭，不吃或少吃捞饭。蒸馍、煮饭、做菜不加碱或少加碱。饭菜要现吃现做，避免吃剩饭冷馍。做菜要先洗后切，用大火急炒，切过的菜不要泡在水里，以免失去养分。

2. 增强体质

为了增强患区人民的体质和对疾病的抵抗能力，除增加营养外，还要注意以下几个方面：

（1）个人卫生

做好个人卫生，减少疾病的发生，消除大骨节病的发病诱因。经常做到"五不十要"。"五不"即不喝生水，不吃腐烂和不洁的食物，不随地吐痰，不随地大小便，不求神拜佛。"十要"即有病要早治，无病要早防；饭前要洗手；吃饭要定时定量；每天要刷牙漱口；衣被要常洗常晒；要常洗澡（修建农村简易浴池）、理发及修剪指甲；室内外要常打扫，房屋要常开窗；要接受预防接种；要经常锻炼身体；要有充足的睡眠时间。这样就能养成人人爱清洁，家家讲卫生的新风尚。患者在春、秋、冬三个季节要做好关节保护，不可过劳和受凉。

（2）环境卫生

环境卫生的好坏，对人体的健康和心理情绪影响很大。清洁卫生能使人精神焕发，身体健康。改变大骨节病患区的环境卫生面貌，对防治本病有积极作用。要改变患区的环境卫生面貌，必须做到以下几点：

·改善家庭卫生，实现室内整洁。应将窗开大，家具按大小种类放得有条不紊，最好形成一条线，使空气流通，光线充足，室内宽敞，使人觉得精神愉快，对健康自有好处。

·改善居住环境，开垦院、村周围的零星空地，消灭杂草丛生、垃圾乱堆的现象，种植菜、果、药、花等。

·改变厕所和污物处理方式，实行厕所卫生管理及粪便污物无害化处理，要特别注意不使粪便污染饮用水源。

（三）加强保暖防护、关心儿童生活

注意保护关节，不使受冻和受伤。在农忙期间特别要多注意休息。由于本病主要侵犯成长期的儿童，因此，对成长期儿童应特别关怀。对他们要进行定期健康检查，以便早期发现患者，得到早期防治。要建立和健全农村托儿所和幼儿园，并加强管理和教育，使儿童养成良好的卫生习惯。对儿童的饮食要格外注意，防止营养缺乏，以增强儿童体质。要按时进行预防接种，防止感染传染病，以免减低对大骨节病致病因子侵袭的抵抗力。

十、常用治法简介

对大骨节病患者进行早期治疗是一个重要环节。因为早期患者可以治愈，错过这个机会，当患者骨质已有明显损伤，关节出现畸形时，治疗就只能解除患者的一时性痛苦，关节畸形是很难改变的。所以，对于本病的治疗，应当抓紧早期患者这一关键。

大骨节病的治疗方法很多，兹将目前常用的综合疗法，其他中西药物的单项疗法和矿泉疗法做简单的介绍。

（一）综合疗法

综合疗法是用针灸、药物、理疗、体疗的综合性方法。这种疗法不但疗效高，而且花钱少，是目前国内本病患区所采用的一种较好的治疗方法。

1. 针 灸

针灸是综合疗法的主要内容之一。能调整全身经络，驱除风寒，迅速解除患者的关节疼痛，并能促使挛缩的关节伸展。

（1）针刺穴位

根据疼痛部位，在局部取主穴，远端取配穴。同一穴位每天只进针一次，同组各穴分别轮换使用，每次每个肢体最多进3~4次。

①指腕关节疼痛、挛缩、运动功能障碍

主穴：合谷、内关、阳池、外关。

配穴：太渊、三间、大陵、中渚、神门、后溪、曲池、肩髃、阿是穴。

②肘关节疼痛、挛缩、运动功能障碍

主穴：偏历、尺泽、曲池。

配穴：合谷、肩髃、手三里、少海、内关、外关、阿是穴。

③肩关节疼痛、挛缩、运动功能障碍

主穴：肩髃、肩井。

配穴：大椎、肩髎、曲池、合谷、阿是穴。

④髋关节疼痛、挛缩、运动功能障碍

主穴：髀关、环跳。

配穴：风市、委中、足三里、阳陵泉、上次髎、阿是穴。

⑤膝关节疼痛、挛缩、运动功能障碍

主穴：委中、双膝眼、阳陵泉、足三里、阴陵泉。

配穴：鹤顶、风市、梁丘、承筋、三阴交、绝骨、丰隆、阿是穴。

⑥踝关节疼痛、挛缩、运动功能障碍

主穴：解溪、丘墟、商丘、昆仑。

配穴：行间、内庭、照海、申脉、悬钟、太溪、太冲、三阴交、足三里、阴陵泉、阿是穴。

（2）针刺手法

采用古法"泻"的手法，即强刺激抑制手法。进针后，到患者感有酸困或胀麻感或抽感时即可停止。为了获得强烈的刺激，进针后可连续捻转针柄，或用雀啄式的上下捣动，捻转度要大，捣针的次数要多，以患者的身体健康，衰弱和关节的疼痛程度为标准。健康剧痛者捣针次数要多7~8次。留针的时间要长，约15~30min。

（3）灸　法

局部艾灸，一般应灸至皮肤微红，温热，皮内有微微发痒的感觉时为止。灸的时间约15~20min，灸的次数愈长愈好。可令患者在空闲时就灸。艾灸部位与针刺同。艾灸可缓解痉挛，能促使关节活动，血行畅通。

常用的灸法有下列几种：

①艾卷灸：将艾绒用麻纸卷成五寸长、中指粗细的艾卷，燃着灸患病部位。此法使用方便，经医生指定要灸的部位后，患者即可自行灸，故最为常用。

②艾绒针柄灸：将艾绒捻在针柄上，点燃灸之。

③酒精棉球灸：将浸酒精的棉球放在针刺过的穴位上，用艾卷烘烤。

④针灸次数：每日针2次，灸3~5次即可。

2. 药　物

综合疗法使用的中药有四种：马钱子丸、双乌丸、虎骨酒、万应膏（贴用）。马钱子丸有兴奋神经，祛风，活血，镇痛，除寒湿，使弯曲挛缩的肢体伸展等作用。虎骨酒在治疗后服用，可以巩固疗效。双乌丸能温通经络，祛风散寒，镇痛效果较大，疗效也较持久。万应膏对祛风，

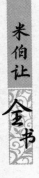

散寒，利湿，温通经络，镇痛等疗效较好。上述几种药物中以膏药为简便价廉，易为群众所接收。各药的处方和使用方法如下：

（1）马钱子丸

处方：马钱子（带皮炒黄发虚）770g，闹羊花350g，乌梅520g，血竭花210g，牙皂140g，生乳香210g，生没药210g，麻黄210g，僵蚕（炒黄）140g，广木香140g，冰片7g，麝香3.5g。

制法：将上述药物除麝香外，均混合研成细末。取一小部分药末与麝香拌匀，以小米为心，然后水摇成丸。再将其余的药末敷上成丸，每丸如梧桐子大或0.05g重。

服法：每日早晚各服一次。成人每次服1～2丸，白开水送下。服后若无其他反应，以后每次可逐渐加到3～5丸。小儿酌减。

禁忌：孕妇及患有其他疾患者禁服此药。

（2）虎骨酒

处方：虎骨（香油炸黄）140g，当归140g，大枣140g，芍药210g，生姜140g，五加皮280g，川牛膝280g，麻黄280g，桂枝280g，甘草280g，黄明胶（用蛤粉炒）520g，葛根520g

制法：以上12味药装入瓷坛内，再按比例加入75%的酒精两倍，将坛口密封，一个月后即可服用。

服法：每日2次，每次服2～5ml，稍加温开水服下。

（3）双乌丸

处方：当归70g，川乌21g，草乌21g，全蝎28g，黄芪56g，桂枝41g，没药56g，乳香56g，麻黄14g。

制法：共为细末，炼蜜为丸，每丸10g重，但在制药时川乌和草乌须先用甘草水煮15min，冷开水浸泡去脐，以无干心为度。

服法：成人早晚饭前各服一次，每次1丸。小儿酌减。数日后反应不大时，可适当加量一半。一般以30～40d为一疗程。

（4）万应膏

处方：海风藤35g，独活70g，南星28g，官桂35g，防风35g，西吉35g，川乌70g，莪术28g，生地黄35g，麻黄35g，藁本17g，香附175g，羌活105g，刘寄奴70g，首乌105g，陈皮35g，桃仁105g，苍术175g，甘松35g，川续断70g，荆芥70g，威灵仙70g，牙皂35g，草乌

70g，山奈 35g，乌药 52g，枳壳 35g，连翘 105g，生姜 35g，白芷 70g，赤芍 70g，川芎 35g，柴胡 35g，三棱 35g，当归 70g，五加皮 175g，血余 70g。以上熬膏，再加广木香 35g，血竭 35g，红花 35g，三七 28g，没药 70g，乳香 105g，骨碎补 35g，穿山甲 35g，儿茶 35g，生石膏 70g，土元（土鳖子）35g，自然铜 35g，钟乳石 35g，麝香 70g，杜仲 175g，风化硝 35g，黄丹 105g，松香 175g。

制法：将前 37 味药熬煎滤渣，再熬至将成膏时，加后边诸药，首先将药浸入麻油内（春季 5d，夏季 3d，秋季 7d，冬季 10d），放入洁净大锅内慢火熬至起泡为度，住火滤渣。油的用量，看药的多少决定：油一斤，对药粉半斤。熬药时用桑、柳、桃枝不时搅拌，熬至黑亮如漆、如镜，滴水成珠为度。用白布摊贴患处。

3. 理 疗

包括拔火罐和热浴两种方法。

（1）拔火罐

拔火罐是我国广大人民群众常用的一种治病方法，对制止疼痛，解除肌肉挛缩，促使弯曲的关节伸展有很大的作用。拔火罐有两种方法，即针刺什么穴位后，就拔什么穴位，或在挛缩肢体的屈面，膝关节以委中穴，肘关节以曲泽穴为中心，上下用 3～5 个火罐排成直线拔。拔火罐的方法：用面粉做成薄饼，直径较火罐口径略大，中央薄，边缘厚，贴在针刺过或要拔的部位上，然后将酒精棉球点燃后，投入火罐内，随即把火罐扣上，等吸紧以后，让它维持 15～30min，就可去掉。拔火罐的原则是要快、紧、稳，须注意火力的强弱。火力强，火罐才能拔得紧稳。拔火罐的技术要经常练习，力求达到熟能生巧的要求。

做到以上几点，才能使局部皮肤高度充血隆起，这对疗效的提高具有重要意义。

（2）洗澡或局部热浴

每日或间日用热水洗浴全身，或擦洗患病肢体关节一次。洗后，患者一般感觉疼痛减轻，关节松活。有浴池的地区或有条件修建浴池的患区，可修建简易浴池，专供患者使用。

4. 按摩或锻炼

（1）按　摩

按摩就是在患病肢体关节和附近的肌肉上进行揉捏、搓按、推摩、伸展、屈曲或回转的运动，每次 10～20min。按摩应在针灸、艾灸、拔火罐以后进行。同时应鼓励患者经常自行按摩和彼此互相按摩。做按摩屈伸运动时，应循序渐进，不要用力过猛，以免受伤而增加患者的痛苦。

（2）体育运动

每天早晚坚持做些体育活动，如跑步、体操、太极拳等等。这些体育运动有助于关节屈伸灵活，减轻疼痛，并能促进弯曲关节的伸展。

5. 疗　程

综合疗法一般按 8～12d 为一疗程，或不分疗程，一直治疗到患者疼痛消失，关节运动灵活，轻者关节完全伸直，重者接近伸直或完全伸展为止。

6. 综合疗法注意事项

·注意安全操作和消毒，防止发生事故，以减少患者的痛苦。

·对妇女和有其他疾病的患者，应仔细检查和询问。若已怀孕或合并有其他疾病，须待产后和其他疾病痊愈后再进行治疗。

·刺针时。应注意患者的脸色和表情，避免晕针的发生。对晕针患者应立即停止针刺，安定患者情绪或进行急救。

·扎针时，应避开血管，采用各种减痛进针法，免除皮下出血，减少患者痛苦。

·扎针前，应根据穴位，使患者采用适当的体位。同时要检查针有无生锈、弯曲，针尖是否有钩，针体与针柄连接处有无伤痕等，若有上述现象即不可使用。扎针和留针期间不宜变动体位，以免弯针、断针。

·针刺的深度，以患者感有麻木、沉重、酸胀等主观感觉为度，不能以进针的深度为准。

·对于症状顽固、久治不见效者，一般可用捣针法，留针时间也长至 1～2h 才能见效。

·对于骨关节严重变形的患者，因穴位与书中所记载的部位有出入，应特别注意穴位的选定。须依其关节的变形、错位情况进行指压进针法。

·针灸时，主穴必针必灸，配穴可根据病情适当配用。此外，患者连续扎针数日，针眼就不可避免地集中于一处，因此可能感到有针眼痛。遇见这种情况，可稍微上下移动，避开老针眼。

·对怕扎针或移动肢体不能下针的儿童患者，可单用艾灸、拔火罐、服药等方法治疗，但止痛效果较慢。

·拔火罐时，应注意避免烧伤、烫伤的发生。

·拔火罐时，被拔部位的皮肤越红，肿起越高，效果越好。火罐口应保持清洁，以免污染针眼。拔火罐后，针眼处可能有血或液体渗出，要先对患者说明这对健康并无影响。对于渗出的液体应用酒精棉球擦除，并应注意防止针眼的污染化脓。

（二）其他单项药物疗法

1. 内服汤剂

苍术 5g，羌活 3.5g，独活 3.5g，柴胡 3.5g，升麻 3.5g，防风 1.75g，生姜 3.5g，大枣 4 枚。加水 400ml，大火煮沸，慢火煎煮 30min，过滤出 200ml，煎两次共量 400ml，每服 200ml，每日两次，间日内服 1 剂，10d 为一疗程。升阳祛风，健胃除湿，散寒止痛。禁忌生冷、风寒。

2. 止痛活血片

乳香、没药、土元、地龙、赤木、降香、白芷、桑皮、虎骨、三七各等量。将上述药物共为细末，压制成 0.25～0.5g 的片剂。成人每日用 5g，早晚分服，开水送下，小儿酌减。孕妇忌用。

3. 外洗方剂

苍术 105g，陈艾叶 70g，硫黄 70g，透骨草 105g，桑枝 105g，花椒 10.5g，穿山甲 17.5g。加水 2000ml 煎洗，每日 2 次，10d 为一疗程。除湿，通阳，杀菌，祛风。禁忌风、寒、湿。

4. 维生素疗法

据洪宝源用维生素 A 治疗大骨节病的经验，认为效果很好。本法对初期患者可以改进骨质的病变，对后期患者可以阻止骨质病变的进展。其用量为每日 10 000～24 000U。又据陕西省乾县吴店使用鱼肝油精丸和乳酸钙片治疗本病的初步经验，效果也很好。根据他们半年的观察，

第一章 论著

在 43 名患者中，有 95% 以上的患者症状减轻，临床治疗约占 30.2% 以上。其方法为每日服鱼肝油精丸 1 粒（含维生素 A 1 万 U，维生素 D 1 万 U），乳酸钙片 1g，连服 20d，休息 10d 为一个疗程。

（三）矿泉浴疗法

大骨节病的治疗，在苏联已有丰富的经验。苏联学者曾指出，矿泉疗法和各种理疗对大骨节病的疗效很好。他们认为这种疗法能改善机体和受累肢体组织的血液循环和物质代谢，适用于大骨节病的治疗。

鉴于我国矿泉的分布比较广泛，接近患区的矿泉疗养地为数也不少。因此，特将矿泉浴的治疗方法，结合苏联的经验，作一简单的介绍，供有矿泉地区及其邻近患区使用矿泉浴治疗本病时的参考。

矿泉浴的治疗方法为每日一次，每次 15 ~ 30min，25 ~ 30d 为一疗程。水的温度可按患者的体质条件，有 37℃ ~ 40℃ 不等。至疗程结束时，为了使患者适应外界的气候条件，可逐渐将温度降低到 35℃ ~ 37℃。用这一方法治疗的最初几天，患者往往感到关节疼痛加重，甚至会反复出现，这是一种好现象，应该坚持治疗，不要中断。经验证明，疼痛反应越重，疗效越好。随着治疗次数的增加，这种反应会逐渐消失。

十一、附大骨节病病历例表

户号：	户主姓名：	病历号：	日期：　年　月　日

一、姓名：　　性别：　　年龄：　　职业：　　民族：　　婚姻：已/未

病历陈述者：　　原籍：　　省　县（市）　　乡（镇）　　村

住址：　　省　县（市）　　公社　　生产队　　村

二、主诉：

三、现病史：

1. 患病地点：　省　　县（市）　　乡　　村

2. 发病年龄：　岁，患病年限：已　年（自　年　月开始）。

3. 发病诱因：病后（＿＿病）过累，外伤，妊娠，产后，不明，其他。

4. 患病季节：春（＿＿月），夏（＿＿月），秋（＿＿月），冬（＿＿月）。

5. 患病经过：急性，亚急性（2 ~ 3 个月），慢性。

6. 发病关节顺序：（注明双侧或单侧）

7. 其他（如大骨节病临症变化的规律或特点及有关因素等）：

四、既往史：

五、个人史：

1. 出生地黄：　　　　省　　　县（市）　　　乡（镇）　　　　村。出生地黄有无大骨节病（有、无），地方性甲状腺肿（有、无），克山病（有、无）。

2. 是否在大骨节病区住过：

3. 习惯嗜好：

六、家族史：

共＿＿＿人（男：＿＿＿人，女：＿＿＿人）；患大骨节病共＿＿＿人（男：＿＿＿人，女：＿＿＿人）；患甲状腺肿共＿＿＿人（男：＿＿＿人，女：＿＿＿人）；患克山病（有、无、男、女）。

七、月经及生育史：

1. 月经：初潮：＿＿＿岁；间隔：＿＿＿天；时间：＿＿＿天；

量：多、少、正常、异味；不适症状：有、无。

2. 妊娠：＿＿＿次；正常产：＿＿＿次；流产：＿＿＿次；

死胎：有、无；活婴：＿＿＿个；死婴：＿＿＿个。

八、过去防治经过：

1. 时间：

2. 方法：

3. 经过及反应：

4. 效果：治愈、显著进步、进步、无效、加重。

5. 有无逃拐史：

九、体检：

1. 体温：　　℃；脉搏：　　次/分；呼吸：　　次/分；血压：　　/mmHg；

身高：　　厘米；体重：　　公斤。

2. 一般情况：

3. 皮肤：

4. 黏膜：

5. 头部：

6. 颈部：甲状腺：

其他：

7. 胸部：

8. 腹部：

9. 肌肉：

10. 神经：　　膝腱：　　跟腱：　　其他：

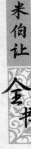

11. 淋巴结：

12. 骨关节系统：（检查部位见下表）

骨关节系统检查表

症状及体征 / 关节名称	疼痛		压痛		摩擦音		关节增粗		短肢		畸形	运动困难			
												伸		屈	
	左	右	左	右	左	右	左	右	左	右	左	左	右	左	右
指															
腕															
肘															
肩															
髋															
膝															
踝															
趾															
脊															
扁平脚															

十、生化检查：

十一、X 线检查：

诊断：

十二、临证印象：　　最后诊断：　　　　并发症：

十三、附记：

检查者：

第五节　中医对流行性乙型脑炎的认识与防治

一、概　述

流行性乙型脑炎是由乙型脑炎病毒引起的中枢神经系统急性传染病，严重危害人民的身体健康。本病由蚊虫传染，其流行有严格的季节性。在亚洲东部，北至西伯利亚滨海省，南至东印度，皆有广泛流行。根据本病临床表现症状和流行季节，及中医对本病治疗的经验，属于祖国医学温病学说"暑温""伏暑""暑痉""暑痫""暑风""暑痫"之范畴。

温病学说源于《内经》，孕育于《伤寒论》，产生于金元，成熟于清代。它是我国劳动人民与传染病做斗争积累下的极为丰富的经验和理论知识，它在保护劳动人民健康，防治传染病方面做出了一定的贡献。

中华人民共和国成立前，本病严重流行，死亡率较高。中华人民共和国成立后，在伟大的中国共产党领导下，劳动人民的疾苦才得到党和政府的极大重视和关怀。广大医务工作者在党的卫生工作方针和中医政策指导下，积极开展了对乙脑的防治研究工作。近年来，尤其自1958年开始遵照毛主席关于"中国医药学是一个伟大的宝库，应当努力发掘，加以提高"的教导，全国各地开展了中西医结合防治乙脑的工作，取得了显著的成绩。使本病的发病率和病死率都有明显地下降。如病死率已从中华人民共和国成立前35%～60%降至5%～25%。但由于医疗技术和预防技术还未完全过关，所以本病仍严重地危害着广大劳动人民的健康和生命，影响着工农业生产建设。我相信广大的医务工作者只要认真贯彻党的卫生工作方针和中医政策，一定能消灭这一严重危害人民生命健康的疾病——流行性乙型脑炎。

本病流行于夏秋季节，七至九月发病最多。在流行季节，不论任何年龄的人都可能患病，唯小儿最多，以2～6岁的儿童发病率较高。故前辈医学家们称之为小儿暑温。其病因是由于感受暑温病毒而发，为小儿科时行病中的一种急剧传染病。本病发病原理主要是人体被带有病毒的蚊虫叮咬后，病毒即进入血液循环中，发病与否，一方面取决于病毒的质与量，另一方面取决于机体的反应性及防御机能。当人体抗病能力增强时，病毒即被消灭，而不能侵入中枢神经系统，临床不表现症状，此即"正气存内，邪不可干"之意。若人体抵抗力降低而感染病毒量多，毒力大时，病毒可经血液循环侵入中枢神经系统，引起病变，此即"邪之所凑，其气必虚"之意。

本病临床潜伏期4～21d，平均为14d。起病大多突然，体温迅速上升至39℃，头晕，头痛，喷射性呕吐，嗜睡，烦躁不安或有惊厥，1～2d内即达高峰。部分患者在发病前一二日有胃肠失调及全身倦怠等全身症状，本病以突然壮热、头痛、呕吐、腹泻、项强、抽搐、神迷、肢厥，甚则角弓反张等症为特征。临床分轻型、普通型、重型、极重型四种类型。

本病有暑温、伏暑之名，是以流行季节的早晚不同而言。本病在南方多见于夏季，故名暑温；北方多在秋季流行，名为伏暑。

清·吴瑭《温病条辨》曰："夏至以后，立秋以前，天气炎热，人患暑温。""长夏受暑，过夏而发者，名曰伏暑。"这段发病时间与乙型脑炎的主要发病流行季节七、八、九三个月是相接近的。此外，本病由于气候的燥、湿和体质条件的不同，所表现的证候，又有偏热、偏湿的差异，偏湿的名曰湿温，偏热的名曰暑温、伏暑。《温病条辨》认为"暑温""伏暑""湿温"三者虽异，同出一源，所谓"暑痉""暑痫""暑风""暑厥"，皆本病热化之后呈现的高热、昏迷、头痛、项强、肢厥、抽搐、角弓反张诸症，叶天士在《临证指南医案》中指出："暑风乘虚袭人，最虑风动中厥。"《幼科要略》中说："夏令受热，昏迷若惊，此为暑厥。"吴鞠通在《温病条辨》中说："小儿暑温，身热卒然痉厥，名曰暑痫。"又说："大人暑痫……热初入营，肝风内动，手足瘛疭。"另在《解儿难·暑痉》中指出："夏月小儿身热，头痛，项强，无汗，此暑兼风寒者也。"综上所述，已将小儿暑温的主要病因、病机、证候作了扼要的描述。这些症状的描述都与乙型脑炎相似。因此，目前大多数医家意见，认为乙型脑炎大致属于"暑温""伏暑""湿温"的范畴。

本病治疗原则应按病程的不同阶段，分别以辛凉透表，祛暑化湿，清热解毒，保津养阴为主。"闭证"着重通窍开闭；"脱证"着重扶元固脱；其有后遗症的，则着重育阴培元。

二、病因病机

本病由于感染暑温病毒而致，病属温热时邪，毒从外袭，其发病过程及传变机理，基本是按温病学的一般规律，由卫分入气分、营分、血分。但亦有逆传心包，进入营血的。其病情总以暑热为主，但由于地区、气候和体质条件的不同，所表现的证候，又有偏热、偏湿的差异。

暑温很易导致痉厥一证，小儿所以容易感染和发病急骤，主要由于脏腑娇嫩，形气未充。夏令受暑，汗出必多，卫外不固，阴液阳气易随汗泄。小儿稚阴稚阳，不耐暑热的伤耗，营卫空虚，肌腠不密，构成了容易受病的内在因素。一旦暑温病毒的疫疠邪气流行传染，小儿每易感受，但以婴幼儿童为多见。正如吴鞠通在《温病条辨·解儿难·暑痉》中指出："小儿肤薄神怯，经络脏腑嫩小，不耐三气发泄。邪之来也，势如奔马，其传变也，急如掣电。"故本病往往卒然发作。长夏暑湿较盛，暑伤气，湿亦伤气，元气暗损，毒势膜张，病毒侵入之后，易成燎原之势，故热即传入气分，甚或逆传心包而转入营血。热盛则伤阴耗液，势必引起肝风内动，邪传心包。热扰神明，则神无所主，故见神志昏迷。热盛化火，灼伤肺阴，肺失清肃，则火盛熬液成痰。风火痰热，交相鼓动，壅滞经络，蒙蔽清阳，因而壮热、神迷、惊搐、痉厥等证候随之急剧而生。

本病的机理属于风火痰热，炽烈壅盛。邪气盛则实，故病状表现多属实证、闭证。然邪气易盛，则精气易衰，暑温病毒之邪，又最容易伤害心营，耗伤真气，故又呈现心阳衰竭的脱证，或则虚实并见，内闭外脱，构成危重急剧的证候。这充分表现出小儿易虚易实的病理特点。

本病是一种严重影响中枢神经系统的急性传染病。由于热毒炽盛，伤津耗气，严重患者虽经治疗痊愈，往往因病毒久留，脏腑经络功能受到严重伤害，因而可以遗留种种顽固的后遗症，若不继续调治，能使身体局部残废。

三、诊断与鉴别诊断

1. 诊断依据

流行季节：7、8、9 三个月。

临床特征：突然发病，高热，头痛，呕吐，昏迷，惊厥，抽搐，甚则角弓反张。

实验室检查：①血常规：白细胞（10～20）×10^9/L 左右，中性粒细胞80%～90%。

②脑脊液检查：外观清，压力稍高。细胞数轻到中度增加（50～500/ml），分类中初期多核细胞占优势，后期单核细胞比例增高。蛋白稍高，糖及氯化物定量无显著变化。

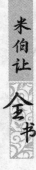

2. **鉴别诊断**

（1）中毒性菌痢

好发病季节与乙脑相似。其突发高热、昏迷、惊厥而无明显的肠道症状者，易与重型乙脑混淆。但中毒性菌痢发病比乙脑更急，早期即出现休克，中毒症状严重，无脑膜刺激征，脑脊液无变化，大便采样检查可发现红细胞及脓细胞。

（2）化脓性脑膜炎

早期症状与乙脑相似，但嗜睡不如乙脑早而明显。脑脊液外观混浊不清，细胞数高度增加，可达（10～20）×10^9/L，多核细胞占绝对优势，蛋白明显增高，糖及氯化物减少，涂片或培养可发现细菌。

（3）结核性脑膜炎

发病无季节性，起病多缓慢，早期热不高，症状逐渐加重。常有结核病史或结核病接触史。脑脊液呈毛玻璃样，静置后有薄膜形成。生化检查蛋白增高明显，细胞数中度增加，糖及氯化物减少，结核菌素试验可呈阳性结果。

（4）脑型疟疾

好发于夏秋季，但多在高疟区流行。临床表现有不规则的寒热，出汗，肝脾肿大，血涂片能找见疟原虫，而脑脊液无变化。

四、辨证论治

本病有轻重的不同，根据其发病情况和转变过程，可按温病学卫、气、营、血的分类方法进行辨证施治。但本病发病急剧，传变迅速，故卫分见证往往为期短暂，迅即传入气分或营分，甚或传入营血，又或气营分证候同时并见。从脏腑经络的受病情况来说，则以心、肝、胃三经的见证为主，故本病以壮热，谵妄，神迷，痉厥等证为主体。

由于暑温病毒的特征和病情特点，本病最易耗液伤阴，故治法一般忌用辛温发汗，对泄下、利水、燥湿等药，临证时亦须审慎使用。

关于忌汗、忌下、忌利小便的问题：自石家庄提出乙型脑炎不应用汗、下、利小便法以后，引起很多争论，其主要理由是：因为温热病温毒久炽，体液消耗过甚，最容易伤阴耗津。过汗则外伤其津，泻下则内伤其津，妄投利尿之剂，更劫其津，所以提出了这三种治法的禁忌。但中医的治疗法则，是以辨证论治为依据的。因此在临床上当汗则汗，当下则下，当利小便则利小便，不应拘泥。例如邪在卫分，有恶寒之症状，即当辛凉透邪，使其外解；大便日久不下，即应釜底抽薪，急下存阴；湿重而小便短少，应用甘淡渗湿。所以这三种治法在乙型脑炎一症中不是禁忌的问题，而是用之得当与不得当的问题。

温病的辨证论治是以卫气营血划分病邪的深浅，作为辨证论治的纲领，这是从前人治疗热性病的经验发展而来的。辨证纲领如六经、卫气营血、三焦都是一脉相承的。故在运用卫气营血作为辨证纲领的同时，还应综合应用六经辨证和三焦辨证，才能比较全面。凡片面强调某一分类，都有其局限性。临证时应根据临床见症进行辨证施治，切勿拘守偏见，发生流弊。

现代医学将本病分为极轻型、普通轻型、重型、极重型四种类型。根据祖国医学对本病的认识，极轻型是属于暑温的卫分轻证；普通轻型为卫分重证兼见气、营证；重型为气营两燔，逆传心包证；极重型为营血热毒内闭痉厥证或内闭外脱证。为了广大的中西医务人员在临床上便于掌握，因此按照证候的轻重以及预后，分为以下六种证型予以论述。

1. 暑温卫分轻证（极轻型）

主证：突然发热，微恶风寒，或但热不恶寒，头痛，无汗或有汗，口渴或不渴，或渴而不欲饮，偶有轻度呕吐泄泻，肢体烦疼掣痛，嗜睡，体温38℃~39℃左右，唇红略干，舌苔薄白而润，脉浮数，指纹多见浮露色红，一般三四日温度可以下降，预后良好。

治法：

·本证恶寒，无汗，不渴或渴不引饮，偶有呕吐、泄泻者，宜祛暑解表，化湿和中。方用新加香薷饮。

·但见微汗，口渴而无呕吐腹泻者，宜辛凉透表，清热解毒。可用桑菊饮加佩兰叶或板蓝根。

·呕吐腹泻者，宜化湿止呕。可于新加香薷饮中加竹茹10.5g、藿香10.5g、姜半夏10.5g、滑石14g、薏苡仁21g，或和中化湿的藿香正气散。

方药：

·新加香薷饮加味：香薷10.5g，白扁豆10.5g，厚朴7g，金银花

10.5g，滑石 21g，生甘草 10.5g，连翘 17g，菖蒲 14g，郁金 14g。每剂加水煎两次，共量出 400ml，分两次温服，服 1~2 剂，微汗出即可停服。

·桑菊饮加佩兰叶、板蓝根、菖蒲、郁金：霜桑叶 10.5g，菊花 10.5g，薄荷 7g，杏仁 10.5g，连翘 10.5g，桔梗 10.5g，生甘草 10.5g，鲜苇根 10.5g，佩兰叶 10.5g，板蓝根 10.5g，菖蒲 14g，郁金 14g。每剂加水煎两次，共量 400ml，一日分两次温服，服 2~3d，以热退症状消失为度。

2. 卫分重证兼见气营证（普通轻型）

主证：发热急剧，但或微恶寒，头痛，面红，或汗泄不畅，口渴，伴有呕吐，嗜睡，神昏等症。体温可高至 39℃~40℃。舌质红，苔薄微黄，脉浮滑数有力，一般治疗 4~7d 症状消失。

治法：辛凉解表，清气凉营，解毒息风，保津养阴。

方药：

·银翘解毒饮（自拟）。金银花 17.5~35g，连翘 17.5~35g，薄荷 10.5g，牛蒡子 10.5g，桔梗 10.5g，生甘草 10.5g，生石膏 28g，知母 14g，生地黄 14g，玄参 17.5g，麦冬 10.5g，焦栀子 10.5g，黄芩 10.5g，板蓝根 17.5g，僵蚕 17.5g。每剂加水煎 4 次，共量 800ml，一日分 4 次温服。病重者日服两剂，3h 服一次。如病情无恶化，继服以愈为度。

加减：

·若服药后，呕吐仍不止者加竹茹、黄连各 10.5g，再不止加代赭石、姜半夏各 10.5g 平肝降逆。

·若嗜睡昏迷兼有惊搐者，加至宝丹 1 粒，先用凉开水化服，一日服 2~3 次。

·若时有谵妄，二便不利，或将发生痉厥者，加紫雪丹 1 粒。先用凉开水化服，一日服 1~2 次。

·若痰鸣喘促者，加瓜蒌 17.5g、浙贝母 10.5g。

·若大便秘结者，加生大黄 10.5g、玄明粉 10.5g。

·若大便稀溏、小便黄浊者，加滑石 21g、通草 10.5g、薏苡仁 21g。

小儿服药用量：10~15 岁，每服 100ml，一日服 4 次；5 岁至 10 岁以下每服 50ml，一日服 6 次；1 岁至 4 岁以下，每服 30ml，一日服 6 次；1 岁以下小儿，每服 20ml，一日服 8 次。

至宝丹、紫雪丹、安宫牛黄丸：3 岁以下至 1 岁小儿每服半粒，1 岁以下婴儿，每服 1 粒的 1/3。病情严重者，可服半粒，甚至 1 粒，3 岁以上小儿，每服 1 粒。根据病情轻重服用，病情严重者及成人可每服 2 粒。

3. 气营两燔、逆传心包证（重型）

主证：壮热多汗，大渴引饮，频频呕吐，昏睡不醒，时发谵语，头项强急，手足时有抽搐，大便干燥，小便黄赤量少，体温急剧上升至 40 度以上。舌苔黄厚而干，质红绛，脉洪大有力，指纹多见深红或兼青紫透达命关。一般病情较长，约 2～3 周症状消失，有的可有后遗症。

治法：大清气营，解毒开窍，平肝息风，保津养阴。

方药：轻证用清营汤。重证用清瘟败毒饮配用紫雪丹、至宝丹。

·清营汤：犀角 10.5g，生地黄 35g，玄参 35g，麦冬 28g，竹叶 10.5g，丹参 10.5g，黄连 7g，金银花 17.5g，连翘 17.5g。每剂加水煎两次，共量 600ml，一日分 3 次温服。

·清瘟败毒饮：生石膏 70g，知母 28g，犀角 10.5g，生地黄 17.5g，生杭芍 10.5g，牡丹皮 10.5g，栀子 10.5g，黄连 10.5g，黄芩 10.5g，玄参 17.5g，连翘 10.5g，桔梗 10.5g，竹叶 10.5g，生甘草 10.5g。每剂加水先煎石膏数十沸，再下诸药。煎三次，共煎出 800ml，每服 200ml，3 小时服一次。病情严重者，一日可煎服两剂（犀角锉成细粉末，分次和服）。服至热退症状消退，再减剂量，可日服 1 剂。切不宜过早停药和轻易更改方剂。

加减：

·见本证先用紫雪丹 1 粒、至宝丹 1 粒，凉开水化服。一日 3～4 次，待症状大减再停服。

·若痰涎壅盛，气促似喘，加瓜蒌 17.5g、浙贝母 17.5g、苏子 10.5g、桑白皮 10.5g。

·若舌苔燥黑，口唇干燥，大便二三日不下，腹胀满或痛者，加玄明粉 10.5g、生大黄 10.5g。

·若牙关紧闭，痰涎壅盛，将成痉厥者，可急用安宫牛黄丸 1～2

粒，凉开水化服。

·若热盛生风，抽搐频繁者，除清瘟败毒饮之外，可加服或交替服用钩藤息风汤，以清热息风解痉。后用清热镇痉散。①钩藤息风汤：钩藤35g，僵蚕21g，蜈蚣10.5g，蝉蜕35g，天麻14g，全蝎10.5g，地龙17.5g，胆南星10.5g。每剂加水煎两次，共煎出400ml，分两次温服，服至抽搐缓解为止。②清热镇痉散：羚羊角35g，僵蚕28g，蝎尾21g，蜈蚣14g，雄黄14g，天竺黄14g，朱砂7g，牛黄7g，麝香7g。共研细末，每服3g，开水冲服，日服3～4次。

·若津气耗损，汗多而喘渴者，可用白虎汤合生脉散以清热生津，益气敛阴。白虎汤合生脉散：生石膏70g，知母28g，生大米17.5g，炙甘草10.5g，党参35g，麦冬21g，五味子10.5g。加水煎两次，共煎出400ml，分两次温服。

4. 湿浊痰热、蒙闭心包证（重型）

主证：身热不甚，时或神昏谵语，间有清醒之时，呕吐，腹泻，舌苔黄垢腻，脉濡滑而数。

治法：清热利湿，化痰开窍。

方药：本证可用菖蒲郁金汤。若偏于热重者，可用本方遵服至宝丹；如秽浊甚者，手足逆冷，可用苏合香丸。

·菖蒲郁金汤：石菖蒲14g，郁金14g，焦栀子10.5g，连翘17.5g，菊花17.5g，滑石21g，竹叶10.5g，牡丹皮10.5g，牛蒡子10.5g，竹沥10.5g，生姜汁7g，玉枢丹1.5g（冲服）。

·至宝丹（成药），每服一粒，一日两次。

·苏合香丸（成药），每服一粒，一日1～3次。

5. 营血热毒内闭痉厥证（极重型）

主证：高热不退，体温急剧上升至40℃左右，周身灼热，汗闭不出，或出汗热仍不减，午后和晚上尤甚，昏迷不醒，颈项强硬，牙关紧闭，两目上视或直视，或痰鸣如拽锯，或呕吐，四肢抽搐，角弓反张，四肢厥冷，或特别灼热，或皮肤发斑，或衄血便血，面色紫暗，唇舌干燥，舌苔黄干，或燥黑，或无苔而光，舌质紫绛，或舌绛卷缩板硬，色如猪肝，或黑无津。脉洪大而弦细而数，或沉伏不起。指纹多见紫暗沉滞，直达命关。多数患者在3～5d内死亡，其幸存者，也有严重的后遗症。

治法：急宜泻火解毒，大清气营，熄风开窍，保津救阴，先以清瘟败毒饮加羚羊角、钩藤，配用安宫牛黄丸、紫雪丹日服两剂。每服200ml，用开口器将口撬开，或鼻饲，2h服一次，或1h服一次。大便闭者加玄明粉17.5g、生大黄21g急下通便存阴。如服药后或经过出汗和泻下，热仍不减者，急宜用三甲复脉汤配服安宫牛黄丸、紫雪丹开窍搜邪，清营转气，存阴潜阳，以挽危急。

方药：

·清瘟败毒饮加羚羊角7g、钩藤35g（羚羊角锉成细粉末，分次服用），本方见前。

·三甲复脉汤：炙甘草35g，生地黄35g，生杭芍28g，麦冬28g，阿胶10g，麻仁10.5g，生牡蛎70g，生鳖甲28g，生龟甲35g。每剂加水煎3次，共量800ml，一日分4次温服。

加减：

·若脉虚大，气喘欲脱者，加高丽参7g。

·若自汗不止者，加高丽参7g、生龙骨14g、浮小麦17.5g。

6. 内闭外脱证

主证：壮热神迷，口噤抽搐，眼鼻干燥无津，汗出如油，面色苍白，四肢厥冷，唇舌焦黑，脉沉伏不起，或微细欲绝，指纹多见深红紫滞，一般往往难以挽救。

治法：急宜开闭救脱。

方药：独参汤化服至宝丹，以通窍开闭，扶元救脱，然后再按前法施治。

五、急救措施

本病因变化甚速，发病突然，往往病在卫分短暂即过，医者多见气营两燔，逆传心包，内闭外脱之证。给药不及，可立转恶化，应事先准备急救成药和针灸疗法进行辨证急救，以遏止病情发展，再作处理。

1. 药物治疗

·嗜睡，昏迷，热轻而有惊搐者，先用局方至宝丹，凉开水化服，每服1~2粒，每日3~4次，小儿用量递减。

·热较重者，嗜睡，谵语，或将痉厥者，先与紫雪丹，冷开水化服，每服1~2粒，每日2~3次，小儿用量递减。

·高热，昏迷，或嗜睡，烦躁不安，谵语妄见，循衣摸床者，先用安宫牛黄丸凉开水化服，每服1粒，每日3次，小儿用量递减。

·嗜睡，昏迷，谵语，四肢厥冷，呕吐腹泻者，先用苏合香丸（偏湿者）开水化服。每服1~2粒，每日3次，小儿用量递减。

·高热，昏迷，口噤抽搐，眼鼻干燥无津，汗出如油，面色苍白，四肢逆冷，唇舌焦黑，脉沉伏不起，或微细欲绝者，急宜用独参汤冲服至宝丹，以通窍开闭，扶元救脱。

独参汤：高丽参（或东北人参）17.5~35g，加水煎出100ml，化服至宝丹2粒，顿服，以观后效。

2. 针灸治法

·高热不已，毒势炽烈者，可刺十宣穴出血，以泄其热毒。

·神迷不醒，可刺人中、中冲、劳宫、哑门等穴，以开窍通神。

·项强掣痛，可刺大椎、曲池、合谷、环跳、阴陵泉、委中、承山等穴，以息风镇痉。

·牙关紧急者可加合谷、颊车、地仓等穴，以缓其痉。

以上处理可依据证候先做治疗，针灸、药物可以同时并用。在农村药物条件不备，可先用针刺处理。此外，一般还可就地取材，采取桑叶、鲜荷叶、鲜白茅根、鲜苇根等各70g煎汤当饮料先服。另一方面详为辨证处理。以上几味药，有清热解毒，养阴熄风之作用，在陕西地区均可采到，不可忽视。

六、恢复期治疗

凡上述诸证病后气液两伤，往往余热未尽，症见虚羸头昏，潮热自汗，气逆欲呕，食少乏力，睡眠不佳，治宜清热和胃，益气生津养阴，方用竹叶石膏汤以善其后。

竹叶石膏汤：竹叶10.5g，生石膏14至28g，姜半夏10.5g，麦冬17.5g，沙参10.5g，炙甘草10.5g，生大米17.5g。加水煎两次，共量400ml，一日分两次，早晚饭前温服。

加减：

·咳嗽加杏仁 10.5g、桔梗 10.5g，利气止咳。

·滞食，舌苔厚腻者，加枳实 10g、炒建曲 14g、生山楂 14g，消食导滞。

·手足心热者，加生地黄 10g、牡丹皮 10g，养阴凉血。

·大便秘者，加玄参 35g、生地黄 28g，增液通下。

·腹胀，大便干燥，三日未下者，加芒硝 10.5g、生大黄 10.5g、枳实 10.5g，荡涤燥热、消胀通便。

七、后遗症的疗法

本病严重患者经治疗后，邪毒虽然已退，而脏腑气血受到严重的伤害，机体功能往往不能及时恢复，因而遗留各种症状，如耳聋、痴呆、视物不清、失音、瘫痪等症。肾阴亏耗则耳聋；心神受损则痴呆；肝血亏耗则视物不清；心肺气损则失音；肝脾虚损则经络失养而瘫痪。调治之法总以培元固气，养阴和血为主。并配用针灸治疗，以加速患者的恢复。

1. 耳　聋

治法：滋阴潜阳，补肾益精。

方药：耳聋佐磁丸。熟地黄 280g，山药 140g，山茱萸 140g，茯苓 100g，牡丹皮 100g，泽泻 100g，活磁石 140g，五味子 70g，菖蒲 70g。共研极细末，加蜜 1140g 为丸，如小豆大。每服 10g，每日两次，早晚饭前开水送服，连服 1 个月。

针灸疗法：取手足少阴经穴为主。实证：针用泻法，兼取足少阳经穴。虚证：针用补法，并可用小艾灸患部腧穴。

穴位：翳风、听会、侠溪、中渚。肝胆火盛加太冲、丘墟；外感风邪加外关、合谷；肾虚加肾俞、关元。

2. 失音附聋哑

治法：滋阴降火。

方药：百合固金汤。百合 17.5g，生地黄 10.5g，熟地黄 10.5g，玄参 10.5g，浙贝母 10.5g，桔梗 10.5g，生甘草 10.5g，麦冬 10.5g，杭芍 10.5g，当归 10.5g。加水煎两次，早晚饭前温服。本方用量或加用五

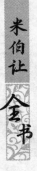

倍,改作蜜丸,每服 10g,每日两次,服 1 个月为一疗程。

针灸:失音往往与耳聋并见,故称聋哑。本病除先天性外,多由于急性热病后,或患聤耳(中耳炎)等病所引起的,如听力尚未完全消失者,疗效较佳。治疗方法仍参照耳聋、耳鸣处方适当采用。

耳部腧穴要适当深刺,间日施治一次,以十次为一疗程。休息 10d 后,再做第二疗程。如听力有所改善而语言不清的,可再配用哑门、廉泉、通里等穴。

3. 痴 呆

治法:补养心神。

方药:天王补心丹。人参 17.5g,玄参 17.5g,丹参 17.5g,茯苓 17.5g,五味子 35g,远志 17.5g,桔梗 17.5g,当归 35g,酸枣仁 35g,天冬 35g,生地黄 14g,麦冬 35g,柏子仁 35g。共研极细末,加蜜 370g 为丸,如小豆大,用朱砂为衣,每服 10g,每日两次,开水送服。1 个月为一疗程。

针灸:神门、间使、内关、后溪等穴。

4. 视物不清

治法:滋肾补肝明目。

方药:杞菊地黄丸。熟地黄 280g,山药 140g,山茱萸 140g,茯苓 100g,牡丹皮 100g,泽泻 100g,枸杞子 70g,杭菊 70g。共研极细末,加蜜 1000g 为丸,如小豆大,每服 10g,一日两次,早晚饭前淡盐开水送服,服 1 个月为一疗程。

针灸:治以调益肝肾为主,取肝俞、肾俞。针用补法,并可配用行间、睛明、光明、养老等穴。

5. 瘫 痪

治法:滋阴清热,补益肝脾肾。

方药:健步虎潜丸:黄柏 280g(酒炒),龟甲 140g(酒炙),知母 35g(炒),熟地黄 70g,陈皮 70g,白芍 70g,锁阳 52g,干姜 17.5g,虎骨 35g(炙),生地黄 70g。共研极细末,加蜜 740g 为丸,如小豆大,每服 10g,每日 4 次,早晚饭前淡盐开水送服,服 1 个月为一疗程。

针灸:治法以取阳明经穴为主,上肢多取手阳明,下肢多取足阳明(参阅半身不遂治法)。属于肺热及湿热者,单针不灸,用泻法,或兼用皮肤针叩刺法。肝肾阴亏者，针用补法。

取穴：上肢取肩髃、曲池、合谷、阳溪。下肢取髀关、梁丘、足三里、解溪。肺热加尺泽、肺俞。湿热加阴陵泉、脾俞。肝肾阴亏加肝俞、肾俞、悬钟、阳陵泉。发热加刺大椎。

八、护　理

本病因发病急，恶化最速，在治疗上必须及时、果断和审慎，这是非常重要的。但是，病中护理和善后调养更为重要，如果一旦护理不当，调理失宜，不能使患者安静休息，饮食不能按治疗配合，服药不能按医嘱及时服用，服法、用量不当，以及对患者不能耐心安慰、解释和严密观察病情变化和转归，这些都会给疾病造成严重的恶果和医疗上的重重困难。因之治疗和护理必须密切配合，才能使治疗得到顺利进行，患者健康得到迅速恢复。所以护理是配合医疗的重要环节，是绝对不能忽视的，应当注意以下几点：

1. 休　息

·早休息能防止病情恶化，促使疾病早日痊愈，尤其是营血重证更须宁静安卧，切勿随意挪动，以致受凉、受风、受惊，促使病情恶化，以防加重抽搐或咯血、呕血。

·病中必须注意患者的口腔清洁，用消毒棉花或净布沾温开水清洗口腔，以防口腔糜烂，招致病毒感染。同时要帮助患者适当地翻身和大小便的清洁处理，以防粪尿污身，湿浊之气侵害皮肤而发生褥疮。

2. 饮　食

·发热过程中以流汁、味淡饮食为宜，最好是给稀大米汤以滋阴养胃。此外，也可少给一些梨汁或甘蔗汁、藕汁、西瓜汁等以清热滋胃。

·忌食辛辣、油腻、坚硬之品。且饮食不要过饱、过饮。因过量饮食容易造成滞食化热，燥结胃肠易形成阳明腑实证，或水饮停蓄不化而发生水肿，以及痰涎壅滞，形成内闭外脱之重危凶险证候。

3. 情　志

·耐心解释，以消除患者对本病的恐惧情绪。

·营血重证，尤需慎重观察，耐心安慰，鼓舞患者的信心，以防精神紧张，发生抽风、出血及病情恶化。

4. 善后调养

病后初愈，应注意食复、劳复。

九、预　防

（1）大力开展以灭蚊为中心的综合性措施

（2）进行预防注射，降低人群易感性

（3）积极处理好传染源

（4）板蓝根煎液

煎法：每500g板蓝根（洗净切碎）加水2000ml，煎液1000ml，再入水1500ml，煎液600ml，头二煎混合，用暖水瓶储存备用。

用量及服法：成人每次内服20～25ml；15岁以下至5岁每次15～20ml；4岁以下每次10～15ml。每2h服一次，用白糖调服。每日12次，连服3d。一周后再如上法服3d，连续3周，观察效果。

（5）羚翘解毒丸

服法：1岁以下儿童每次服0.5粒；1～5岁每服1粒；6～12岁每次服1.5粒；12岁以上每次服两粒。一日服两次，白开水化服，连服3d。以后每周再服1次，以加强抗邪作用。

十、单味药治验简介

1. 板蓝根煎液

福建省中医研究所及福清县龙田医院用单味板蓝根煎液治疗190例乙型脑炎患者，有效率达93.6%。发生后遗症者仅5例，占2.8%。其治法如下。

煎法：每500g板蓝根（洗净切碎）加水2000ml，煎液1000ml，再入水1500ml，煎液600ml，头二煎混合，用暖水瓶储存备用。

用量及服法：成人每次内服20～25ml；15岁以下至5岁每次15～20ml；4岁以下每次10～15ml。每2h服一次，用2～5g葡萄糖粉调服，每日服12次。俟体温降至正常时酌减剂量及次数，2d后停药。

2. 大青叶煎液

福建省中医研究所及福清医院用一味大青叶煎液治疗29例乙型脑炎患者，均获痊愈。

煎法：生药50g，煎两次，共量煎液100ml。

用量及服法：成人每次口服50~100ml。10~16岁每次服30~50ml（10岁以下用量，原文未说明）。每隔3h服一次，每日共服8次，一般连服3~5d，热退后1~2d停药。

十一、小 结

流行性乙型脑炎对人民健康的危害性很大，过去的死亡率很高。中华人民共和国成立以来，在党和政府的正确领导下，采取了多项有效措施，发病率与死亡率逐渐下降，尤其是广大医务人员认真贯彻党的卫生工作方针和中医政策，于祖国医学的宝藏里发掘出对流行性乙型脑炎的有效疗法，在中西医密切合作下，其治疗有效率已经提高到90%以上。

本病的治疗主要是根据祖国医学温病学说卫、气、营、血辨证论治。温病学说的正确性在治疗本病的实践中也得到了证明。我们必须在自己原有的基础上继续进一步研究，为消灭流行性乙型脑炎，继承发扬祖国医学遗产，为创造我国新医学而努力。

第六节　中医对流行性感冒的防治

一、概　述

流行性感冒（以下简称流感）是一种由流感病毒引起的急性呼吸道传染病，具有传播迅速，流行广泛，在短时间内使多人发病之特点。本病的死亡率虽不高，但因感染人众多，故绝对死亡人数仍不少。本病最大的危害是损失大量的劳动力，严重影响人们的工作、学习与生活。本病一年四季均可发生，但以冬春季为多见，属于祖国医学"风温""冬温""时行感冒"等范畴。其临床特点为发病急骤，以全身中毒症状明显，表现为畏寒高热，头痛恶心，四肢酸痛等。同时亦可出现或轻或重的呼吸系统症状。

流感一旦流行，波及区域很大。据流行病学记载，近60年来曾发生三次著名的流感大流行。1889—1890年、1918—1919年、1957—1958年世界大流行。在国内，中华人民共和国成立后，1950年北京有

第一章　论著

169

甲型流感流行；1951—1952 年河北保定有亚甲型流行；1952—1953 亚甲型在北京、天津、沈阳流行；1954—1955 年在北京、鞍山有乙型及亚甲型流行；1955—1956 年北京、上海、开封有亚甲型流行；1956 年在安徽、江苏、浙江、福建、广东等有亚甲型流行；1956—1957 年北京、长春、洛阳有亚甲型流行；1957 年春夏及 1958 年春有亚甲型大流行。

本病传播迅速，短时间内大量发病，很快到达高峰，高峰过后又有较多的病例发生。如 1957 年流感世界大流行，该年 2～3 个月首先于我国云贵地区发生，1 个月内即席卷全国，4 月中传至香港、新加坡，1～2 个月内几乎波及全部亚洲国家，5 月传到非洲，6 月即越过大洋到欧洲的荷兰和英国等地，6 个月波及全世界。

本病流行一波过后随之可出现第二波、第三波，一次流行往往不会全部人都患病，经过一段时间又在第一次未感染人中来一次，为第二波，甚至有第三次流行波。分析三次著名的流感世界大流行和流行后期的资料，可以发现流感症状在逐渐减轻，其病死亡率亦逐渐下降。如 1957—1959 年大流行的病死率约比 1918—1919 年大流行低 1300 倍，这可能与流感病毒在长期演化中其毒力变弱有一定关系。

流感的病原体为流感病毒，据目前所知，此病毒有甲、乙、丙、丁四型，甲型和乙型没有任何相同的抗原成分，一型中又包括好些抗原性不同的毒株。甲型又分为原甲型、亚甲型及亚洲甲型。它们在本质上有许多共同之处，而在某些特性有出入之处，各型之间没有交互免疫。历次有病原体鉴定记录的大流行均为甲型及亚型所造成。乙型一般引起小规模流行及散发病例。丙型亦多造成散发病例，症状缓和。丁型仅有少数。一般规律性治疗和特殊性治疗的辨证论治方法和原则，是值得我们重视的。本病平时散发，人们视为小病，不易引起重视，往往爆发流行，一旦没有很好的预防措施和合理的治疗，还会发生死亡。因此，对本病的防治不应忽视，应认真贯彻预防为主的卫生工作方针，做好对本病的一切预防措施，制定出合理有效的治疗方案，探索总结本病在陕西地区流行的临床表现特点和防治经验，保护人民健康，支援四化建设。为此，提出以下防治措施，仅供参考应用，不妥之处，敬请指正。

二、临床表现

祖国医学认为本病的发生，与人体的体质强弱有关。正如《内经》云："邪之所凑，其气必虚。"本病的潜伏期为 1 ~ 2d，最短数小时，最长 4d。起病急骤，体温可迅速上升至 39℃ ~ 40℃。患者呈重病容，衰弱无力，鼻塞流涕，头痛头晕，全身酸痛，食欲减退，时有恶心呕吐，眼球后痛，甚有鼻衄，咽部刺激，声嘶，干咳或并有少量黏痰，胸骨疼痛等症。查体可见软腭充血及滤泡增殖，7 ~ 8d 充血消退而仅见滤泡增殖，此种软腭充血性征象之动态变化，对流感诊断有一定意义。体温及上述症状多数在 1 ~ 2d 内达到最高峰，一般在 3 ~ 5d 内体温下降而各种症状相应逐渐消退。少数患者并发病毒性支气管炎及肺炎。若病程延长，可能发生心力衰竭和肺水肿。部分患者亦可出现类似胃肠炎的症状，此为胃肠型，主要有恶心，呕吐，腹泻，病程约 2 ~ 3d，恢复迅速。亦有少数患者出现不同程度的脑炎症状，此为神经型，且很少见。

三、诊断与鉴别诊断

流行性感冒流行时典型病例较容易诊断，但非典型病例与散发病例须借特殊实验室检查才能确诊，否则易被误诊。因此，对每个流感病例必须结合流行病史、临床表现及实验室检查综合分析，才能做出正确的诊断。

（一）典型症状

在短期内有多数人出现相似的症状，如突然发病，畏寒高热，全身酸痛等。同时亦可出现或轻或重的呼吸系统症状。

（二）检验方面

白细胞计数正常或减低，分类计数正常或有相对的淋巴细胞增高，嗜酸粒细胞消失。如有显著的白细胞及中性粒细胞均见增高，则提示有继发性细菌感染的存在。对早期患者做鼻黏膜切片检查，可找到流感病毒包涵体，有一定的临床诊断价值。

轻型流感和普通感冒一般不易区别。普通感冒一般发病缓慢，全身中毒症状不明显，发热较流感低，临床表现以上呼吸道局部症状为主，如鼻塞、流涕、咽部充血等。

流感需与急性上呼吸道感染如急性鼻炎、咽炎、支气管炎及急性传染病前驱期如麻疹、流行性脑脊髓膜炎等病相区别。

胃肠型流感应与急性胃肠炎、食物中毒及夏季小儿腹泻等病相区别。

四、辨证论治

（1）外感风寒

证候：恶寒发热，头痛，身痛，无汗，鼻塞流涕，食欲不佳，不喜饮或兼有咳嗽吐痰，舌苔薄白而润，脉浮紧。

治法：辛温解表，宣肺散寒。

方药：

·葱豉汤加味：葱根 5 根，淡豆豉 10.5g，防风 10.5g，桔梗 10.5g，杏仁 10.5g，前胡 10.5g，生姜 10.5g。

·荆防败毒散加味：荆芥、防风、茯苓、川芎、羌活、独活、柴胡、前胡、枳壳、桔梗、炙甘草、生姜各 10.5g。

（2）外感风热

证候：身热微恶风，或有汗出，头痛且胀，口干欲饮，或咽喉疼痛，咳嗽，吐黄痰，舌苔薄白略黄，脉浮数。

治法：辛凉解表，肃肺清热。

方药：

·桑菊饮：桑叶 10.5g，菊花 10.5g，杏仁 10.5g，桔梗 10.5g，薄荷 10.5g，连翘 10.5g，生甘草 10.5g，苇根 14g。若见气分证者，加石膏 14g、知母 10.5g、黄芩 10.5g；痰多咳甚者，加瓜蒌 10.5g、贝母 10.5g；口渴者，加天花粉 10.5g。

·银翘散：金银花 17g，连翘 17g，桔梗 10.5g，薄荷 10.5g，淡豆豉 10.5g，牛蒡子 10.5g，荆芥穗 7g，竹叶 10.5g，生甘草 10.5g，苇根 10.5g。

（3）外感暑热

证候：身热有汗，虚羸少气，心烦胸闷，气逆欲吐，口干喜饮，小便短赤，舌苔黄腻，脉象濡数。

治法：清热生津，益气和胃。

方药：竹叶石膏汤。竹叶 17.5g，生石膏 28g，半夏 10.5g，党参 10.5g，麦冬 10.5g，生甘草 10.5g，生大米 17.5g。

（4）外感暑湿

证候：身热汗少，头胀胸闷，便稀尿少，不欲饮，身痛者。

治法：解表清暑，芳香化湿。

方药：新加香薷饮加味。香薷 10.5g，厚朴 10.5g，扁豆 10.5g，金银花 17.5g，连翘 17.5g，藿香 10.5g，佩兰叶 10.5g，滑石 21g，甘草 3.5g。

（5）外感风湿

证候：恶寒，身热不扬，头胀如裹，骨节疼痛，胸闷恶心，纳呆口淡，舌苔白腻，脉濡。

治法：疏风散湿。

方药：羌活胜湿汤加味。羌活 10.5g，独活 10.5g，川芎 10.5g，蔓荆子 14g，甘草 10.5g，防风 10.5g，藁本 10.5g，厚朴 10.5g，半夏 10.5g，茯苓 14g，苍术 10.5g，生姜 10.5g。

（6）外感滞食

证候：恶寒发热，恶心呕吐，反酸，胃脘不适，纳呆，腹痛泄泻，乏力，脉濡数。舌苔白腻或黄腻。

治法：解表和中，理气化浊。

方药：藿香正气散加味。藿香 10.5g，苏叶 10.5g，白芷 10.5g，半夏 10.5g，茯苓 14g，陈皮 10.5g，炙甘草 10.5g，生姜 10.5g，大枣 2 枚，桔梗 10.5g，厚朴 10.5g，白术 10.5g，大腹皮 10.5g，神曲 10.5g。

（7）外感湿热

证候：不恶寒而恶热，渴喜凉饮，腹痛泄泻，脉浮数．苔黄腻。

治法：表里双解。

方药：葛根芩连汤。葛根 28g，黄连 10.5g，黄芩 10.5g，生甘草 10.5g。

（8）外感凉燥

证候：头微痛，恶寒无汗，鼻塞，咽干，咳嗽吐稀痰，苔薄白，脉弦。

治法：温散风寒，宣肺化痰。

方药：杏苏散。杏仁 14g，苏叶 10.5g，半夏 10.5g，茯苓 10.5g，陈皮 10.5g，前胡 10.5g，枳壳 10.5g，桔梗 10.5g，炙甘草 10.5g，生姜 10.5g，大枣 2 枚。

加减：体虚脉弱者加人参、葛根、木香各 10.5g。

（9）外感温燥

证候：头痛身热，干咳无痰，或咳痰不利，或痰中带血，气逆而喘，咽喉干燥，鼻燥或鼻衄，胸满胁痛，心烦口渴，舌干无苔，脉洪数。

治法：清燥润肺。

方药：

·清燥救肺汤加味：桑叶 10.5g，枇杷叶 10.5g，胡麻仁 10.5g，杏仁 10.5g，石膏 14g，生甘草 10.5g，人参 7g，麦冬 14g，生地黄 14g，阿胶 10.5g（烊化）。痰多加瓜蒌、贝母各 10g。

·桑杏汤：桑叶 10.5g，杏仁 10.5g，沙参 10.5g，贝母 10.5g，淡豆豉 10.5g，焦栀子 10.5g，梨皮 10.5g。

（10）外感温毒

证候：恶寒发热，头面红肿，目不能开，咽喉不利，舌燥口渴，脉浮数有力，苔薄白干或黄干。

治法：疏风散邪，泻火解毒。

方药：普济消毒饮。连翘 17g，薄荷 10.5g，柴胡 7g，升麻 7g，黄连 10.5g，黄芩 10.5g，马勃 10.5g，玄参 10.5g，牛蒡子 10.5g，桔梗 10.5g，僵蚕 10.5g，陈皮 10.5g，板蓝根 17g，甘草 10.5g。

加减：大便秘者加生大黄 10.5g，便软去升麻、柴胡、黄芩、黄连、陈皮，加金银花、荆芥穗、苇根各 10.5g。

五、预 防

·广泛开展群众性爱国卫生运动，加强疫情管理，提倡体育锻炼，增强机体抵抗力。

·切实做到五早："早发现、早报告、早诊断、早隔离、早治疗"。

·食醋 100～200ml，加水 2 倍稀释后加热，每次蒸熏 1～2h，隔日

1次，连用4次。

·贯众茅根汤：贯众35g，白茅根70g。加水400ml，煎出200ml，煎2次，共量400ml，每日分两次温服，每隔10d服一次。

·四白汤：白萝卜70g，白菜35g，葱白4根，白茅根70g。加水煎汤，每服一碗，每日两次，早晚饭前温服。连服3d，每半月服一次。

·防风通圣丸（中成药）：每服10g，用生姜3片煎汤冲服。每日两次，每隔半月服一次，连服4次。

第七节　中医对传染性肝炎的认识与防治

一、概　述

传染性肝炎是由肝炎病毒引起，经消化道传染，主要侵犯肝脏的一种急性全身性传染病。本病一年四季均可发生，以秋季多见，常发于儿童及青年。本病具有传染性较强，传播途径复杂，流行面广泛，发病率较高等特点。

祖国医学在文献中虽无传染性肝炎病名之记载，但远在两千多年前的《素问·平人气象论》中已有"溺黄赤安卧者，黄疸""目黄者，曰黄疸"等论述。到了东汉，张仲景著《伤寒杂病论》又详细描述为"阳明病发热汗出者，此为热越……小便不利，渴饮水浆者，此为瘀热在里，身必发黄""伤寒发汗已，身目为黄，所以然者，以寒湿在里不解故也。以为不可下也，于寒湿中求之"及"黄疸之病，当以十八日为期，治之十日以上瘥，反剧为难治"等有关本病之症状。并将黄疸分为五疸，而且还总结出了关于黄疸病证的治疗方法，至今仍被临床广泛应用。随着医学的不断发展，隋代巢元方《诸病源候论·黄病诸候》将黄疸分为二十八候。宋代《圣济总录》又推演为九疸、三十六黄，其名称基本与《外台秘要》三十六黄相似，分类法较为繁复。自元代罗天益根据黄疸临床特点概括分为阳证和阴证以后，后世称为阳黄与阴黄两大类。并指出"身热，不大便而发黄者，用仲景茵陈蒿汤""身热，大便如常，小便不利而发黄者，治用茵陈五苓散"，此乃阳证发黄。"皮肤凉又烦热，欲卧水中，喘呕，脉沉细无力发黄者，治用茵陈四逆汤"，此乃阴证发黄。明代张景岳概括了前人的论述，提出了阳黄证和阴黄证等病证名，指出"阳黄证，因湿多成热，热则生黄，此即所谓湿热证也""阴黄之病，何以致然，盖必以七情伤脏，劳倦伤形。因致中气大伤，脾不化血，故脾土之色自见于外"。《症因脉治》将黄疸分为外感黄疸和内伤黄疸，凡外感风、寒、暑、湿等邪所引起的黄疸称外感黄疸，而各种内因所引起的黄疸称内伤黄疸，这种分类法较切临床。清代沈金鳌著《杂病源流犀烛》有瘟黄病名，亦称急黄。《证治汇补》又提出虚黄等病证。

综合历代医家对类似本病症状的诸多论述，临床上常见到的黄疸分为阳黄、阴黄、急黄、虚黄四种证型，这些全面而详细的论述，都是在《内经》和《伤寒杂病论》的基础上发展起来的。充分说明了黄疸型传染性肝炎在古医籍中"黄疸病"门中占有相当大的比重。18世纪初叶，《沈氏尊生·黄疸篇》中已明确指出了某些黄疸病具有传染性及严重性。

关于无黄疸型肝炎的证候描述非常之多。《素问·刺热病论》云："肝热病者，小便先黄，腹痛多卧身热，热争则狂言及惊，胁满痛。"《痿论》云："肝气热，则胆泄口苦筋膜干。脾气热，则胃干而渴。"《气交变大论》云："脾土受邪，民病殡泄，食减，体重，烦冤，腹鸣，腹支满。"元·朱丹溪云："气郁即肝郁也，气不舒畅则肝失条达，是病在气而不在肝。"又云："气郁则湿郁，湿郁则热郁，热郁则痰郁，痰郁则血郁，血郁则食郁，相因成病，肝脾为甚。"俞慎初谓："血虚不足以维气，使气不得循常道以行。充斥于腠理者为肤胀，凝滞于肠胃为腹胀，停留于五脏者为脏胀。脏胀为病，表无形证，里有病痛。精神行动皆为疲怠者。郁者，尤淤也。治之非攻非泄。宜补、宜行，使之健运流畅而已。"戴北山曰："郁者，结聚而不得发越也。当升者不升，当降者不降，当行化者不得行化，此为传化之失职，此为本气之无制，气郁之病于此生矣。"又说："气郁者，胸胁痛，脉沉涩。血郁者，四肢无力，头目不清。"清·高鼓峰曰："肝藏血，肝血不足，则肝叶变硬，肝叶硬则抵胃，胃受肝抵则胃疼。"这些描述与现代医学无黄疸型肝炎之症状类似。根据上述理论，说明了祖国医学对传染性肝炎无论是黄疸型或无黄疸型，都是通过了细致观察，反复实践而总结出来的，这些丰富的经验，值得我们进一步发掘整理和研究。

本病属于中医"黄疸""胁痛""郁证""腹胀"等证的范畴，由于具体病例的临床表现偏重不同，临床可分湿热郁滞、血虚肝郁、肝胃不和、肝肾精竭等证型。

国外认识本病是在2500年以前，古希腊医祖希波克拉底就描述了此病。1942年，法国学者首先报告用传染性肝炎患者十二指肠内容物，使"志愿者"口服感染成功，并证明其病原体为病毒。

1954年，血清谷丙转氨酶的测定应用于肝炎临床。1961年建立肝炎动物实验室模型。1963年，发现澳大利亚抗原，此为乙型肝炎与其他肝炎鉴别提供了可靠的依据。直到1979年普罗沃斯特等用已在狨猴中适应了31代的甲型肝炎病毒，感染胎恒河猴肾传代细胞及狨猴肝块细胞，甲型肝炎病毒才分离成功。

现代医学在病原学分型分甲型、乙型及非甲非乙型，在临床分型分急性肝炎、慢性肝炎及重型肝炎。

本文仅是对传染性肝炎的初步认识和防治，有待进一步完善。但我相信在党的中医政策指导下，中医药对防治和消除传染性肝炎，一定能取得新的发展。

二、病因病机

根据我曾在西安医学院工作期间设立肝病病房的诊治经验，及对某一单位142例肝炎确诊患者的临床实践与赴另一单位的防治体会，认为本病发病机理主要表现为以下四个方面。

（1）卫外低下

外邪侵入，导致脾胃运化功能受碍，脾失健运，湿邪郁久化热，湿热交炽，胆气受阻，胆液不能循常道而外溢于皮肤致黄疸。

（2）饮食失节

损伤脾胃，脾胃虚弱则湿热蕴结肝胆，肝失疏泄而现胁痛、腹胀、纳差、乏力。肝气郁滞，胆气受阻，胆道不通而现黄疸。

（3）色欲劳伤

色欲过度，致阴血暗耗，肝肾阴虚，精血内亏而发虚黄。或劳倦伤脾，脾气虚弱，运化失常，湿热阻滞而发黄疸、泄泻、浮肿。

（4）情志抑郁

思虑伤脾，暴怒伤肝，肝郁脾虚导致脾胃湿热郁滞，不能输精于肝，肝血失养而生内热，故肝郁气结，疏泄失常，脉络受阻，久之血瘀成癖而现肝脾肿大。

因此，在机体反映上出现了不同的临床证型：①湿热郁滞，肝胃不和的腹胀、纳差、胁痛、乏力；②肝气乘脾，湿困脾阳的泄泻、浮肿、腹痛；③血虚肝郁的胁痛、气郁、胸闷、易怒、五心潮热；④肝肾阴虚的腰痛、遗精、烦热、盗汗，或有出血倾向；⑤气滞血瘀的皮肤瘀斑、肌肤甲错、肠燥便秘；⑥气血双亏的虚羸体弱；⑦脾肾气衰，运化失权，水湿蓄聚不化之臌胀；⑧三焦相火亢极，迫血妄行之呕血；⑨肝肾精竭，血不养肝，肝风内动，热扰神明所致之内闭外脱。

三、辨证论治

（一）黄疸型肝炎的辨证施治

本型初期，一般呈现外感证候，如恶寒，发热，食差口苦，厌油腻，恶心，胁痛，腹胀，身困乏力，舌苔薄白略腻或略黄，脉浮弦而数，继之两目发黄、皮肤黄染、小便深黄等症出现。本病在未出现黄疸以前，称为黄疸前期。中医辨证处理，按外感湿热郁滞、肝胃不和证治，法当和解表里，清热化湿，避秽解毒，方用柴胡温胆汤加味治疗。如果出现黄疸则称黄疸期。中医对黄疸的辨证，有热胜于湿，有湿胜于热，热毒炽盛内陷营血，湿郁化寒脾阳不振之分。一般临床最常见热胜于湿、湿胜于热两种类型表现，中医称之为阳黄。热毒炽盛内陷营血为阳黄之重症，中医名为急黄，可能包括现代医学的急性黄色肝萎缩。湿郁化寒，脾阳不振，中医名为阴黄，此为湿胜于热，郁久化寒之演变证。

对热胜于湿证，法当清热，利胆，通便，以茵陈蒿汤为主加味应用。湿胜于热证，法当助阳除湿、利胆，以茵陈五苓散为主加味应用。热毒炽盛，内陷营血急黄证，法当凉血解毒，清热救阴，方用清瘟败毒饮，配服安宫牛黄丸急救治疗。湿郁化寒，脾阳不振阴黄证，法当健脾和胃，温化寒湿，方用茵陈术附汤加茯苓、泽泻治疗。黄疸消退后，称黄疸后期，善后调理法当健脾益气，和胃渗湿，方用参苓白术散连服1个月。如肝大腹微胀者，可用越鞠保和丸，服1～3个月，加之注意饮食调养，即可逐渐恢复。

1. 黄疸前期证治（外感湿热郁滞肝胃不和证）

证候：恶寒发热，头昏头痛，食差，口苦，恶心，胸闷胁痛，腹胀乏力，舌苔薄白略腻或略黄，脉浮弦而数或滑数。

方药：柴胡温胆汤加藿香、茵陈、白茅根。柴胡14g，半夏10.5g，黄芩10.5g，党参10.5g，茯苓14g，陈皮10.5g，枳实10.5g，竹茹10.5g，生姜10.5g，大枣2枚，炙甘草10.5g，藿香10.5g，茵陈蒿14g，白茅根35g。每次加水700ml，大火煮沸，慢火煎煮40min，滤出200ml，一剂煎两次，共400ml，每日分两次，早晚饭前温服。每日1剂，服3~6剂，以症状消失为度。

2. 黄疸期证治

（1）热胜于湿阳黄证

证候：身目黄色鲜明，发热口渴，小便少，色黄赤，大便秘结，或心烦恶心，腹部胀满，舌苔黄腻或干燥略黄，脉弦数或大而滑数。

方药：

·茵陈蒿汤加味：茵陈蒿35g，焦栀14g，生大黄10.5g，生甘草10.5g，枳实10.5g，生山楂10.5g，郁金14g，茯苓14g，泽泻10.5g，神曲10.5g，麦芽10.5g。煎服法同上，每日1剂，服2~3周，以黄疸消退为度。如高热不退，口大渴者，方用柴胡白虎茵陈蒿汤加减治疗。

·柴胡白虎茵陈蒿汤加减：柴胡14g，姜半夏10.5g，黄芩10.5g，杭芍10.5g，枳实10.5g，生大黄10.5g，知母28g，茵陈35g，生石膏35g（后下），焦栀14g，生姜7g，大枣2枚，郁金14g，茯苓14g，炙甘草10.5g。加水煎两次，共煎出600ml，一日夜分3次温服，每日1剂，服3~6剂，以热退为度。

（2）湿胜于热阳黄证

证候：身目黄色，但不如热重者明显，头重身困，胸腹胀满，食欲减退，大便稀溏，小便不如热重者深黄，舌苔厚腻略黄，脉弦细而濡。

方药：茵陈五苓散加味。茵陈蒿35g，桂枝10.5g，白术10.5g，茯苓17.5g，猪苓10.5g，泽泻10.5g，藿香10.5g，薏苡仁17.5g，郁金14g，厚朴10.5g。加水煮两次，共量400ml，每日分两次，早晚饭前温服。每日1剂，服2~4周，以黄疸消退为度。

（3）热毒炽盛内陷营血急黄证

证候：急黄为阳黄之重症，发病急骤，病情险恶，症见身目呈红黄色，高热烦渴，胸满腹胀，神昏谵语，便血或皮肤出现斑疹，舌质红绛，苔黄而燥，脉象弦滑而数，法当凉血解毒，清热救阴。

方药：

·清瘟败毒饮加茵陈：生石膏70g，知母28g，犀角10.5g，生地黄35g，赤芍14g，牡丹皮14g，焦栀14g，黄连10.5g，黄芩10.5g，桔梗10.5g，生甘草10.5g，玄参28g，连翘17.5g，竹叶10.5g，茵陈蒿70g。加水煎两次，共煎出800ml，每昼夜分四次温服，每日1剂，服3～6剂，如大便燥结不通，可加生大黄。

·安宫牛黄丸：每服1粒，开水冲化顿服，每昼夜服3～4粒，以证候减退停药。

（4）湿郁化寒、脾阳不振阴黄证

证候：身目黄染，其色晦暗，食少胸闷，腹胀，大便稀溏，小便黄少，神疲乏力，肢冷畏寒，舌苔薄腻质淡，脉沉细而弦或迟濡。

方药：茵陈术附汤加减。茵陈蒿35g，干姜17.5g，白术17.5g，附子17.5g，炙甘草17.5g，茯苓17.5g，泽泻10.5g。加水煎两次，共煎出400ml，每日分两次，早晚饭前温服。每日1剂，服2～4周，以黄疸消退为度。

3. 黄疸消退

黄疸消退之后，体力未能完全恢复，如食欲欠佳，腹微胀，身困乏力等，方用参苓白术散，健脾益气渗湿，每次6g，每日两次，开水冲服，服1个月为一疗程。如肝脏肿大，方用越鞠保和丸，每服6g，每日两次，服1～3个月为一疗程。

（二）无黄疸型肝炎的辨证施治

本型大多起病缓慢，早期呈现外感证候，与黄疸型早期外感湿热郁滞，肝胃不和证相同，但即无黄疸出现，治疗处理仍按黄疸型早期治疗。本病往往外感证候虽已解除，而食差，腹胀，胁痛，乏力缠绵不愈，兼见肝脏肿大或肝脾均大，中医辨证则按"肝郁胁癖"证治。本病临床表现在此期不外为湿热郁滞，肝胃不和证，法当清热除湿，消食解郁，以柴平饮为主；湿热郁滞，脾虚湿盛证，法当健脾益气，清热利湿，方用茵陈苡仁茅根汤治疗，配服越鞠保和丸，消积解郁，服 1~3 个月。

本病若迁延日久，则变证百出。在临床上常见证候有湿困脾阳证，法当健脾助阳利湿，以胃苓汤为主；或健脾益气，和胃除湿，方用香砂六君子汤为主；如见血虚肝郁证，法当补血清肝，理气解郁，以补血清肝汤或丹栀逍遥散为主；肝肾阴虚证，法当滋肾补血，清肝泻火，方用滋肾清肝饮、知柏地黄汤加味治疗；气血双亏证，法当补养气血，以归脾汤、十全大补汤、归芍六君子汤加味调理；兼见瘀血肠燥便秘证，法当活血祛瘀，缓中补虚，可配服大黄䗪虫丸或血府逐瘀汤。以上证候往往交替出现，或同时并有，在治疗上必须分清主次，进行辨证论治。

本病往往因调养失宜，情志不舒，易怒易悲，营养过差，精神过度疲劳，性欲不节等因素而使机体精血过度耗损，以致精不能养气，气不能生精，精气失养，导致脾肾气衰，运化失权，水湿蓄聚不化而成臌胀，即现代医学称之为肝硬化腹水，中医名为臌胀，或单腹胀、水臌、气臌、血臌等名。在治疗上中医则按臌胀证治，此时补血养肝，健脾行水是其关键。补血养肝，方用人参养荣汤；健脾行水，方用胃苓汤加减为主。本病如用以上治疗方法不能达到消胀行水之目的，在必要时可采用急则治标，缓则治本的原则，急用十枣汤或舟车神佑丸，泄水消胀，以缓解症状，待症状缓解后，仍用以上方法调治，直到腹水消退为度。

本病发展至严重阶段，出现呕血或昏迷抽风，中医对呕血则按三焦相火亢极，迫血妄行之呕血证治，方用犀角地黄汤、滋肾清肝饮合剂治疗。昏迷抽风则按肝肾精竭，血不养肝，肝风内动，热扰神明所致的内闭外脱证治，方用参麦地黄汤加味，固养气阴，消胀行水，并配服安宫牛黄丸清热解毒，通窍息风，挽救危急。

1. 湿热郁滞肝胃不和证

证候：头昏，食差，不欲饮，口腻口苦欲呕，腹胀较著，胁隐痛，大便正常或稀溏，矢气多，微恶寒，或有轻微潮热，舌苔白腻略黄，脉弦滑或弦细。

方药：柴平饮加味。柴胡 14g，姜半夏 10.5g，党参 10.5g，黄芩 10.5g，炒苍术 10.5g，厚朴 10.5g，陈皮 10.5g，生姜 10.5g，大枣 3 枚，炙甘草 10.5g，茵陈 14g，郁金 14g，山楂 10.5g，神曲 10.5g，炒麦

芽 10.5g。加水煎两次，共煎出 400ml，每日分两次，早晚饭前温服。每日 1 剂，服 2~4 周。

2. 湿热郁滞脾虚湿胜证

证候：除与上述证候相同外，特别疲乏无力，唇色较淡，四肢酸困，嗜卧食差，恶心腹胀，大便稀溏较著，小便黄少，脉象舌苔同上。

方药：茵陈苡仁茅根汤。茵陈蒿 35g，生薏苡仁 17.5g，生白扁豆 10.5g，藿香 10.5g，厚朴 10.5g，姜半夏 10.5g，茯苓 14g，陈皮 10.5g，生姜 7g，炙甘草 10.5g，白茅根 35g。煎服法同上，每日 1 剂，服 2~4 周。或藿香正气丸治疗。

3. 湿困脾阳证

证候：除与上述证候相同外，日泻稀便或水样便三至四次，小便少，颜面四肢有轻度浮肿，手足发凉，畏寒较著，舌苔白腻或滑，脉弦滑或沉细而濡。

方药：

·茵陈胃苓汤加减：茵陈蒿 35g，炒苍术 10.5g，厚朴 10.5g，陈皮 10.5g，炙甘草 10.5g，桂枝 10.5g，白术 10.5g，茯苓 17g，猪苓 10.5g，泽泻 10.5g，生姜 10.5g。如体虚肢冷，脉细者加党参 10g、附子 10g。煎法同上，每日 1 剂，服 1~2 周。

·香砂六君子汤：党参 17.5g，姜半夏 10.5g，白术 10.5g，茯苓 14g，陈皮 10.5g，生姜 10.5g，大枣 3 枚，广木香 6g，砂仁 10.5g，炙甘草 10.5g。煎服法同上，每日 1 剂，服 1~2 周。

4. 血虚内热肝郁证

证候：头昏头痛，口干苦欲饮，胸胁痛，大便秘，尿黄或灼热，手足心发热，心烦易怒，失眠较著，舌苔薄白或略黄，舌质时红，脉弦滑而数或弦细而数。

方药：

·丹栀逍遥散加味：牡丹皮 10.5g，焦栀 10.5g，生杭芍 14g，当归 10.5g，白术 10.5g，茯苓 14g，柴胡 7g，黄芩 10.5g，薄荷 3.5g，煨姜 3g，炙甘草 10.5g，制香附 14g，郁金 14g，枳实 10.5g。煎服法同上，每日 1 剂，服 2~4 周。

·补血清肝汤：生地黄 14g，当归 10.5g，杭芍 14g，川芎 10.5g，柴胡 7g，黄芩 10.5g，麦冬 14g，酸枣仁 14g，木瓜 10.5g，炙甘草 10.5g，焦栀 10.5g，牡丹皮 10.5g。煎服法同上，每日 1 剂，服 2～4 周。

5. 肝肾阴虚证

证候：除与上述证候相同外，伴有耳鸣腰痛，潮热盗汗，遗精，或有出血倾向，如鼻或皮肤有出血点等，舌苔脉象同上。

方药：

· 滋肾清肝饮加味：熟地黄 28g，山药 14g，山茱萸 14g，酸枣仁 14g，茯苓 10.5g，牡丹皮 10.5g，泽泻 10.5g，当归 14g，生杭芍 14g，焦栀 10.5g，黄芩 10.5g，柴胡 7g，杜仲 14g。

· 知柏地黄汤加味：生地黄 28g，山药 14g，山茱萸 14g，茯苓 14g，牡丹皮 17.5g，泽泻 10.5g，知母 14g，黄柏 10.5g，麦冬 14g，阿胶 10.5g，焦栀 10.5g，黄芩 10.5g。

前方服 2～4 周，有出血倾向用后方。

6. 气血双亏证

证候：除一般临床证候如食差胁痛，腹胀乏力外，尚有面色㿠白少泽，气弱懒言，心慌心跳，失眠，怕冷怕热，倦怠嗜卧，形瘦体弱，妇女有月经不调，或经漏白带等症。舌质淡，苔薄白，脉虚大或细弱。

方药：

· 归脾汤加味：炙黄芪 35g，当归 10.5g，党参 17.5g，白术 10.5g，茯苓 14g，远志 10.5g，酸枣仁 21g，龙眼肉 10.5g，广木香 3g，炙甘草 10.5g，制香附 14g，郁金 14g。如有烦热者加焦栀 9g、牡丹皮 9g。煎服法同上，每日 1 剂，服 2～4 周。

· 十全大补汤：炙黄芪 35g，肉桂 10.5g，党参 17g，白术 10.5g，茯苓 14g，当归 10.5g，熟地黄 14g，炙甘草 10.5g，杭芍 10.5g，川芎 10.5g，生姜 10.5g，大枣 2 枚。煎服法同上，每日 1 剂，服 2～4 周。

7. 血瘀肠燥证

证候：除一般临床表现外，胁痛固定不移，有针刺感，肝脾肿大，大便燥秘，色黑如羊矢状，两眦暗黑，肌肤甲错，或下肢有瘀血瘢或血缕，舌苔脉象同上所见，舌质或有瘀血斑。

方药：

·血府逐瘀汤加味：生地黄 14g，当归 10.5g，赤芍 14g，川芎 10.5g，桃仁 14g，红花 14g，柴胡 7g，枳壳 10.5g，桔梗 10.5g，牛膝 10.5g，炙甘草 10.5g，青皮 10.5g，鳖甲 21g，制香附 14g，郁金 14g。煎服法同上，每日 1 剂，服 2~4 周。

·大黄䗪虫丸：每次 1 粒，每日 1~2 次，早晚饭前温服，连服 1~3 个月为一疗程，服至肝脾肿大消失为止。

四、并发症的治疗

1. 肝郁胁癖并发臌胀证治

证候：腹满不能饮食，四肢羸瘦，腹胀大如鼓，腹壁青筋暴露，尿少色黄，倦怠嗜卧，舌苔浊腻或白腻略黄，脉弦细。

方药：

·加味胃苓汤：炒苍术 10.5g，厚朴 14g，陈皮 10.5g，炙甘草 10.5g，桂枝 10.5g，白术 10.5g，茯苓 35g，猪苓 17.5g，泽泻 17.5g，生姜 10.5g，牛膝 10.5g，车前子 35g（包）。舌苔黄腻或黄干，潮热者加黄连 10.5g、黄芩 10.5g；舌苔白腻或白滑，肢冷便溏，畏寒者加人参 10.5g、附子 10.5g；舌苔浊腻而厚者加山楂、神曲、麦芽各 10.5g，反酸者加吴茱萸 10.5g。加水煎出 600ml，每日分 3 次，饭前温服。每日 1 剂，服 2~4 周。

如腹水不下可配服舟车神佑丸，每服二钱，每日两次，空腹开水送服，连服 3d，或停服 3d 再服，至腹水消退为度。如腹水不下兼有胸水，气喘不能平卧者，可急服十枣汤三钱消其大半即可停药。因本药对胃有刺激，不宜连续服用，可间隔服用，或再服济生肾气汤，或人参养荣汤调治。

·十枣汤：甘遂（面煨）、芫花（醋炒）、大戟（醋炒）各等分共研极细末。每服 3.5~10.5g，以大枣十枚煎汤送服，每日服 1 次，清晨空腹服。

·济生肾气汤：熟地黄 28g，山药 14g，山茱萸 14g，茯苓 35g，牡丹皮 10.5g，泽泻 17.5g，肉桂 10.5g，附片 10.5g，牛膝 10.5g，车前子 35g（包）。加水煎出 600ml，每日分 3 次温服。每日 1 剂，服 2~4 周。

·人参养荣汤：炙黄芪 35g，肉桂 7g，人参 10.5g，白术 10.5g，茯苓 35g，熟地黄 14g，当归 14g，炙甘草 10.5g，杭芍 10.5g，陈皮 10.5g，远志 10.5g，五味子 6g，生姜 10.5g，大枣 3 枚。加水煎出 400ml，每日分两次，早、晚饭前温服。每日 1 剂，服 1~2 周。

2. 呕血、便血证治

在上述证候治疗期间，如有呕血，可用犀角地黄汤、滋肾清肝饮合剂加减治疗。如有便血，可用黄土汤加减治疗。

方药：

·犀角地黄汤合滋肾清肝饮：犀角（可用水牛角代替）10.5g，生地黄 28g，山药 14g，山茱萸 14g，茯苓 35g，牡丹皮 17g，泽泻 17.5g，杭芍 14g，当归 10.5g，焦栀 14g，黄芩 10.5g，柴胡 7g，阿胶 10.5g，麦冬 14g。加水先煎犀角 20min，再下诸药煎 30min 即成，亦可加三七粉 3g，每剂煎出 400ml，每日分两次，饭前温服。

·黄土汤加减：灶心土 28g，白术 10.5g，炒黄芩 10.5g，生地黄 28g，杭芍 14g，牡丹皮 14g，阿胶 10.5g（烊化兑入），炙甘草 10.5g，地榆炭 14g。加水煎出 400ml，每日分两次，早晚温服。

3. 谵妄昏迷证治

本病晚期往往出现躁动不安，神昏谵妄，舌质红绛无苔，脉细微或虚大，方用参麦地黄汤，配服安宫牛黄丸，挽救危急。

方药：

·参麦地黄汤：东北人参 17.5g，麦冬 35g，熟地黄 35g，山药 14g，山茱萸 14g，茯苓 35g，五味子 7g，牡丹皮 17.5g，泽泻 17.5g，牛膝 10.5g，车前子 35g（包）。加水煎出 600ml，每昼夜分四次温服。

·安宫牛黄丸：每服 1 粒，开水冲化顿服，每日服 3 次。

五、护理及注意事项

1. 一般护理

传染性肝炎虽有服药的治疗，但一般的护理得当，不仅可以及早恢复，而且可以避免发生某些严重的并发症。如臌胀、呕血、昏迷等危重证候。因此，患病以后，必须卧床休息，保持心情舒畅，精神愉快，思想乐观，切勿为肝病所恐惧，切忌愤怒抑郁，控制性生活，这对本病的恢复是很有好处的。

2. 饮食方面

须吃清淡易于消化的食物，适当加强营养（如鸡蛋、豆腐、糖类、蔬菜等）。切忌暴饮暴食以及辛辣油腻厚味、生冷饮食，绝对忌酒。在胃纳不佳的时候，不要勉强多进饮食。

3. 注意观察体征变化

如脉象、体温、皮肤色泽、呕吐物及二便颜色，防止并发症发生。

六、预 防

传染性肝炎是一种常见病，要做好本病的预防工作，具体可分以下四个方面：

·首先要认真贯彻"预防为主"的卫生工作方针，加强党的领导，积极开展爱国卫生运动，广泛宣传有关肝炎的预防知识，做到群防群治。

·消除传染源，对传染源要实行严格的管理，凡是急性肝炎患者，一定要隔离，对患者感染物，应严格消毒，切断一切传染途径，控制肝炎流行。

·加强体育锻炼，增强人体抵抗力，加强营养，注意饮食卫生和劳逸结合，防止外界诱发因素。

·药物预防方面：祖国医学几千年来在与疾病做斗争中积累了极为丰富的经验，为我国人民健康作出了巨大的贡献。通过多年来的临床实践，现介绍几种既有营养，又有功效，普、简、验、廉的药物煎汤服用，可起到有病治病，无病防病的作用。药物及用法如下：

·茵陈绿豆汤：茵陈蒿35g，绿豆35g或赤小豆35g。加水煎，每饮一碗，每日两次，连服3d，每周服用1次。

·茵陈茅根汤：茵陈蒿35g，白茅根35g。加水煎，每饮一碗，每日两次，或当茶饮。

·马齿菜馍：采鲜马齿菜，不拘多少，切碎用麦面拌和做成馍状，蒸熟可吃。本品既可解毒，又能充饥。

·茵陈六一解毒汤：茵陈蒿35g，滑石21g，生甘草3.5g，蒲公英35g，大青叶10.5g。加水煎出400ml，每日分两次，早晚饭前温服，连服3d，每周服用1次，连服3周。本方既可防治肝炎，又可防暑。

第八节　中医对末梢神经炎的防治

一、概　述

　　末梢神经炎，又名多发性神经炎或周围神经炎，是各种不同病因引起的肢体远端的多发性神经损害。主要表现为四肢远端对称性末梢型感觉障碍，下运动神经元瘫痪和自主神经功能障碍。导致本病的病因主要是各种急性或慢性感染，重金属、化学品及药物，各种营养缺乏和代谢障碍，感染后或变态反应，结缔组织疾病。本类疾病由于病因不同，故病性有别，程度各异。但其神经系统表现具有共同特点，即肢体远端对称性分布的感觉，运动及自主神经功能障碍。祖国医学对本病的认识早有详细的论述，《素问·痿论》云："肺热叶焦，发为痿躄。"明显指出肺热伤津是引起本病的主要病理，后世医家在临床实践中不断有新的阐述。明代张景岳认为痿证主要由于"元气败伤，则精虚不能灌溉，血虚不能营养"所致。根据本病的临床表现，属于中医"痿证"之范畴。其病因不外为内伤和外感两个方面，内因以脾肺肝肾精血亏虚为多见，外因多以热毒、湿热为主，其机理主要是脏腑损伤或外邪侵入，致使内脏精血亏耗，肢体皮肉血脉筋骨枯弱，无力运动而致痿。关于本病的治法，《素问·痿论》有"治痿者独取阳明"之说，又说："阳明者，五脏六腑之海，主润宗筋，宗筋主束骨而利关节也。"这说明一般多以重视调理脾胃，补益后天为治疗原则。认为肺之津液来源于脾胃，肝肾的精血亦赖于脾胃受纳运化而成。故凡胃津不足者，脾胃虚弱者，皆应调其脾胃，使脾胃纳谷运化功能正常，则肺津充足，脏腑气血功能旺盛，筋脉得以濡养，以利本病之恢复，故临床治疗皆重视这一原则。

　　为遵照毛主席关于"团结新老中西医各部分医药卫生人员，组成巩固的统一战线，为开展伟大的人民卫生工作而奋斗"的教导，在上级党政的正确领导下，在中央、省、市愿来参加防治工作同志们的协助下，通过对 1973 年 6 月初某县郭店公社石落务大队发生不明原因的下肢瘫痪兼有手指瘫痪的 33 例患者进行询问观察，对分治的 10 例患者采用祖国医学四诊方法作了统计分析，我认为本病属于祖国医学"痿证"之范畴。根据临床表现分为轻、中、重三度。证属肝肾阴虚、脾肾阳虚、肺热伤津三种类型。治以补血养血，滋补肝肾，健脾壮筋为原则，取得了初步疗效。为了更进一步深入对本病的防治与研究，特将对本病的防治经验，整理于后。

二、病因病机初探

引起痿证的病因，有外感和内伤。外感多以热毒、湿热为主。内伤多以脾肺肝肾亏损为多见。但正气不足是主要的因素。

1. 肺热伤津

此乃正气不足，感受温热之邪，或病后邪热未尽，肺受热灼，津液耗伤，水谷精微不能输布全身，导致筋脉失养而成痿。

2. 脾肾阳虚

肾为先天之本，脾为后天之本。脾之运化水谷精微，须借助于肾脏阳气的温煦；肾脏精气亦有赖于水谷精微的不断补充与化生。因此在生理上二者是相互资助、相互促进的。肾阳不足，脾失健运，化源不足，筋脉骨肌失养，关节不利，渐而成痿。

3. 肝肾亏虚

肝藏血，肾藏精，精血同源。久病体虚，或房事过度，以致肾精肝血亏损，肾精亏虚不能滋髓养骨，肝血亏虚不能荣筋养脉而致痿证。精血亏虚日久生虚热，阴虚火旺甚则必损及阳，阳衰失于温煦荣养可转变为阳虚痿证。痿证日久，气血运行不畅则生瘀，亦可成为兼瘀之痿证。

三、临床表现与症状统计

根据临床观察和患者主诉，本病初起皆现下肢腓骨疼痛，但不剧烈，几天后疼痛自动减轻或消失，继之出现酸困无力，麻木，腿软，行动困难．手指失灵，逐日加重，直至瘫痪。从外观上看，主要是小腿肌肉和手鱼际肌肉松弛或消瘦萎缩，感觉减退或消失，不能活动，大部分患者除瘫痪病证外，饮食变化不大，无外感症状。部分患者中伴有轻重不同的头昏，目眩，心慌，气短，手足心发热等症。根据患者病情，将10 例患者分为三度（轻、中、重）。轻度——患者能自己行走，但步态不稳，轻微颠跛；中度——患者能自己站立行走，但步行艰难，手足失灵；重度——卧床不起，可勉强扶物站立，但迈步即倒，手不能握物。10 例患者中，轻度 4 例，中度 3 例，重度 3 例。

本病临床特点：①症状发生迅速，数天内可由肢体麻木发展至四肢远端，出现腕垂和足垂；②四肢远端呈手套、袜子型的感觉障碍或出现烧灼样疼痛；③受累部分腱反射消失，肌肉压痛，早期出现肌肉萎缩，皮肤发冷，光滑，变薄或干裂，出汗过多或无汗。

这次观察的 33 例患者中，男性 17 人，女性 16 人。3～12 岁 6 例，13～20 岁 7 例，21～35 岁 9 例，36～45 岁 3 例，45～64 岁 8 例。其中轻度 13 例，中度 10 例，重度 10 例。中医观察治疗 10 例中，含肺热伤津 3 例，肝肾阴虚 3 例，脾肾阳虚 4 例。合并症 4 例中，气管炎 2 例，宫颈糜烂 1 例，梅毒 1 例。其主要脉证，详见表 1－16。

表 1－16　33 例患者症状统计表

头昏	心慌	小腿麻木	五心烦热	不能行走	行走不便	手指活动困难左	手指活动困难右	足趾不动左	足趾不动右	双手不能握物	下肢发凉	全身乏力	形体消瘦	经期错杂	面色淡黄	腿软	小腿痛	口干口苦	气短	出汗	大便干	纳差	欲饮	脉象弦滑	舌质淡、苔薄白	合并症
15	12	16	17	10	23	12	13	20	19	10	17	7	9	5	12	21	13	14	7	16	10	7	8	17	26	9

四、防治方法

（一）病因治疗

控制全身性疾病，纠正营养及代谢障碍。若为中毒所致，立即停止有害物接触，并设法促进体内毒物排泄，停用一切可能导致神经炎的药物。

（二）辨证施治

1. 肺热伤津

证候：病起发热或热退后现肢体软弱无力，皮肤干燥，心烦口渴，咳嗽咽干，小便黄少，大便干燥，舌质红，苔黄，脉细数。

治法：清热润燥，养肺生津。

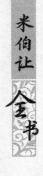

方药：清燥救肺汤。桑叶 10.5g，生石膏 14g，杏仁 10.5g，麦冬 35g，人参 10.5g，阿胶 10.5g，胡麻仁 14g，枇杷叶 10.5g，甘草 10.5g。

加减：若高热，可重用石膏量至 70g，并加鲜生地黄 35g、金银花 17.5g 以生津清热。

煎服法：加水 600ml，大火煮沸，慢火煎煮 30min，过滤出 200ml，煎两次共 400ml，每日分两次，每次服 200ml，早晚饭前温服。每日 1 剂，连服 2 周。

2. 脾肾阳虚

证候：肢体痿软无力，逐渐加重，纳差，便溏，腹胀，神疲乏力，气短，心慌，面色淡黄，自汗，腰痛，舌质淡，苔薄白，脉沉细。

治法：健脾温肾，壮筋起痿。

方药：归脾汤加味。炙黄芪 35g，当归 10.5g，党参 17.5g，茯神 17.5g，酸枣仁 14g，远志 10.5g，广木香 3.5g，龙眼肉 10.5g，白术 14g，炙甘草 10.5g，生姜 10.5g，大枣 2 枚，杜仲 14g，附片 10.5g，肉桂 10.5g。

加减：服药 2 周后，可改用黄芪桂枝五物汤加杜仲、附片交替服用，也可配服人参再造丸或参苓白术散。

煎服法：同上。

3. 肝肾亏虚

证候：起病缓慢，肢体痿软无力，腰背酸软，并有目眩，耳鸣，遗精或遗尿，或妇女月经不调，甚则步履全废，腿胫肌肉萎缩，舌红少苔，脉细数。

治法：补益肝肾，滋阴清热。

方药：知柏地黄汤配服健步虎潜丸。

·知母 14g，黄柏 10.5g，生地黄 28g，山药 14g，山茱萸 14g，牡丹皮 10.5g，茯苓 10.5g，泽泻 10.5g。煎服法同上。

·健步虎潜丸（中成药）：每次 10g，每日两次，早晚开水送服。1～3 个月为一疗程。

此外，除内服中药外，还可以配合针灸、药物外洗、按摩等综合疗法，并适当加强肢体的活动。

针灸治疗：上肢以肩髃、外关、曲池、合谷、尺泽、手三里为主；

下肢以髀关、梁丘、风市、昆仑、足三里、阳陵泉、三阴交、解溪为主。配穴以肺俞、肝俞、心俞、脾俞、胃俞、肾俞、涌泉为主。每次选择4~6穴，但应依据病变部位。若一侧有病，则须先取健侧，后取患侧。

外洗药方：黄芪35g，赤芍14g，当归10.5g，地龙10.5g，红花10.5g，乌药10.5g，伸筋草35g，桂枝10.5g，乌梢蛇14g。每剂加水2000ml，煎煮40min，待温后将上肢或下肢浸泡10~15min，每日两次，每2d用一剂，15剂为一疗程。

（三）预防治疗

对本病区健康人可采用三豆解毒汤进行预防，每个月3次，每次服药连续3d。

方药：三豆解毒汤。黑豆17.5g，红小豆17.5g，绿豆17.5g，贯众17.5g，甘草17.5g。每剂加水1500ml，煎出500ml，每日1次，顿服。

五、调 护

·四肢瘫痪者应定时翻身。肢体应置于功能位置，有手、足下垂者应用夹板或支架，以防止肢体挛缩和畸形发生。

·急性者应卧床休息，慢性者应适当休息，结合功能锻炼。

·患肢宜保暖，由于局部感觉失灵，严冬时防止冻伤，用热水袋保暖时需防止烫伤。每次可用药酒、伤药按摩患肢，每日3次，以利恢复。注意皮肤清洁干燥，病久患肢痿而不用者，要防止发生褥疮。

·饮食宜易消化而富有营养的食物，如猪、牛蹄筋、羊骨髓、鸡汤等，以充养筋骨，忌酒及油腻辛辣之品。

六、观察建议

·关于分期分度、观察标准、疗效判定，均按防治组研究统一标准进行观察。

·每半月进行一次总结，鉴定疗效，改进方法，提高疗效。

·以西医检查诊断，中医辨证论治相结合为原则进行治疗，并附治疗前与治疗后检查，以利总结治疗经验。

第九节　中医对疰夏病的认识与防治

一、概　述

疰夏病是一种慢性消耗虚衰性疾病，严重危害着人民的身体健康。1966 年在陕西某地已发现此病，1967 年该地区又发现此病，且人数较多。同年 5 月接省卫生厅指示，我带领医疗队深入疫区，对该地区出现原因不明的发热性疾病，俗称"热热病"进行防治。通过防治调查及有关资料，认为本病属于祖国医学"虚劳病"之范畴。与西医所谓的"烧热病"，即棉籽油酚中毒症状较相似。该病对劳动人民群众的健康威胁非常之大。为了尽快控制和消灭这种疾病，保护劳动人民健康，支援农业生产，在县防疫站等医疗单位的协助下，通过对 20 例患者的防治研究，提出了初步治疗意见。鉴于我们对本病的观察时间较短，治疗病例不多，故所设之防治方案错误之处在所难免，为了早日解除患者的疾苦，保护劳动人民健康和利于生产建设，特将此方案予以整理，仅供同道参考。不妥之处，敬请指正，使其不断改进提高，更好地为人民服务。

二、祖国医学对本病的认识

（一）疰夏病的命名依据

仲景曰："平人脉大为劳，极虚亦为劳。夫劳之为病，其脉浮，又手足心烦热，寒精自出，脚酸削，不能行，小腹虚满，春夏剧，秋冬瘥，谓之疰夏病。"丹溪曰："人遇春末夏初，头痛脚弱，食少身热，世俗谓之疰夏病，属阴虚元气不足。"汉·张仲景及元·朱丹溪对本病的描述，与本病的证候及临床特点基本相符。因此，可以将本病定为疰夏病。

（二）病因与病机的初步探讨

根据本病的证候表现及患者自述和群众的反映，可能为多种因素所形成的一种慢性疾患。其病因概括言之有内外二因。

·内因多因患者操劳过度，致伤元气，或由先天禀赋而致元气不足。

·外因为"食痃"，或为"水痃"长期侵害脾胃，损及心肝。或为强烈的暑热，耗伤元气。因之，内外合邪成为致害本病的重要原因。前人所谓"食痃""水痃"，即指食物或水中含有一种有害因素。因前人限于历史条件的限制，不能分析出水和食物中以及自然界存在引起本病的因素究为何物？所以概括名之曰痃。

痃邪侵害人体，必先决定于人身元气的强弱。若人之元气足则邪无由害，虽害亦易修复。若元气不足，则易为外邪侵害而成病。即《内经》云："邪之所凑，其气必虚。"这就说明内因是构成本病的主要因素，外因中亦必然存在着一种共同的有害因素，必须进一步探索研究。

前人所谓元气，是一种维持人体的营养物质。是人体生命的活动力。包括精、神、气、血、营、卫、津、液，一旦元气受损，则内脏气血必然失调，在机体相应的就会产生阴阳偏胜或偏衰的现象。本病表现主要为头晕，头疼，身困，乏力，四肢倦怠，身热发麻，手足发热，心烦，心慌，气短，喜静，喜饮冷，颜面烘热潮红，时轻时重。在妇女则多见经闭，遇劳、遇热则急骤加重，甚则体温增高，壮热面赤，大渴，喜饮冷水，唇干舌燥，神倦乏力，肢体发麻，两手搐握剧疼，脉细数，重按无力。察其规律则春夏加剧，秋冬病减，审其机理则为心肝脾肾四脏阴虚所致。由于肝藏血，心主血，脾统血。肝血虚则肝阳偏亢，故见头晕，头疼。肝主筋，血不养筋，故见麻木抽搐。血虚火郁，则肝气不舒，故见肝气郁结之证。心主血脉，又主神明，心阴不足，则心火偏盛，故见心悸，气短，心烦，潮热，失眠多梦。脾统血，主肌肉，脾阴不足，则阳明燥气偏盛，故见烦渴，便秘，肌肉灼热，身困无力，四肢倦怠。肾藏精，肾阴不足，则肾阳偏亢，在上则伤两脏，一为灼伤肝阴，水不涵木，致使肝阳偏亢，故见肝火上炎之证。一为相火偏盛，耗伤心阴，肾水又不能上承于心，则见颜面烘热潮红，手足心烦热。在下则损伤冲任二脉，故见月经不调。冲为血海，起于胞中，循足阳明胃经上行，会于咽喉，别络唇口。脾胃为水谷之海，血之来源取于水谷，脾与胃相表里，脾阴不足，不能充盈冲任，故见少经、经闭。若胃热偏盛则灼伤冲脉，也可见经闭。由于血遇寒则凝，因而瘀血阻塞胞脉，冲任不通，故月事不以时下。本病由于心、肝、脾、肾四脏的阴虚，导致阳亢构成了劳热之疾。《内经》云"阴虚生内热",又"烦劳则张",故本病遇劳遇热加重。因之,本病每当春夏大自然阳气旺盛之时,患者本身阳气偏亢,不能适应气候之热,故病情加重。秋冬阳气下降,阴气上升,患者机体能与自然气候适应,故病情自减。此即人与自然之关系,所以本病有春夏剧而秋冬瘥之特点。此外,本病每遇酷暑炎热暴晒而急发者,由于元气更伤,元气虚不能鼓邪外出,不得汗泄,以致外而湿热郁于肌表,发为白痦,此为疰夏病突变之危疾,医者尤应注意。所以,对本病之治疗,应以急则治其标,缓则治其本之法。治本必须滋阴降火,壮水制阳,兼以通经活血,安神养心,解郁培本。治标法当清热益气,养阴熄风,以缓其急。

三、临床特点与主要脉证

·有共同的季节规律性,一般春夏较重,秋冬较轻。
·有在劳动和感受炎热气候日光暴晒之后,病情加重的共同规律。
·本病多发生于青壮年妇女。
·本病的临床表现,一般多为心、脾、肝、肾四脏阴虚的劳热证候。妇女多见经闭,在田间劳动烈日暴晒的情况下,有热伤元气、耗阴动风之证,体表亦多见白痦。
·主要脉证统计见表1-17、表1-18、表1-19和表1-20。

表1-17 20例患者症状统计表

性别＼年龄	例数	45岁以上	20~44岁	15~19岁
男	5	1	3	1
女	15	2	12	1

表1-18 平时症状

头晕	目眩	耳鸣	口干	口苦涩	胸闷	纳呆	太息	乏力	手足心烧	心悸	闭经	白带多	小便黄	大便干
11	10	6	7	7	5	14	6	10	13	14	11	6	8	5

表 1-19　病重时症状

发烧面赤	头晕	头痛	耳鸣	目眩	心悸	气短	手足心烧	烦躁	四肢发麻	手脸胀	喜卧凉处	口干喜饮	口苦涩酸	有汗	无汗	白痞
20	19	6	11	6	20	8	14	20	10	9	6	2	9	10	7	4

表 1-20　就诊时体征

面赤	神疲	形瘦	甲状腺肿大	高血压	低血压	舌苔薄白	舌苔白腻	舌质红	脉弦数	脉弦滑数	脉沉细	脉弦滑
5	2	1	7	4	6	16	3	15	5	5	4	3

四、辨证论治

根据"辨证求因，审因立法，分清主次，依法定方"的精神，观察本病的临床表现有劳热、经闭、热伤元气、耗阴动风三个主要证候，前两证在临床上表现相对缓慢，第三种证型则常表现为急骤发作，病情危重。所以，临床处理上就应本着急则治其标，缓则治其本的原则，针对具体情况，分清主次，灵活处理。

（一）劳热证

头晕，头痛，身困，乏力，纳呆，手脚心发烧，心跳，心慌，气短，善叹息，手足发麻，在妇女多见经闭，男子可见遗精。

1. 肝肾阴虚

证候：眩晕，头痛，耳鸣或耳聋，目花，面部烘热，午后颧红，口燥咽干，少寐多梦，腰痛，肢体麻木，震颤，舌质红，苔少，脉弦细而数。

治法：补血养肝，滋肾养阴。

方药：补肝汤加味。生地黄 14g，当归 10.5g，川芎 10.5g，白芍 14g，木瓜 10.5g，酸枣仁 14g，麦冬 14g，甘草 10.5g。每日 1 剂，加水煎两次，早晚饭前温服，连服两周。或杞菊地黄丸，每服 3 钱，日服两次，连服 1 个月。

2. 肝气郁结

证候：头痛，头晕，耳鸣，性情急躁，胸闷胁痛，嘈杂吞酸，便

第一章　论著

秘。舌质赤，苔薄黄，脉弦滑。

治法：疏肝理气，清热解郁。

方药：丹栀逍遥散加味。杭芍 14g，当归 10.5g，白术 10.5g，茯苓 14g，银柴胡 10.5g，煨姜 3.5g，薄荷 3.5g，甘草 10.5g，牡丹皮 10.5g，焦栀 10.5g，黄芩 10.5g。若兼见经闭加香附 14g、郁金 14g、生地黄 14g、泽兰叶 14g。每日 1 剂。加水煎两次，早晚饭前温服，连服 1 ~ 2 周。

3. 肝火上炎

证候：头胀痛，眩晕，目赤，耳鸣，耳聋，面赤烘热，口苦，咽干，欲呕，肋痛，小便涩黄，尿道热痛。舌尖红，苔黄或干腻，脉象弦数。

治法：清泄肝胆。

方药：龙胆泻肝汤加味。龙胆草 10.5g，黄芩 10.5g，银柴胡 7g，栀子 10.5g，生地黄 14g，当归 10.5g，车前子 10.5g，木通 10.5g，泽泻 10.5g，竹叶 7g，灯心草 3.5g，生甘草 10.5g，每日 1 剂，加水煎两次，早晚饭前服，连服 3 ~ 6 剂。或黄连上清丸，每服 10.5g，日服两次，连服 3d。

（二）经闭证

1. 心脾血虚

证候：头昏，失眠，多梦，心悸，气短，手脚心发烧，神疲体弱，面色淡黄，舌质淡，苔薄白，脉虚细。

治法：补养心脾。

方药：归脾汤加味。党参 10.5g，白术 10.5g，茯神 14g，黄芪 17.5g，当归 10.5g，龙眼肉 10.5g，酸枣仁 14g，远志 7g，木香 3.5g，炙甘草 10.5g，生姜 7g，大枣 2 枚，泽兰 17.5g，生地黄 17.5g，牡丹皮 10.5g，制香附 14g，每日 1 剂，加水煎两次，早晚饭前服，服 2 ~ 4 周。配服大黄䗪虫丸，每次 1 粒，日服 1 ~ 2 次。

2. 胃热灼阴

证候：口臭，口渴，欲冷饮，五心烦热，小便黄赤，大便秘，少腹胀，舌赤，苔黄少津，脉滑数。

治法：清胃泄火，养阴通经。

方药：玉烛散加味。生地黄 14g，当归 10.5g，川芎 10.5g，白芍 14g，桃仁 14g，红花 14g，大黄 10.5g，芒硝 10.5g，牛膝 10.5g，甘草 10.5g。每日服 1 剂，加水煎两次，早晚饭前温服，连服 3～6 剂。

（三）热伤元气耗阴动风证

证候：感受暑热之后，突然头昏加重，面热，口干唇燥，渴喜冷饮，心悸，气短，全身乏力，四肢麻木，甚至抽搐，肌肤灼热，面红目赤，舌质红，乏津，舌苔薄黄，脉象虚数。

治法：益气清热，养阴息风。

方药：人参白虎汤加桂枝、木瓜、芍药、钩藤。知母 28g，石膏 70g，粳米 17.5g，甘草 10.5g，桂枝 10.5g，木瓜 17.5g，芍药 35g，钩藤 21g，人参 10.5g，每日服 1 剂，加水煎两次，早晚空腹温服。病重者日服两剂，配服至宝丹，每服 1 粒，日服 2～4 次，开水化服。如无至宝丹可服牛黄上清丸，每日服 2 粒。

愈后证治：病情缓解，余热未尽，宜予竹叶石膏汤加生地黄 14g、牡丹皮 10.5g 调理。若兼见湿热郁发肌腹而现白㾦者，本方中加薏苡仁 14g、通草 10.5g、滑石 21g。

竹叶石膏汤方：竹叶 10.5g，石膏 28g，半夏 10.5g，沙参 10.5g，麦冬 14g，粳米 10.5g，甘草 10.5g。

五、防治意见

对本病的治疗，应采取预防和治疗结合的办法，为了防止患者在田间劳动时，因感受暑热而加重本病，建议当地医药卫生部门，积极配制夏令防暑药品，如益元散等。或发动群众煎服竹叶白茅根汤预防本病之发作，保障劳动生产。

·益元散：滑石 21g，甘草 35g，朱砂 0.5g，灯芯 3.5g 共为极细末。每服 10g，冷开水化服，日服 2～4 次。

·鲜竹叶：17.5g，鲜白茅根 10.5g，水煎，当茶饮。

观察方法：设计建立简要病历，每日填写病程记录，定期总结疗效。

六、急重患者的护理

饮食：宜淡味清素食物，以具有一定的营养价值，而又易于消化为宜。

消除恐惧情绪，使患者能安心静养，早日恢复健康。特别是对急重患者尤应体贴照顾，耐心解释。

对急重患者，应创造条件，就地安静休息，避免周围人喧嚷，即速进行必要的抢救和治疗。

第十节　中医对麻风病的治疗

麻风病是由麻风分枝杆菌感染引起的一种慢性传染病。主要侵犯皮肤和周围神经，在少数病例可累及深部组织和脏器官。本病很少引起死亡，但可导致肢体残废和畸形，使患者丧失劳动力。本病的唯一传染源是麻风患者，其传染途径主要是通过破损的皮肤黏膜进入人体而致病。麻风杆菌感染后要经过一个相当长的潜伏期才发病。一般认为平均潜伏期为 2～5 年，最短的仅 3 个月，长者可达 10 年以上，该病的主要症状仍然表现在皮肤和周围神经两方面。皮肤损害以形态多样化，有斑疹、丘疹、结节、斑块、浸润、水疱、溃烂及萎缩等。皮肤附件如毛发、眉毛、毳毛可脱落；汗腺和皮脂腺可被破坏，造成汗闭及皮肤干燥等。其特点为：①由于皮肤神经末梢发生病变，因此局部出现浅感觉（温、触、痛觉）障碍；②出汗障碍；③找到麻风杆菌（特别是瘤型与界线类麻风）。以上三点有助于与其他皮肤病鉴别。

麻风患者均不同程度的有周围神经损害，有的可仅有周围神经表现而无皮肤损害（即纯神经类型麻风）。受累的周围神经可呈梭状、结节状或均匀的粗大，有痛感或压痛，有时可出现干酪样坏死、纤维性变及钙化等。由于神经受累可出现一系列功能障碍。①浅感觉障碍中的温觉障碍出现最早，痛觉障碍次之，触觉障碍最晚。②运动障碍是肌肉萎缩或瘫痪所致，常见于手、足和面部。如尺神经受累可产生小指和无名指弯曲，小鱼际群及骨间肌肉萎缩，对指活动障碍，造成"爪形手"畸形。正中神经受累可使大鱼际肌瘫痪和萎缩，拇指旋后内收，掌面与手掌平行，形成"猿手"状。桡神经受累则形成垂腕及垂指畸形。腓总神经受累可产生足下垂。面神经受累则出现面神经瘫痪的表现。③营养性障碍，如调节血管舒缩的自主神经受累，可造成血供不足，晚期患者可出现皮肤干燥萎缩，易产生水疱或溃疡，甲增厚失去光泽、易破裂，肌肉萎缩，手足骨质疏松或吸收形成畸形。④循环障碍如手足发绀，温度降低。

本病属于祖国医学"大风""疠风""癞病"之范畴。其病因主要由于体虚感受风、湿、虫、毒，或接触麻风患者，毒邪内侵脉络、脏腑而致皮肤、经脉、筋骨为病，治疗颇为棘手。为探索中医中药治疗本病的方法，解除麻风病患者疾苦，20世纪60年代曾3次深入麻风病区调查研究，应用漆黄散进行观察，不料客观因素影响，临床观察中断。为了设法消灭严重危害人民健康的麻风病，今将原定治疗本病之方药整理如下，以供广大临床工作者借鉴。

方药：漆黄散。真生漆500g，鲜螃蟹200g，蟾酥500g，明雄黄500g。

功效：解毒杀虫，驱风利湿。

主治：麻风病。

制法：先将生漆、鲜螃蟹装入瓷罐中，埋入土内14d，取出后待溶化焙干，加入蟾酥、明雄研细末待用。

服法：每日服1次，每次服10g。3个月为一疗程。

附：麻风病患者病历观察表

```
1. 问诊
姓名：        性别：        年龄：        籍贯：        职业：
一般情况：
发热（  ）      恶寒（  ）      汗（  ）      头（  ）
身（  ）        大便（  ）      小便（  ）    食欲（  ）
胸（  ）        腹（  ）        口渴（  ）    耳聋（  ）
耳鸣（  ）      月经（  ）      量（  ）      色（  ）
周期（  ）
全身皮肤情况：
麻木：部位    性质（蚁走、触电）    时间（  ）
```

疼痛：部位　　性质（钝痛、刺痛）　　时间与气候关系（　　）

溃烂：部位　　面积　　深度　　色泽

有否血脓

斑：部位　　面积　　汗　　色泽　　毳毛

疹：部位　　面积　　大小　　色泽

问病因：

风（　　）　　寒（　　）　　湿（　　）

跌打损伤　　发病季节

问旧病（既往史）：

曾患何病

家族中有否同类患者

有否与麻风病患者接触

既往服药情况：

染病初服何药、后服何药

何药有效或无效

反应

2. 望诊（附人体正面与背面图各一幅）（略）

一般情况：

精神　　外形　　姿态　　禀赋

营养发育　　毛发分布情况　　秃　　疮、癣

全身情况：

头：外形　　毛发分布情况　　秃　　疮、癣

面：色　　颜面表情　　斑　　疹

眼：眉　　睫　　眼睑　　浮肿　　闭合

眼球运动　　皱眉　　眼球色

鼻：胀大　　塌陷　　通气　　鼻涕稠稀　　色　量

口：是否对称　　　　　　　　　　畸形

舌：a. 舌质：淡白　　红绛　　青紫

　　b. 舌形：胖大　　瘦薄　　强硬　　歪斜　　裂纹

　　c. 舌苔：厚薄　　滑燥　　腻腐　　白　黄　灰　黑

颈：肿大

躯干：腋毛　　乳房　　乳晕　　皮色　　燥润　　疹

斑　　硬结　　肌肉　　肥　瘦　　阴毛

四肢：是否对称　　色　　润燥　　粗糙　　甲错（鱼鳞）

肌肉消瘦（大小鱼际肌　　骨间肌　　）手指

足趾　　浮肿　　断节　　爪甲

3. 闻诊

声音：语声强弱　语言错乱　少气　气粗　气喘

气味：口气　汗气　痰涕　溃疡中脓血污物气味

4. 切诊

触诊：胸腹（包块压痛）

四肢浮肿或硬触痛觉　　　温冷觉

切脉：左　　右

诊断：

（此病历系观察麻风患者时所制）

关于中药用量的两点说明

·关于中药计量改革一文中规定的"一钱等于三克，尾数不计"，给实际治疗用药造成了计量误差，如原有药一两，则现用30克，但实际上原用药一两等于现37.3125克，如此用法，等于过去用药一两，现用九钱，对此我曾向卫生部建议，并谨呈《中药计量沿革与中药计改之我见》一文，不久国家计量局函复，认为讲的很有道理，交药政局讨论。因此，我将1钱等于3.73125克改用3.5克，以利疗效。意告读者，在规定1钱等于3克疗效不佳时可按1钱等于3.5克换算。

·书中中成药计量未按新规定计算，因目前市场供应的成药仅有极少部分说明书上改为米制计量单位，而药厂过去生产的大量旧包装说明书因不能浪费仍在使用，为方便读者，书中成药计量均按旧制换算单位。

第十一节　白喉证治辑要

一、释　名

白喉者系喉病中之险证，其为病喉间见有白膜，故名曰白喉。

二、种　类

本病有时疫白喉、蛾风白喉、痨症白喉、虚寒白喉、寒毒白喉、阴盛格阳白喉、寒痹白喉等证。

三、原　因

《重楼玉钥》云："喉间起白如腐一证，此患甚多，小儿尤甚，且多传染，一经误治，遂至不收。虽属疫气为患，发于肺肾，或遇燥气流行，或多食辛热之物感触而发。"

《喉科种福》云："瘟疫白喉乃厉气由口鼻入手太阴肺，肺属金，其色白，故其现于喉亦白。"

《白喉条辨》云："阳明燥令之年，或秋冬之交天久不雨，燥气盛行，邪客于肺，伏而化火。至初春雨水骤至，春寒，外加少阳相火不能遂其条达之机，遂挟少阴君火循经络而上，与所伏之燥火互相冲激，猝乘咽喉清窍而出，或发白块，或发白点，名曰白喉。互相传染，大人易治，小儿难治。"

《喉证指南》云："时疫白喉一证，乃缠喉急痹，至危至险，小儿血气未充尤易传染。"又云："蛾风白喉由乳蛾治之不善则气闭不起，日久转变白喉，为祸甚烈。"又云："痨证白喉由阴虚火燥所致，非时疫白喉证也。"又云："虚寒白喉由禀质素弱、兼感寒邪所致，非时疫白喉证也。"

《喉科种福》云："寒毒白喉乃寒毒骤中少阴之证。少阴脉循喉咙，肺系喉，故肺病而喉痛，其色白也。"

四、证　候

《重楼玉钥》云："其证初起发热，亦有不发热者，鼻干唇燥，或咳或不咳。鼻通者轻，塞者重，音声清亮、气息调匀易治，若音哑气急属不治。"

《喉科种福》云："瘟疫白喉，初证恶寒、发热、头痛、背胀、遍体疼痛、精神倦怠，状类风寒……喉内有痛，有不痛，有极痛者，初无白形迹可见，或用表药后喉内始现白垢，亦有初起即现白垢者。"

《白喉条辨》云："白喉病，初起头痛、身热、恶寒，右寸脉微数而涩，咽燥无痰，喉间发白，或咳或不咳，或痛或不痛，但介介如梗状，饮食如常，此手太阴肺经燥气本病也。"又云："白喉病证如前，喉间红肿而痛，甚则颈项亦肿。初起辄多痰涎，此太阴燥火挟有少阳相火也。"又云："白喉病证如前，初起心烦，舌根微硬尖绛者，此太阴燥火挟有少阴君火也。"

《喉证指南》云："喉间起白如腐，为害甚速。郑梅涧云：此即白缠喉风，证如初起脉洪数或沉数有力，其候恶寒发热、头痛、背胀、遍身骨节疼痛，舌微硬有黄苔，喉内若极痛，或微痛，或不痛而喉内微硬，此时疫白喉证也。"又云："如初起脉沉细而数或发热或不发热，其候咽痛而水米难下，渐至朽烂、形容枯槁，此痨证白喉证也。"又云："如初起脉浮数有力，其候咽喉疼痛，或两边或一边红肿如乳头，是即双单蛾。治之不善即变为白，此蛾风白喉证也。"又云："如初起脉沉迟无力，其候不恶寒发热，惟喉内起白皮或白块，随落随长，此虚寒白喉证也。"

《喉科种福》云："初起或现白点于小舌后，或小舌两旁各现白色一条，或白现于上腭，二三日渐成白块，甚至满口皆白，但其色平净如白纸，无垢腻、无涎丝，食饭不痛、饮水则痛，此寒毒白喉证也。"又云："其痛甚，其无白色处色紫红，脉必沉紧，此为阴盛格阳于上之白喉证也。"又云："有白骨横于喉间者，其痛异常，此中寒喉痹。阴火上蒸，精垢结而成块坚，白如骨。外现恶寒、嗜卧不渴、懒言，舌滑而冷诸阴证。阴气复逼喉间、清涎成流而出，精逆而不降，致二便不利，此寒痹白喉证也。"

五、辨 证

1. 辨寒热证法

《白喉全生集》云："白点在外关者（小舌旁边），多属热，在内关者（小舌内），多属寒。""热证必肿，寒证不肿，喉内反大而空（亦有虚肿者，其形必润）。热证必痛，痛无止息（略痛者轻，痛甚者重）。寒证不甚痛，或时痛时止。热证吃水不甚痛，吃饭则痛。寒证吃水痛，吃饭不甚痛。热证必渴，喜吃水（喜温者轻，喜冷者重。少吃者轻，多吃者重）。寒证不渴，虽渴不多饮水（喜温者轻，喜极热者重）。热证不思食，亦不能食（一由肿痛，一由不知味）。寒证能食而不甚思食（一由脾虚，一由脾绝，一由过服寒剂）。热证有风涎（涎少者轻，涎多者重。宜解表，从凉散）。寒证则断无风涎（若风寒相兼，亦有风涎，宜解表，从温散）。热证白点必干涩，或一边一点，或一边数点，大小不一。寒证白点必明润，或成点，或成块，甚者满喉俱白，状如凝膏或如霜雪。热证白点外皆深红色，或红丝（红丝者轻）。寒证白点外皆淡红色，或红丝（红丝者轻）。热证舌苔，或黄或黑，宜察其润燥。燥者是实热，宜下之。润者是假热，宜清之。寒者舌苔必白，或间有黑黄色（水极似火之象），亦宜察其润燥。燥者寒轻，宜微温。润者寒重，宜大温（鼻孔口唇俱宜察其润燥，但有火烁肺而鼻燥者，有肺气绝而鼻燥者，有肺火伏而唇燥者，有胃气不升而唇燥者，有脾气绝而唇燥者，有伤食而唇燥者，俱宜详察。眼目但察其畏风与否、畏火与否而已）。热证小便必赤，赤而热且短数者，是实热，宜导之。赤而不热，且长而多者，是假热，宜清之。若清长，则的是寒证矣。热证大便必燥，燥而腹中坚满、欲解不能，或解如羊矢者，为实热，宜下之。燥而不结，或先结后溏，或旬日不解，而全无胀意者，为虚热，宜清之。若大便纯溏，则的系是寒证，宜温之。至滑泄而不守，宜温而补之。即兼有热证，亦不可妄议攻下。辨证宜相天时，度地势，审人事。大约夏秋多热，春冬多寒，住平阳之地者多热，住深山冷浸之地多寒，体强者多热，体弱者多寒。好酒者多热，好色者多寒，少壮者多热，年老者多寒，虽不尽然，此其大较也。"

2. 辨坏证法

《白喉全生集》云："白喉无论寒热证，如汗出似油者不治，失音动痰气喘者不治，目光直视者不治，用针无血者不治，吹药无涎者不治，吹药即刻痛止白落、过日复患者不治。满喉白、满喉肿者，惟热证不治。医者如遇此等证候，切勿轻与用药。然人尽天回，其能侥幸于万一者，亦未可知，但总不如先事防维之为愈也。"

3. 看证防护法

《喉证指南》云："看证，日间令病人向光明处正坐，医者左手按发际，右手持箸，按住舌心，细看喉咙两边是何证。看后再拟方用药。晚间则用两油纸燃，一照脑后，一照口前方，看得明的。医者亦须自防护，不可空腹入病家看证，须先饱食，或饮雄黄酒一杯，或食蒜二瓣，即不传染。"

《国医咽喉病》云："凡医生入疫喉病家诊脉看喉，不宜与病者近坐及正对坐，宜存气少言。若看喉内有白点白块，切勿动手用刮，刮损则毒气散喉，不可救治。若是白喉，嘱病人不可近煤炭等，即灯火亦不宜近照，恐外火引动内火，病必加重。并不可多卧，卧则气必上逆，必须背部用棉物填高，使火毒下行，以免毒气上壅，此我医家最宜注意，必须——告诫病家，不可轻忽。"

4. 脉　法

《白喉全生集》云："热证脉主数，浮细而数为风热，其热轻宜散之（如升阳散火汤之类）。浮洪而数，按指有力或沉而牢实为实火，其热重宜下之（如清咽利膈汤之类）。不拘浮数沉数，但按指无力，乃是假热，宜散火而兼清（如甘桔汤之类）。""寒证脉主紧，浮细而紧为风寒，其寒轻宜表散（如荆防败毒散之类），沉细而弦紧，其寒重，宜温散（如参桂饮之类）。若重按不见，为虚寒，宜温补（如理中汤之类）。"

《白喉条辨》云："白喉病初起，余脉如平，但右寸微数而涩，或沉数者，手太阴伏邪本病也。其浮数或紧者，挟有外感时邪也。左寸关动数者，少阳相火、少阴君火并病也。洪滑者，火郁而成痰也，延之日久，或经误治，两手脉滑数甚，按之搏指者，火势剧也。洪大无力，按之芤或散大者，阴涸已极也。"

《喉证指南》云："时疫白喉初起，脉洪数，或沉数有力。"又云："痨证白喉初起，脉沉细而数。"又云："蛾风白喉初起，脉浮数有力。"又云："虚寒白喉初起，脉迟沉无力。"

《喉科种福》云："阴盛格阳白喉，脉必沉紧。"

又有白喉病，从证不从脉之说。

六、治　法

《伤寒杂病论》云："少阴病二三日，咽痛者，可与甘草汤，不差，与桔梗汤。"又云："少阴病，下利咽痛，胸满心烦者，猪肤汤主之。"又云："病大温，若喉闭难下咽者，针少商令出血。唐容川曰：白喉书言，其咽白烂，不可发汗，亦不可下，当一意清润。猪肤汤则清润之极品也。"

《重楼玉钥》云："经治之法不外肺肾，以养阴清肺汤兼辛凉散之为主。"又云："喉间发白之证，属少阴一经，热邪伏其间，盗肺金之母气，故喉中起白，缘少阴之脉循喉咙系舌本。治法必以紫正地黄汤为主，内除紫荆皮、茜草二味，此二味开结、破肝血之燥热。今喉间之白因邪伏于少阴肾经，蓄久而发，肝失水养，非喉本证风热结于血分可比，故此二药最不相宜，用之复伤其阴，而白反弥漫不解。只用紫正汤微加细辛清解少阴之邪，初服三剂，其白不增不减，略转微黄色，十有九治。若服药后白反蔓延呛喉，是邪伏肾经，肾阴既伤，元气不能胜邪，即不治矣。服药后大便出结粪，地道通而肺气行，邪从大便出，其白转黄，七日后愈矣。"

《喉证指南》云："咽喉证，无论寒热，总宜宣肺。不宣肺则热不退，寒必敛，加味甘桔汤、郑氏紫正地黄汤的是要药。"又云："时疫白喉，初起恶寒发热、头痛背胀、遍身骨节疼痛，状类伤寒，初无形迹可见，唯舌微硬，与伤寒为异，有随发而白随见者，有至二三日而白始见者，或由白点白条白块渐至满喉皆白，治法皆同。若误投表剂，致毒散涣，或擅用硝黄诛伐无过，或辨证未明，率投平淡之剂，此为优容养奸，必至病入膏肓。治法，初起用葛根、蝉蜕、僵蚕以散风退热，用牛蒡、连翘、金银花、土茯苓以消肿败毒，用玄参、地黄、天门冬、麦门冬以清金生水，用黄芩、黄连、生栀仁、山豆根、生石膏以泻火救水，用木通、车前子、泽泻以引热下行。重者加马勃、龙胆草，每日另用生土牛膝根，或于未服药之先，既服药之后煎水间服。再以万年青捣汁或服或噙。又每日食生青果十数枚，如无生青果，即用干青果煎水当茶饮。轻者以除瘟化毒散主之，重者以神功辟邪散主之，再重者以神仙活命汤主之。轻者日服一二剂，重者日服三四剂，将疫毒由上焦引至下焦，俾从二便而出。二便通行，火毒下行，此为吉兆。若大便闭塞，少加玄明粉，便通即去。服药后喉内或白收紧，或白稀疏，或白微小，或白转黄，此即药之功效。若日服药二三剂而白不退，连服十数剂而白愈有加，治者当详审病源，细察脉情，或舌苔黄黑，喉燥唇焦，或小便短而黄，或大便泄泻带黑，此乃火毒凝结脏腑，病势过重，药力尚轻，应兼服龙虎二仙汤。如或热毒堵塞咽喉，呼吸不通，用雄黄解毒丸五分口噙，以津液徐徐送下即通，然究系厉剂，不宜轻用多服。白点退完后当用清凉之剂收功，以清心涤肺汤主之，日服一剂、二三剂即可撤尽余毒，再服养阴之剂，以养正汤主之。脾胃素弱者，兼服金银花四君子汤，总赖以圆机行活法也。如遇牙关紧闭，不能看证者，以乌梅擦牙即开。不效，用开关散。又或初起之时，及服药后，咽喉痛不可忍，神疲音哑者，急针少商穴出恶血，用蒜泥拔毒散敷经渠穴出毒水。用密制青梅干口噙取津，先吐后咽，再用瓜霜散、白降雪散吹之。如咽喉颈项肿痛，以救急异功散敷之。痰涎壅甚者，用桐油馁频涂喉内，导吐其痰。或用辛乌散，冷水调、噙，均能见效。以上各方法，除痨证白喉外，凡乳蛾喉痛及喉内肿痛诸证，均可按方依法治之，但药味须视其人之强弱，察其证之轻重，酌量加减耳。按经渠穴系手太阴肺经所属，于手腕寸脉后陷窝处取之便是。又考郑梅涧治白喉，悉用大剂养阴清肺汤吹青凤散，投之多效，并录以备急用。"又云："蛾风白喉，由乳蛾治之不善，则气闭不起，日久转变白喉，为祸甚烈，先用生土牛夕根煎服引热下行，再以治时疫白喉方法治之，或兼用郑氏大剂养阴清肺汤，自可获效。"又云："痨证白喉，由阴虚火燥所致，非时疫白喉证也。其候咽喉痛极而水米难下，渐至朽烂，形容枯槁，面目憔悴，宜用郑氏大剂养阴清肺汤，重加生熟二地，兼吹青凤散，不可间断，服至白退，痛减方止。若以此证误认为时疫白喉，治以时疫白喉方法，差之毫厘，失之千里耳。"又云："虚寒白喉由秉质素弱，兼感寒邪所致，非时疫白喉证也。初起无恶寒发热，饮食如常，惟唇白面青，精神疲倦，喉内起白皮或白块，随落随长，非桂附不愈。宜多服温胃汤、桂附理中汤，白退自安。若以此证误认为时疫白喉，治以时疫白喉方法，必致不救。"

《喉科种福》云："治毒白喉以四逆汤，胜寒毒于濒危，回阳气于将绝。其加人参于四逆汤者，乃兼顾其阴也。"又云："阴盛格阳白喉，用回阳饮，热药凉用，其以姜附归地回阳于肾以温中，参芪术草暖于肺以达外，服后发战下利，则加倍再服。惟归地不可再加，以归地为阴药故也。"又云："寒痹白喉，用无定河饮，以生附子驱阴散寒，熟附子助阴温经，黄芪助胸中之阳，白术助脾中之阳，接引真阳令其上达，又开以半夏之辛缓，以甘草之甘，即骨腐痛定而大便溏，即可自愈。"

《喉科紫珍集》云："治阴毒喉风，用半夏桂甘汤，或苦酒理中汤导源等剂。若脏寒咽闭，吞吐不利，用蜜附子兼进八味丸、本秘等药，

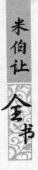

俱无吹掺，照服汤剂，其证自退，亦不得误用刀针。"

《白喉全生集》云："白喉热证尚轻，治法所谓时疫毒证者，即专指此热证也。初起白见于外关，或薄或小淡红，微肿略痛，声音响亮，牙关、饮食稍碍，口干、头闷、目胀，舌苔与小便微黄，即其候也。此热邪尚在表，治宜人参败毒散、升阳散火汤、连翘饮加减主之。"

1. 白喉热证渐重治法

白喉见于关内外，色必干焦，或黄而凸、厚而多，牙关紧闭、满喉红肿，疼痛异常，痰涎壅甚，饮食难咽，语言不爽，舌苔深黄，甚或焦黑芒刺，口渴口臭，便闭便涩，目赤心烦，身轻恶热，即其候也。此热邪已入里，治宜达原饮、普济消毒饮、清咽利膈汤加减主之。

2. 白喉寒证尚轻治法

初起白见于关内或关外，色必明润而平，满喉淡红，微肿略痛，头痛，恶寒发热，饮食如常，舌苔白，二便和，即其候也。此寒邪尚在表，治宜柴胡饮、荆防败毒散加减主之。

3. 白喉寒证渐重治法

白见于关内，成点成块，或满喉俱白，色如凝膏，喉内淡红微肿，时痛时止，头项强痛，身重，恶寒发热，咳嗽，结胸，声低痰壅，舌苔必白而厚，不思饮食，目眩，倦卧或手足逆冷，欲吐，腹痛，即其候也。此寒邪已入里，治宜五积散、参桂饮、温胃汤加减主之。

4. 白喉虚热证治法

白见于关内外，色稍不润，喉内红肿，下午痛甚，口干不渴，舌苔虽黄而滑，小便略赤而长，饮食稍碍，心烦不眠。此虚阳上浮，不可认作实热攻下，治宜甘桔汤、四物汤、甘露饮加减主之。

5. 白喉虚寒证治法

白见于关内，色明润成块，甚或凹下，不红不肿，不甚疼痛，饮食稍碍，舌苔滑白，二便如常或自溏泄，间或寒热往来，两颧作红，嘴唇燥裂。此上假热、下真寒证也。治宜理中汤、镇阴煎、桂附理阴煎加减主之。

6. 白喉寒热错杂证治法

寒热二证既明，复有一种寒热错杂证，宜细详之。初起畏寒微热，疲倦，咳嗽，迨至数日热愈大，夜间尤甚，喉内渐起白点，日见长大，虽通身大热如火，足趾必冷如冰，或腹痛自痢，阴寒犯足太阴脾也。或心胸吵乱作呕者混杂之，邪扰于脾胃，欲成霍乱也。或鼻出浊涕，且见血丝者，风热熏蒸鼻窍也。或齿牙红肿出血，毒炽于胃腑也。此证之迥乎不同也。察其脉两寸浮洪而数，阳邪见阳脉也。两尺沉细无神，阴邪见阴脉也。此脉之显然有别也。脉证既殊，治疗各异，若专作热证而用大苦大寒，必至呕吐泻痢而脾胃败绝。专作寒证而用麻茸炮姜桂附，则上焦之已伤者再伤，定然吐血衄血，此皆难以救药也。惟疏风清燥以宣于上，调中利湿以和其中，温暖散邪以逐于下，乃克有济。治宜辛夷散、苏子降气汤、藿香正气散加减主之。

又云："邪热既盛而真阳复虚之候，欲下之而恐亡阳，欲不下而邪热复炽，法宜附子泻心汤寒热并用，斯为有制之兵。"

7. 治误治坏证法

《喉证指南》云："热证尚轻，过服大黄、黄连而病愈加者，急宜转服荆防败毒散加升麻，迟则恐邪陷不得出也。若因寒凉伤胃，则必重用附术，方克奏效。"

"寒证尚轻，过服姜附而见燥证者，不必用凉剂解，樨黄土地掘下三尺深，取黄土用水搅浊，煎服数碗，再审何证，斟酌用药。若系虚寒误服硝黄者，其见证与实火无异，舌苔或黄而黑，唇或干而燥，但润而不渴耳，非用煨生附子莫治，法以生附子一枚，用黄土调湿，裹置火内煨至土干，取出煎服。如无生附子，用熟附片二三两煎服亦可。"

8. 治愈后补虚法

《白喉全生集》云："白喉为肺之本色，肺主表，病起先由肺入，治之者既服表药以宣发之，复吹片麝以窜散之，而肺气愈伤。故病后补虚之法不可不讲也，且肺止太阴一经也。如热证由阳明胃火盛者，治必泻以苦寒而不免伤夫阳。寒证由少阴命火衰者，治必扶以辛燥而不免伤夫阴。各经之为病皆然，当视其所伤，从而补之。但人之体气各殊，有偏于阳而阴不足者，宜补阴以兼清，而辛燥之类不可用。有偏于阴而阳不足者，宜补阳以兼温，而清润之品非所宜。又有阴阳俱不足者，宜平补之而辛燥清润不可偏。故用药既察其病源，又审其本体，方不犯虚虚之戒。迨至病者邪气既去，元气又复，而医始可告无罪焉。胪列诸方于后。"

第一章 论著

9. 妇人白喉治法

《白喉全生集》云："治法皆同，惟孕妇所吹之药须去片麝，所服之药如法夏、南星、附片、肉桂、大黄、芒硝、牛膝、厚朴等药皆能堕胎，若证稍轻，或认证未确，切勿妄用。如实系虚寒危险之证，必用附桂方可回将脱之元阳。实系壮热危险之证，必须硝黄方可救欲绝之真阴，则不妨放胆用之。有病，病受于胎，仍无伤也。但宜中病即止，不可过剂。经云，毒药治病，十去六七，此之谓也。"

10. 小儿白喉治法

《白喉全生集》云："治法皆同，惟小儿为哑科，凡有发热，咳嗽，口流涎沫，饮乳便哭者，必须看喉咙有无形迹。倘喉内红肿，发有白点，如法施治。但血骨未充，服药之分两宜视年岁之大小、体气之强弱而酌减之。然小儿好哭，难于吹药，轻证即可以服药而愈。其有危险重证，仍须吹药，不可畏其啼哭而不用也。"

11. 用药法

《白喉全生集》云："治白喉者，时医各有忌药，有忌升麻者，忌细辛者，忌麻茸者，忌白术者，忌地黄者，并全忌表药者。种种恶习，深可慨叹。若舍证而言药，何药不忌。热证误服寒证尚轻各方者，虽不愈，尚不死。误服寒证渐重各方及补方者，必死。寒证误服热证渐重各方者，必死。虚寒证过服表剂，或误服下药者，必死。寒热二证，判若冰炭，此之不审，杀人反掌，可不慎欤。表药不过宣发内邪，使无遏抑，原不能取急效。治者不可因其无效而过废。或凉或温，急宜转方。盖表药多辛窜，过服则耗散真气，必至气壅也。白喉服药与吹药并重，盖寒热伏于内，非服药不能治其本。而毒气壅于喉，非吹药不能解标也。若危险之证，必先吹药，扫去痰涎而后可以服药。至轻证初起，则吹药一二次即愈矣，并毋庸服药也。故吹药尤炼之宜精，备之宜豫。白喉不无传染，因热证而传染者，即为热证。因寒证而传染者，即为寒证也，宜视人之禀赋强弱、气血虚实用药。患白喉者，必兼感杂证。若有万难兼理者，只治白喉证，不理杂病，而杂病亦可自愈。何也？病未有不相因者也，即或白喉已愈而杂病未愈，或白喉已愈而杂病又生，则在医者变而通之、神而明之。古方俱在，不能备述。"

12. 解误药法

《喉证指南》云："热证过服表剂者，虽不愈，尚不死。误服补剂者，不急解，断难生。虚寒证过服表剂，虽不死，必增剧。误服下药者，不急解，必立毙。解之之法，热证误服表散温补者，用生绿豆三四两研细末，冷水调服。虚寒证误服表散寒凉者，用蜜炙附片一二两噙咽其汁，再酌用寒热对证饮散煎，令患者先吃大米粥一碗，然后服药，则误服之剂即解除矣。"

13. 死　候

《时疫白喉提要》云："白块自落，七日满，白不退，喉干无涎，服药大便不通，两目直视。未服药大便泻，痰壅气喘，大便连泻不止，面唇俱青，药不能下，音哑无声，头低无精神，鼻孔似烟煤，出入气少者，以上犯者绝。"

《喉科种福》云："怒发直竖，两目直视，下后气喘腰痛，面汗如珠不流，下后喉外犹肿，用热手巾横擦背心，现出红色一条，诸证毕见，死在顷刻须知。"

14. 禁　忌

《重楼玉钥》云："大凡咽喉诸证不可发表，虚证不宜破血。"

《白喉条辨》云："白喉忌升提并吐，忌温散发汗，忌大下亡津，忌刀针，忌苦重助燥。"

《喉证指南》云："凡服药后切忌风吹，并忌一切酒肉油腻辛辣之物，愈后犹须禁忌两旬或一月。服药时，蔬菜中忌食莱菔，愈后不忌。"

15. 论针灸治法

《喉科种福》云："针灸古法也，俗医恒以灯火见伎俩，且以渔利，曰吾有师承也。不知喉病之属风火者居多，以火引火，其火愈炽，一也。火闭经络，药不能达，二也。所以不可施于喉证，而在小儿则所尤忌。盖两阳相搏，如火上添油，毒火甚者，犯之必死。针施于喉内，恐日后溃烂，难于收功。针施于颈外，恐其刺破咽喉，为害不浅，所以不宜轻用。至于刺少商、刺百会、刺合谷、刺十指尖、刺舌下两旁，即《内经》火郁发之之义。但舌下当中正筋，决不可刺。刺之恐其血不止，不可不知。"

"推针法，其法令患者端坐，两手下垂，医以两手从患者耳后及喉嗓之侧，骈指往下顺推至缺盆穴（穴在肩窝深陷处），再从缺盆下推至肘内廉（即鼠肉处），从肘内廉侧行至臂外廉，从臂外廉推至鱼际穴（穴在大指后，与腕相接处，即掌后高骨陷中是也）。极力推至大指尖，用针向口内稍含片时，令微热，向少商穴针进一分之深（穴在大指内侧，横平甲端、离甲一韭叶许即是），针口向下，随即将针拔出，挤出紫血。如此推行三次，总宜出尽紫血乃可。如蛾在喉左，即推针左手。蛾在喉右，即推针右手。喉左右俱蛾，为双蛾，则右左两手俱宜推针。倘血出不止，用麻浸水扎住大指即止。自推针之后约半刻之久，喉内蛾肿即穿有脓，即便吐出，用布蒿根捣汁，和米泔水入醋少许，漱口。愈后忌雄鸡鲤鱼，再不重发。按少商穴系肺家之门户，喉为肺窍，肺经之门户，一开则毒气从此而出矣，岂尚有痹甚不通之患哉。又汤药不能下，以指掐风府穴即可吞药（穴在枕骨下陷中），亦一便捷法也。"

《喉证指南·用针法》云："喉风诸证，皆由肺胃脏腑深受风邪郁热、风火相搏，致气血闭涩，凝滞不能流行而风痰得以上攻，结成种种热毒，非用针法开导经络以助药力，难期速效。如紧喉风、缠喉风、喉闭、乳蛾、喉痈、时疫白喉等证。宜先从少商、少冲、合谷三穴。男左女右，各依针法刺之以出恶血。次用蒜泥拔毒散敷经渠穴以泄毒水。如服药不退，心中恶逆，精神困惫，昏迷不醒，语言不清，疼痛难忍者，再于舌根底下两边、青筋上轻轻刺之，深以半分许为度。俟放出恶血，随用凉水漱净。其舌底下当中，直连上下青筋上，切不可刺，若误刺伤筋，血出不止，立死无救，慎之慎之。"

16. 论外敷拔毒法

《喉科种福》云："白疫喉毒在上焦，敷胸膛，拔上焦毒也。黄疫喉毒在中焦，敷肚脐，拔中焦毒也。同一方也，而所敷之部位则视其病在何焦。东封丹，敷初起颈肿之有表证者，故用葱、燕垒丹敷。肿甚毒重之无表证者，故去葱。若初起有表证而毒重者，则合二方敷之。孕妇疫喉，亦以燕垒丹敷肚脐、关元穴保胎，则知方法皆可通用，不宜胶柱也，以元颖膏、青龙散敷肚脐、关元穴，保瘟疫热病之胎，则知凡风火火毒者皆可通用矣。以刺虎方，并敷经渠穴，拔小儿乳蛾之毒，又可知不独小儿可用也。上病下取，以鼎足方敷足心，疗多方不效之喉，则又悟上病皆可以下取矣。"

17. 论探吐法

《喉科种福》云："吐法经所谓在上者因而越之也，亦火郁发之之义。故吐有不可骤用不可一概用者。牙关未开，吐之痰从何出，故必先开牙关，然后探吐，此吐之不可骤用者也。虚弱老人探吐，恐伤元气，故仲景吐法有用参芦者，盖虑此也。证险势危，何暇他顾？当以救急为主，所谓两害相形则取其轻者也。"

七、选 方

1. 内服剂

·甘草汤方（《伤寒杂病论》方）专治咽中痛。甘草二两。上一味，以水三杯，煮取一杯半，去滓，温服七合，日二服。

·桔梗汤方（《伤寒杂病论》方）治咽痛喉痹，为咽喉通剂。桔梗一两，甘草二两。上二味以水三杯，煮取一杯，去滓，温分再服。

·猪肤汤法（《伤寒杂病论》方）治咽痛白烂，胸满心烦。猪肤一斤。上一味以水十杯，煮取五杯，去滓，加白蜜一杯、白米粉半杯，熬香和，令相得，分温六服。

·紫正地黄汤方（《重楼玉钥》方），统治喉风三十六证，百发百中，至神至奇（喉证通剂）。紫荆皮、生地黄各二钱，净茜草一钱（又名地苏木），荆芥穗、防风、赤芍药、牡丹皮、桔梗各八分，薄荷叶、生甘草各六分，细辛四分（去茆），引加灯心二十节，茜草藤一钱，开水泡药蒸服。证轻者日二服，证重者日三服。加减法：孕妇去牡丹皮加四物汤，热甚加连翘、犀角，头痛闭塞加川芎、白芍，烦渴加天花粉、玄参，潮热加柴胡、黄芩，咳嗽加麦冬、知母，大便秘结、小便赤涩加木通，数日不大便者加玄明粉，热壅肺闭、气息喘促加麻黄五分。先滚去浮沫再入药内合蒸。痰稠者加川贝，阴虚合四物汤。

·养阴清肺汤方（《重楼玉钥》方），治喉间起白如腐。生地黄四钱，玄参三钱，麦冬二钱，甘草二钱，川贝母（去心）、牡丹皮、白芍各一钱六分，薄荷一钱。上八味以水煎服，日服二三剂，质虚者加熟地黄，热甚加连翘去白芍，燥甚者加天冬、茯苓，如有内热及发热，不必投表药，照方服，其热自退。

·除瘟化毒汤（《时疫白喉捷要》方），治时疫白喉初起，并喉蛾、风火喉痛（疫喉轻剂）。粉葛根、白僵蚕、黄芩、木通、生栀仁各二钱，川贝母、生地黄各三钱，山豆根、蝉蜕、甘草各一钱，冬桑叶二钱，水煎服。

·神功辟邪散（《时疫白喉捷要》方），治时疫白喉，量证酌服，不拘剂数（疫喉轻剂）。粉葛根、牛蒡子、连翘、黄芩、金银花、木通、马勃各二钱（绢包煎），川贝母、白僵蚕、麦冬、蝉蜕各三钱，生地黄四钱，生青果五枚（捣）为引，无青果用冬桑叶二钱代之。

·神仙活命汤（《时疫白喉捷要》方），治时疫白喉，日服二三剂，少则不效（疫喉重剂）。龙胆草、蝉蜕各一钱，金银花、木通、车前子各二钱，川贝母、白僵蚕、黄芩、生石膏、马勃各三钱（绢包煎），生地黄四钱，土茯苓五钱，生青果五枚为引，如无青果用冬桑叶二钱代之，按此方与上除瘟化毒散、神功辟邪散，减去土茯苓、金银花、马勃治喉痛、喉蛾及一切喉内红肿等证亦效。

·龙虎二仙丹（《时疫白喉捷要》方），治时疫白喉（疫喉重剂，量证酌服）。生地黄、生石膏各一两，犀角八钱，僵蚕、黄芩各五钱，玄参、鼠粘子、板蓝根、知母、木通、马勃各四钱（绢包煎），川黄连、生栀仁各三钱，龙胆草、生甘草各一钱，粳米三两，生青果七枚（捣）为引，无青果用冬桑叶代之。

·清心涤肺汤（《时疫白喉捷要》方），治心肺虚热（清热轻剂）。生地黄四钱，川黄柏、黄芩、麦冬（去心）、川贝母、天冬、知母、天花粉各二钱，白僵蚕、生甘草各一钱，日服一剂，以二三剂为度，体气素弱者，加条沙参或生玉竹亦可。

·养正汤（《时疫白喉捷要》方），治真阴亏损、劳热（滋阴平剂）。生玉竹五钱，怀山药、熟地黄、制首乌各四钱，生地黄、女贞子、白茯苓各三钱，麦冬、白芍、天花粉各二钱，水煎服。

·金银花四君子汤（《时疫白喉捷要》方），治脾胃素弱气虚之剂。野党参四钱，白术（土炒）、茯苓各三钱，甘草（炙）、冬桑叶、金银花各二钱，水煎服。

·四物汤，治一切血虚、血热、血燥之剂。熟地黄四钱（九制），当归三钱（酒洗），白芍二钱（炒），川芎一钱，水煎服。

·雄黄解毒丸（朱丹溪方），治一切急喉痹极危证（险证重剂）。

明雄黄（色赤似鸡冠、明彻不臭者良）一两，川郁金一两（体锐，圆如蝉肚，外黄内赤，微香味苦，蒂甘者真），巴豆十四粒（去壳去油净）共研极细，醋煮，面糊为丸如绿豆大。每服七丸，清茶送下或含噙，津液徐徐咽下，吐出痰涎立即取效。如已垂危，心头犹温，急用乌梅擦开牙齿，研末灌之，但得下咽，无有不生。如小儿惊热、痰涎壅塞，或二丸、三丸，量儿大小，斟酌服之，亦神效。

· 人参败毒散（《白喉全生集》方），治白喉热证尚轻之剂。条沙参、防风（去芦）、白芷、浙贝母各二钱（去心），桔梗、金银花、僵蚕（姜汁炒）、鼠粘子各三钱，荆芥、人中黄各一钱，蝉蜕七枚（去头翅足），皂角刺七针（煨）。水煎服。

· 升阳散火汤（《白喉全生集》方）：柴胡、连翘、僵蚕（姜汁炒）、防风各二钱，桔梗、鼠粘子各三钱，蝉蜕七枚（去头翅足），山豆根、射干、薄荷、荆芥、人中黄各一钱，皂角刺三针（煨），水煎服。

· 连翘饮（《白喉全生集》方）：连翘、桔梗、鼠粘子各三钱，僵蚕（姜汁炒）、金银花各二钱，黄芩、人中黄各一钱，粉葛根、赤芍各钱五分，薄荷八分，皂角刺三针（煨）。水煎服。

· 达原饮（《白喉全生集》载吴又可方），治白喉热证渐重之剂。槟榔、草果（煨）、连翘、僵蚕各二钱（姜汁炒），厚朴、知母各一钱，蝉蜕七枚（去头翅足），瓜蒌壳、黄芩、人中黄、竹茹各一钱五分，金银花三钱。水煎服。

· 普济消毒饮（《白喉全生集》方）：玄参、桔梗、连翘、鼠粘各三钱，薄荷、陈皮、黄芩各钱五分，马勃三分（布包），黄连六分，僵蚕二钱，板蓝根一钱（或青黛代之）。水煎服。

· 清咽利膈汤（《白喉全生集》方）：芒硝、金银花、鼠粘各三钱，大黄六钱（酒炒），黄连八分，枳实、连翘、栀子、薄荷各钱五分，僵蚕（姜汁炒）、人中黄各二钱，厚朴一钱，生石膏三钱。水煎服。

· 甘桔汤：甘草三钱，桔梗四钱，金银花钱五分，麦冬、僵蚕（姜汁炒）、鼠粘各二钱，冬桑叶三片。水煎服。

· 加味四物汤（《白喉全生集》方）：生地黄三钱，僵蚕（姜汁炒）、川芎各二钱，白芍、金银花、当归、粉草各一钱，青果一粒。水煎服。

·甘露饮（《白喉全生集》方）：生地黄四钱，熟地黄、麦冬各三钱，僵蚕二钱（姜汁炒），金银花、天冬各一钱五分，石斛、枳壳、粉草各一钱。水煎服。

·柴胡饮（《白喉全生集》方）治白喉寒证尚轻之剂。柴胡、羌活、半夏（姜汁炒）、僵蚕各二钱（姜汁炒），桔梗、金银花各钱五分，蝉蜕七枚（去头翅足），厚朴五分（姜汁炒），陈皮、粉草各一钱，生姜三片。水煎服。

·参艾饮（《白喉全生集》方）：条沙参四钱，前胡、半夏（姜汁炒）、僵蚕（姜汁炒）、桔梗各二钱，金银花三钱，陈皮、枳壳、粉草各一钱，艾叶三片。水煎服。

·荆防败毒散（《白喉全生集》方）：防风三钱，柴胡、僵蚕（姜汁炒）、半夏（姜汁炒）、桔梗、前胡、独活各二钱，荆芥、羌活、金银花各钱五分，枳壳、粉草各一钱，生姜三片。水煎服。

·五积散：苍术、白芷、半夏（姜汁炒）、桔梗、川芎各二钱，金银花、僵蚕各钱五分（姜汁炒），厚朴（姜汁炒）、枳壳、粉草各一钱，煨姜三片。水煎服。

·参桂饮（《白喉全生集》方）：条沙参五钱，金银花一钱，半夏（姜汁炒）、僵蚕各二钱（姜汁炒），紫油桂五分，陈皮、砂仁（姜汁炒）、粉草各一钱，生姜三片。水煎服。

·温胃汤（《白喉全生集》方）：条沙参五钱，金银花、半夏（姜汁炒）、僵蚕各三钱（姜汁炒），炒干姜、白芍各钱五分，制附片三钱，陈皮、粉草各一钱。水煎服。

·理中汤加味（《白喉全生集》方）：党参五钱，山药四钱（炒），僵蚕（姜汁炒）、炮姜、金银花各二钱，炙草一钱，水煎服。

·镇阴煎：熟地黄四钱，泽泻、牛膝各五分（盐水炒），制附片三钱，僵蚕二钱（姜汁炒），金银花一钱五分，紫油桂四分，炙草一钱，煨姜一片。水煎服。

·桂附理阴煎：熟地黄四钱，僵蚕二钱，制附片三钱，炮干姜、金银花各钱五分，当归、炙草各一钱，紫油桂八分。水煎服。

·桂附理中汤（《喉科种福》方）：党参四钱，白术三钱，附片三钱，干姜三钱，油桂一钱五分。水煎服。

·四逆加人参汤（《喉科种福》方）：人参五钱，白术四钱，附片五钱，干姜三钱，炙甘草二钱。开水煎服。

·回阳饮（《喉科种福》方）：人参五钱，白术四钱，附片四钱，黄芪四钱（蜜炙），当归二钱，熟地黄三钱，干姜二钱，炙甘草二钱。开水煎服。

·无定河饮（《喉科种福》方）：黄芪二钱五分，半夏一钱五分，附片四钱，炙甘草一钱五分。开水煎服。

·半夏桂甘汤（《喉症全科》方）：制半夏、桂枝、甘草各二钱，生姜三片。水煎服。

·苦酒汤：黄芪五钱，白芍、桂枝各三钱。水煎，苦酒和服。

·导源煎：党参、白术各一钱，炙草一钱五分，桔梗二钱，防风七分，荆芥、薄荷、干姜各五分，或加蜜附子五分，水二钟，煎七分，俟凉饮之，徐徐咽下。

·八味丸：熟地黄八两（杵膏），山茱萸（酒蒸）、怀山药各四两，粉牡丹皮（酒蒸）、茯苓、泽泻各三两，肉桂一两，五味子五钱。上为细末，和地黄膏加炼蜜为丸，如桐子大，每服三钱，空心开水送下。

·辛夷散：辛夷二粒，桔梗、防风、茯苓、僵蚕各三钱，前胡一钱五分，半夏（姜汁炒）、蝉蜕九枚（去头翅足）、白芷、川芎各二钱，黄粟芽八分（草药店有），薄荷五分，陈茶五钱，苍耳四分，木通、陈皮、粉草各一钱，生姜一片。水煎服。

·苏子降气汤：当归、前胡、半夏各二钱（姜汁炒），茯苓、僵蚕各三钱，陈皮、竹茹、厚朴（姜汁炒）、苏子、粉草各一钱，蝉蜕九枚（去头足翅），肉桂五分（去皮蒸兑），生姜三片。水煎服。

·藿香正气散：党参五钱，薏苡仁四钱（炒），陈米一小杯（炒），茯苓、扁豆各三钱，藿梗、半夏（姜汁炒）、前胡各二钱，苏子、陈皮、厚朴（姜汁炒）、腹毛、粉草各一钱，生姜三片。水煎服。

·附子泻心汤：大黄四钱（酒炒），黄连六分，附片三钱，僵蚕、桔梗、金银花各二钱；黄芩一钱五分，生姜三片。水煎服。

·加减四阴煎：条沙参五钱，山药六钱（炒），僵蚕二钱（姜汁炒），云茯神、生地黄各三钱，白芍、麦冬各一钱五分，金银花、陈皮、粉草各一钱。水煎服。

·加减固金汤：条沙参六钱，山药八钱（炒），麦冬一钱五分，茯苓、百合各三钱，薏苡仁四钱（炒），浙贝母二钱（去心，姜汁炒），粉草一钱，红枣三枚。水煎服。

·熟地黄五钱，山药八钱（炒），僵蚕一钱五分（姜汁炒），云苓三钱，牡丹皮、泽泻、麦冬、炙草各一钱，桂圆三粒。水煎服。

·归芍六君汤：党参五钱，白术、白芍、云神各三钱，半夏二钱（姜炒），僵蚕（姜炒）、当归各一钱五分，陈皮、金银花、炙草各一钱，煨姜三片。水煎服。

·加减益气汤：黄芪、白术各三钱，僵蚕（姜炒）、金银花各一钱五分，党参五钱，当归、陈皮、炙草各一钱，煨姜三片。水煎服。

·加减右归饮：熟地黄五钱，山药六钱，制附片三钱，杜仲（盐水炒）、枸杞、炙草各一钱，肉桂五分（去皮蒸兑），桂圆三粒。水煎服（或加参术）。

2. 吹剂

·白降雪散：煅石膏一钱五分，硼砂一钱，焰硝、胆矾各五分，玄明粉三分，冰片二分。共研极细末收贮，瓷瓶封固，临用挑少许，用吹粉器吹入喉内。

·瓜霜散：西瓜霜一两（制法：以刀切开瓜顶如酒杯大，去尽瓤水，装入提牙硝，悬屋檐当风处，下以新瓷碗接之，水滴碗内凝结成冰，与瓜外发出白霜一并扫下，再装瓜内，复取一次，其力更大），真朱砂二钱（水飞净），人中白（煅）、冰片各一钱，明雄黄三分。合研极细末收贮，瓷瓶封固，勿令泄气，临用挑少许，频频吹之，无不立效。

·青凤散（《重楼玉钥》方）治白喉及喉风一切热证。青果炭三钱（烧存性），川贝母、黄柏、儿茶、薄荷叶各一钱，冰片八分，凤凰衣五分。各研极细末，再入乳钵内合研匀，收储瓷瓶封固，用时取少许吹患处立效。

·血竭冰硼散（《喉证指南》方）治时疫白喉及紧喉、缠喉蛾、风火喉等证。净硼砂一两，真血竭（磨指甲上，红透指甲者为真，有腥气者是海母血，作伪勿用），真儿茶、粉甘草各三钱，明雄黄二钱（鲜红大块者良，有臭气者勿用），玄明粉一钱五分，直僵蚕、大梅片各一钱，上麝香四分。上九味，各研极细末，称准入乳钵内合研，再入血竭末拌匀，孕妇去麝香加冰片，慎之。

·离宫回生丹（《白喉全生集》方）治热证白喉及乳蛾喉风等证。熊胆二钱（如湿润，放银窝子内微火焙干），西洋参二钱，黄连六分，山慈姑一钱，硼砂二钱，人中黄一钱，儿茶五分，真麝香三分，青黛五分，大梅片一钱，薄荷七分，真牛黄一钱。除牛黄、熊胆、片麝外，共研极细末，过绢筛，合熊胆、牛黄、片麝，再入精细瓷瓶收贮，蜡封固瓶口，勿使泄气。临时计，每次以三厘，对渗艮宫除害丹三厘，用铜风鼓吹入白处，含噙片时，使毒气随风涎吐出，便立刻回生。

·坎宫回生丹（《白喉全生集》方）治寒证白喉及乳蛾喉风等证。真血竭一钱，细辛一分，真雄精二钱，牙皂二分，大梅片四分，硼砂一钱，真麝香六分，郁金一钱，生附片一钱（蜜炙极焦枯）。除片麝外，共研极细末，过绢筛，合片麝，再入精细瓷瓶收贮，蜡封固瓶口，勿使泄气，临时计，每次以三厘对渗艮宫除害丹一厘，用铜风鼓吹入白处，含噙片时，使毒气随风涎吐出，便立刻回生。

·艮宫除害丹（《白喉全生集》方）专治一切白喉证。真珍珠三钱（放水豆腐上蒸三尺香久），地虱婆（放银窝内微火焙焦）二厘，真玛瑙三钱（入砂罐内火煅七尺香久），手指甲（瓦焙焦）五分，真珊瑚三钱（入砂罐内火煅七尺香久），马勃三厘，真琥珀三钱，真辰砂三钱（水飞），蚕茧七只（烧灰存性），真麝香五分，大梅片六分，蚯蚓（瓦焙枯）六分。共研极细末，过绢筛，再入精细瓷瓶收贮，蜡封固瓶口，勿使泄气，辨寒热证，临时对用。

·开关立效散（《白喉全生集》方）治一切白喉，牙关紧闭、汤水难入等证。真雄精一钱，细辛一分，真牛黄一钱，牙皂二分，真麝香四分，薄荷六分（去梗），大梅片五分。除片麝、牛黄外，共研极细末，过绢筛，合片麝、牛黄，再入精细瓷瓶收贮，蜡封固瓶口，勿使泄气，临时以三四厘吹两腮内，或以少许吹鼻孔，立刻开窍。

·扫涎立效丹（《白喉全生集》方）治一切白喉风涎壅滞急证。巴豆（去壳取净油）三粒，明矾二钱，合巴豆炒枯为度，去巴豆取矾，乳细末，瓷瓶收贮。遇风涎壅滞用少许，温水泡透新笔，蘸水涂扫喉内，使风涎吐出，然后吹药，则取效更捷。扫后用二次，米泔水漱口。

·治喉中生蛾（《经验吹药方》）：偷油婆一只，蟑螂三四只。双瓦上焙枯，研极细末，和入药内，立刻消肿开关。

·玉钥匙散：制玄明粉五钱，硼砂五钱，朱砂（飞净）六分，冰片五分，制僵蚕五分。先将玄明粉、硼砂、僵蚕研细末，过绢筛，再合朱砂、冰片研碾极细，或加珍珠、牛黄各一分更妙。

3. 噙 剂

·青梅干：大青梅一斤，去核，略捣碎，入白矾、青盐各五钱，拌和，再加蜒蝣，不拘多少，层层间之，一日夜取梅晒干，收尽汁，再晒干，煅存性，临用加入。

·一将当关方（《喉科种福》方）：生附子一枚，切片，滚水泡三次，咸味尽，以蜜焙炙，令含口中咽其汁，味尽又易之。

·桐油饯（《喉证指南》方）治诸喉风，痰涎壅塞属热证者。温水半碗，加桐油四匙，搅匀，用硬鸡翎蘸油，探入喉内撚之。连探四五次，其痰即壅出，再探再吐，以人醒声高为度。

·辛乌散（《喉证指南》方）治喉证风痰壅塞如神。紫荆皮、赤芍稍、草乌各一两，赤小豆六钱，桔梗、荆芥穗、甘草、连翘、细辛、皂角、生地黄各五钱，柴胡三钱。上药十二味不宜见火，置日中晒燥，各为极细末，称准入大乳钵内拌匀，收入瓷瓶封固，用纸布系紧，勿令泄气。临用以冷水调，噙口内导取风痰如神。若痰涎极盛，加摩风膏四、五匙，其力愈速。凡遇头项及头面红肿，即以此散用水调敷。或将此散与荆芥同煎，频频洗之，仍用此散敷上，取效甚速。

·摩风膏（《喉证指南》方），治喉风痰壅神效。川乌尖即大附子之尖，每用尖一个，以粗碗底浓磨汁调入辛乌散，灯心草五分加入。

4. 敷 剂

·救急异功散（《喉证指南》方）治一切白喉急证神效。斑蝥四钱（去头翅足，糯米拌炒，以米色微黄为度，去糯米），乳香（去净油）、没药（去净油）、全蝎、真血竭、玄参各六分，麝香三分，梅片三分，上药除血竭另研外，余合研极细，再将血竭末拌入研匀，收入瓷瓶封固。凡遇时疫白喉、蛾风、紧喉、缠喉、关内外并颈项漫肿、咽喉将闭及烂喉痧等证，不拘何膏药，以此散用黄豆大，置膏药上贴颈项间，须对喉内肿处，左肿贴左，右肿贴右，左右肿则贴两边，阅五六时揭去，贴处即起水泡，用针刺破，揩去毒水，立能消肿止痛，诚救急良方也。

·蒜泥拔毒散（《喉证指南》方），治急喉证拔毒奇效。老蒜二瓣（捣如泥）用梧子大许敷经渠穴，以皮纸包裹微击，阅五六时，启视，即起水泡，用银针刺破，揩尽毒水。

·平险如意散（《白喉全生集》方），治一切白喉内外俱肿急证。赤小豆四钱，大黄四钱，芙蓉叶四钱，文蛤三钱，四季葱三根，鼠粘三钱，燕子窝泥五钱。共研细末，将四季葱抖汁，以陈茶水、白酒各半，共调和，炒微热，敷颈项，拔毒外出，消肿止痛。

·引龙归海散（《白喉全生集》方），治寒证白喉急证。制附片四钱，吴茱萸三钱。共研细末，白酒调作二饼，贴两足心涌泉穴，若天气寒用火微烘，庶无根之火浮越于上，得此引之而自降，亦以类相求之法也。

·东封丹（《喉科种福》方）：皂角末、燕巢泥、千步土（即门限下土），秽桶下土、葱白捣汁，和烧酒调各药，敷喉外肿处，凡风火喉有表证者，皆可敷之（痛而微痒，色鲜红者为风大。）

·马齿丹（《喉科种福》方）：马齿苋、白面。醋捣，厚敷颈上，凡颈项肿者皆可敷之。

·燕垒丹：明雄黄、燕巢泥、千步土（即门限下土，足所常履者是）、秽桶下土（北地无秽桶，以常小便处秽土代之）、葱。以酽烧酒炒热，敷颈上。

·鸡鸣出关方（《喉科种福》方）：以雄鸡劈破背脊，置雄黄、灯心于鸡内，喷酽烧酒于上，敷胸膛之上，以一柱香久为度（不及一炷香久，则毒未拔动，过久则毒反入内）。毒重则灯心色黑，臭不可闻，不惟可以拔毒，兼可以审轻重。

·元颖膏（《喉科种福》方）：取井底泥，涂孕妇肚脐关元穴（穴在肚脐下三寸）。干则再涂，不独孕妇，瘟疫喉痛涂之可以保胎，凡一切火证皆宜。

·青龙散（《喉科种福》方）：青黛、伏龙肝（即灶心土）为末，泉水调涂孕妇肚脐关元穴，干则再涂，以胎气清爽安稳为度。

·万益丹（《喉证指南》方），治针误用，血流不止神效。乳香（去净油）、没药（去净油）、真血竭、硼砂各一两。上味各研极细末，再入乳钵合研，收储瓷瓶，每用少许敷伤处，立即止血。

八、白喉针治经穴部位法

百会穴在前顶后一寸五分，顶中心旋毛中陷，可容指，督脉足太阳之会，刺入三分。

颊车穴在耳下曲颊端陷者中，开口有孔，足阳明脉气所发，刺入三分。

合谷穴在手大指、次指间，手阳明脉之所过也，为原。刺入三分，留六呼，孕妇不宜针。

少商穴在手大指端内侧，去爪甲如韭叶，手太阴脉之所出也，为井，刺入一分，留一呼。

商阳穴在手食指内侧，去爪甲角如韭叶，手阳明脉之所出也，为井，刺入一分，留一呼。

中冲穴在手中指之端，去爪甲如韭叶，陷者中，手心主脉之所出也，为井，刺入一分，留三呼。

关冲穴在手无名指外侧端，去爪甲角如韭叶，手少阳脉之所出也，为井，刺入一分，留三呼。

少冲穴在手小指内侧之端，去爪甲如韭叶，手少阴脉之所出也，为井，刺入一分，留一呼。

少泽穴在手小指端外侧，去爪甲如韭叶陷者中，手太阳脉之所出也，为井，刺入一分，留二呼。

舌下两旁紫脉，左为金津穴，右为玉液穴，卷舌取之，用三棱针出血。

以上百会、合谷两穴用毫针直刺，颊车穴须使眠针手术，十指穴及舌下两旁紫脉宜用三棱针刺，微出血，泄诸脏之热。

九、耐修子《白喉忌表三方》

·养阴清肺汤（日服二剂，重者日服三剂，即病势未减，仍照方服，始终守定，不可移易）：大生地黄一两，麦冬六钱，白芍四钱，薄荷二钱五分，玄参八钱，粉牡丹皮四钱，川贝母四钱，生甘草二钱。

此方乃治白喉之圣药，翼然八柱颠扑不破，其中但有镇润而无消导，盖所谓镇润得宜，下元自会通畅，无所用其消导也。分两悉照原方，不可轻重，小儿减半。守方服去，自然痊愈，切勿中改。如喉间肿甚者，加煅石膏四钱。大便燥结，数日不通者，加青甯丸二钱，玄明粉二钱。胸下胀闷者，加神曲二钱，焦楂二钱。小便短赤者，加木通一钱，泽泻二钱，知母二钱。燥渴者，加天冬三钱，马兜铃三钱。面赤身热或舌苔黄色者，加金银花四钱，连翘二钱。

·神仙活命汤（重者日服三剂，俟病稍减，仍服养阴清肺汤）：龙胆草二钱，玄参八钱，马兜铃三钱，板蓝根三钱，生石膏五钱，白芍三钱，川黄柏一钱五分，生甘草一钱，大生地黄一两，瓜蒌三钱，生栀子二钱。

凡白喉初起即极疼且闭，饮水即呛，眼红声哑，白点立见，口出臭气者，方可照此方煎服。或已延误三、二日，证已危极或误服表药现出败象，非轻剂所能挽回者，均须此方以泄其毒。如舌有芒刺，谵语神昏者，加犀角镑二钱。大便闭塞，胸下满闷者，加川朴二钱，枳实二钱。便闭甚者，再加萝卜子二钱，生大黄二钱。小便短赤者，加知母三钱，泽泻二钱，车前子三钱。

·除瘟化毒汤（日服一二剂，如证重，即服养阴清肺汤）：粉葛根二钱，金银花二钱，枇杷叶一钱五分（去毛，蜜炙），薄荷五分，大生地黄二钱，冬桑叶二钱，木通八分，竹叶一钱，川贝母二钱，生甘草八分。

白喉初起，证象轻而白未见，即服此方。俟一见白象（白起时甚微，须详细探看，但有星星白点即是此证），即改服养阴清肺汤，勿迟误。如上白即服此方，均勿发表。如大便闭，加瓜蒌二钱，郁李仁二钱。胸下胀闷者，炒枳壳加五分，炒麦芽二钱。小便短赤者，加车前子三钱，灯心一钱。以上三方加味各法，均须随时斟酌，若见证不甚重者，或于所备二三味中酌加一味，或以分量减轻，庶无偏误。

十、小 结

按白喉病之名，古书虽不多见，而《内经》有一阴一阳结谓之喉痹。医圣张仲景《伤寒杂病论》各经，间有咽痛，唯厥阴篇咽痛兼有喉痹之文，然皆略举病名，而未详其症状。咽喉一科，《肘后》《千金》《外台》诸书中亦曾论及，至明代有《咽喉通论》《口齿类要》专著，而后始将咽喉别列一科。迨至清代，喉科专书遂日见增多。《医宗金鉴》谓："膈上有风热则咽喉肿痛，风热之邪盛，则生乳蛾，在会厌两旁，热极则肿闭，汤水不下，语言难出，呼吸不通，名曰喉痹。又有谓肿于两旁者为喉痹。肿而大者，且麻且痒为缠喉风。外生瘰疬，肿塞咽喉者为锁喉毒。腮项漫肿，喉中有块如拳者为喉闭。咽喉肿痛，声音不出，痰壅声如拽锯者为紧喉风。咽喉肿塞，语言不出，牙关紧闭者为痉瘇喉风。咽喉肿痛，舌出不缩者为弄舌喉风。喉痹而暴发暴死者为走马喉风。"

此皆各立名目，其实皆喉痹类也。然白喉之名尚未显著，自嘉庆九年郑梅涧著《重楼玉钥》论治喉间起白如腐一证，即白缠喉是也。经治之法，不外肺肾，以养阴清肺汤，兼辛凉散之为主。按郑氏养阴辛散之法，盖本诸《伤寒杂病论》猪肤汤、甘桔汤二方悟出。论曰：少阴病，下利咽痛，胸满心烦者，猪肤汤主之。柯韵伯言：少阴病多下利，以下焦之虚也。阴虚则阳无所附，故下焦虚寒者反见上焦之实热。少阴脉循喉咙，挟舌本，其支者，出络心注胸中。凡肾经不足，肾火不藏，必循经上走于阳分也。咽痛胸满心烦者，因阴并于下而阳并于上，水不上承于心，火不下交于肾，此未济之象。猪为水畜，而津液在肤，以治上焦虚浮之火，和白蜜、花粉之甘，泻心润肺和脾，滋化源，培母气，水升火降，上热不行，虚阳得归其部，不治利而利自止矣。唐容川曰：白喉书言其咽白烂，不可发汗，亦不可下，当一意清润，猪肤汤则清润之极品也（论曰：少阴病二三日，咽中痛者，可与甘草汤。不瘥与桔梗汤）。柯韵伯言：少阴病若无他证而但咽痛者，又有寒热之别，见于二、三日，是虚火上冲，可与甘草汤，甘凉泻火，以缓其热，不瘥者配以桔梗兼辛以散之，所谓奇之不去而偶之也。二方为正治之轻剂，以少阴为阴中之阴，脉微细而但欲寐，不得用苦寒之剂也。以上治咽痛之法，仲圣虽未明言为白喉病，而理与郑氏立方之意实无异也，特文字之繁简微显不同耳。吾人切勿分道扬镳，非古是今。

当汉建安纪年，兵燹之余，瘟疫大作，仲圣之家口二百，死亡者三分有二，伤寒十居其七，是时死亡甚重，岂能无死于是病者乎？夫仲圣抱悲天悯人之志，立论救世，所著《伤寒杂病论》一书，凡外感杂病靡不尽括其中。其立方之意非徒虚设，可想而知矣。今郑氏撷医圣之精论，悟知白喉，启端于此，其立方之是，可为白喉病开一新纪元。嗣后，道光中，白喉流行，浏阳陈雨春始作《白喉咙论》。湖南张善吾本其意，乃作《时疫白喉捷要》，其主张辛凉透解之法，不宜辛温。

光绪中，京师是证大发，耐修子以戚串中多遭其厄，悉心讲求，乃采郑、张二家之法，撰述《白喉忌表抉微》一书，依托洞天仙师鸾谕坚人信仰。忌表之说由此传出。时人宗之，牢不可破。后世有白喉病明见表证者，时医尚拘守忌表，不敢投用表药，以致病者不死于病，而死于医者之用药，诚可伤慨。甚则将甘草、桔梗亦列为禁品，不知白喉病应用何药医治方为的当，实可令人笑耳（余按耐氏忌表之说，为忌辛温发汗亡阳，非忌辛凉）。观耐氏除瘟化毒汤，纯系辛凉解表之品凑合成方，曷尝忌用表药。唯名词笼统，后人不解真义而一味拘守，以盲引盲，愈走愈歧。由此治白喉者，分为两途，有偏用表药者，有偏忌表药者，有偏寒者，有偏热者，纷讼不息，莫衷一是。

光绪中，衡山李纯青著《白喉全生集》，对于辨证、辨脉、用药各有法度。内分寒、热、虚、实、轻、重、妇人、小儿治法。其立方用药辛凉、辛温、补泻不拘，随证而施，更为周妥。其外有《喉科种福论》，治寒证白喉数种，为诸家所未有。《喉证指南》论治蛾风、劳证白喉两种，亦为诸家所少见。《白喉条辨》一书，首辨病源，次辨经络、色脉，次辨太阴本病证治，次辨少阳标病证治，次辨三经标本同病，次辨善后，辨外治，辨禁忌，辨张氏无治之证，辨耐修子忌表并药忌等类，语多精警，成一家言。

以上诸家论治白喉，各有所长，其法多可采用。即近代西医所言之白喉，病名为实扶的里，云其原因由白喉杆菌之传染，用白喉血清注射，是法亦当研究。

凡天下之事，有前人发明已精而后人不及者，有后人悟到而前人未发者，此其常有之事也。吾人学医应破除门户之见，消释拘泥之蔽，取人之长而舍其短，存心以解除病者痛苦为目的。切勿拘守偏见，以人命为戏，是余之所厚望也。不揣谫陋，谨将管见白喉各书及其他论治白喉之文搜辑成篇，以供同志之研究、临证之应用。不逮之处，在所难免，尚希高明匡正是幸。

第十二节　痢疾证治辑要

一、释　名

《内经》曰"肠澼"，《难经》曰"大瘕泻"，方书又名"滞下"，仲景《伤寒杂病论》通称"下利"。概即今之痢病也。后人于病名辄加疒傍，因病下利而不爽乃作"痢"字。巢氏《病源》有"痢病诸候又因易于传染而转变最速"，改称痢疾。

二、种　类

本病可分为疫痢、风痢、寒痢、湿痢、热痢、噤口痢、水谷痢、休息痢、五色痢、虫注痢、肠蛊痢等。

三、原　因

《素问》云："饮食不节，起居不时，阴受之，阴受之则入五脏，则膜满闭塞，下为飧泄，久为肠澼。"

《伤寒杂病论》云："便脓血相传为病，此名疫痢。其原因于夏而发，于秋热燥相搏，遂伤气血，流于肠间，其后乃重，脉洪变数。"

《巢氏病源》云："凡痢皆由荣卫不足，肠胃虚弱，冷热之气乘虚入客于肠间，虚则泄，故为痢也，然其痢而赤白者，是热乘于血，血渗肠内则赤也。冷气入肠，搏肠间津液凝则白也。冷热相交，故赤白相杂，重者状如脓涕而血杂之，轻者白脓上有赤脉薄血，状如鱼脂，世谓之鱼脑痢也。"

王损菴云："痢不外湿热二字，所受不外阳明经，阳明为多气多血之府。湿，阴邪也。湿胜于热，则伤阳明气分为白痢。热，阳邪也。热胜于湿，则伤阳明血分而为赤痢。湿热俱胜，则为赤白俱见。张景岳云：痢证是夏月畏热贪凉，过食生冷，至大火西流，新凉得气，则伏阴内动，应时为下痢。"

《医学实在易》云："痢疾，伏邪之为病也。夏月受非常之小寒，或贪凉而多食瓜果，胃性喜寒，初不觉其病，久则郁而为热，从小肠以传大肠，大肠喜热，又不觉其病，至于秋后或因燥气，或感凉气，或因饮食失节，引动伏邪以致暴泻，旋而里急后重，脓血赤白，小腹疼痛，甚者为噤口不食之危证。"

《痢疾论》云："疫痢乃时行不正之气，春感为瘟，秋则成痢。"

《时病论》云："风痢由春令之伏气，至夏而发。"又云："寒痢发于夏秋之交，受寒较受暑为多，因炎热贪凉，过食生冷，冷则凝滞，脾阳不能运化，清气不升，脾气下陷。"又云："热痢多起于夏秋之交，热郁湿蒸，人感其气，内干脾胃，脾不健运，胃不消导，热挟湿食，酝酿中州而成滞下。"又云："噤口痢，缘由脾家湿热壅塞胃口，或误服利药，犯其胃气，或止涩太早，留邪于中，脾胃虚寒，湿邪干犯，或气机闭塞，热邪阻隔，或秽积在下，恶气熏蒸，或肝木所胜，乘其脾胃，或宿食不消，水饮停蓄，皆能使噤口也。"又云："水谷痢，因脾胃虚寒，虚则不能健运，寒则不能消化。亦有风木克土，土虚不能运者。有因劳役过度，脾阳困顿者。有因下焦无火，不能熟腐者。"又云："休息痢，多因止涩太早，积热未尽，或不能节饮食，戒嗜好，亦有过服寒凉，肝脾内伤，元气下陷及肾虚不固。"又云："五色痢，因止涩太早，或滞热下之未尽，蕴于肠胃，伤脏气也。"

《巢氏病源》云："虫注痢，此由岁时寒暑不调，则有湿毒之气伤人，随经脉血气渐至于脏腑。大肠虚者，毒气乘之，毒气挟热与血相搏，则成血痢也。毒气侵食于脏腑，如病蛊注之状，痢血杂脓瘀血有片如鸡肝，与血杂下是也。"又云："肠蛊痢者，冷热之气入在肠间，先下赤后下白，连年不愈，侵伤于脏腑，下血杂白如病蛊之状，名为肠蛊也。"

四、证　候

《伤寒杂病论》云："病秋温，其气在中，发热口渴，腹中热痛，下血，便脓血，里急后重。"

《临证医典》云："患者大肠、直肠皆肿，腹部捣痛而里急后重，其所下或白，或红，或红白并下。"

《痢疾论》云："疫痢，其证大都先发寒热，或先见泄泻，继而里急后重，利下赤白。此证多见恶寒身痛，发热呕吐。"

《时病论》云："风痢，先泻后痢，腹微痛而后重，似肠风而下清腥。又云寒痢，腹痛后重，痢下白色，稀而清腥。又云热痢，其证里急后重，烦渴引饮，喜冷畏热，小便热赤，痢下其色或如鱼脑，稠粘而秽。又云湿痢有寒热之分。寒湿痢腹緜痛而后坠，胸痞闷而不渴，不思谷食，小便清白或微黄，痢下色白或如豆汁。热湿痢里急后重，思饮不多，思食乏味，小便热涩，痢下赤色或淡红焦黄。又云噤口痢者，下痢不食，或呕不能食。又云水谷痢，糟粕脓血杂下，腹中微痛，登圊频频，饮食少餐，四肢困倦。又云五色痢，五色脓血相杂而下。又云下痢屡发屡止，久而不愈，面色萎黄，休息痢也。"

五、辨 证

1. 脉 法

《伤寒杂病论》云："疫痢，脉洪变数。又云秋温下利，便脓血，脉大而短涩。"

《时病论》云："风痢，脉多沉小而弦。又云寒痢，脉迟。又云热痢，脉滑数而有力。又云热痢，脉缓近迟。又云噤口痢，脉右部浮濡沉细，缓怠无力，胃虚也。洪大急滑，火热也。浑浑浮大，或浮弦，浊气上壅也。沉而滑，或右涩滞，宿食停积也。迟细者，胃寒也。弦急者，木胜也。又云水谷痢，脉细缓无力，或关部兼弦。又云休息痢，脉形濡滑。"

2. 死 候

《内经》云："肾脉小搏沉为肠澼下血，血温身热者死。又云其脉小沉涩为肠澼，其身热者死，热见七日死。又云肾移热于脾，传为虚，肠澼死，不可治。"

《伤寒杂病论》云："下利，手足厥冷，无脉者，灸之不温，若脉不还，反微喘者死。又云下痢，后脉绝，手足厥冷，晬时而还，手足温者生，脉不还者死。又云下痢，舌黄燥而不渴，胸中实，下不止者死。"

《时病论》云："厥逆冷汗者死。变成肿胀者死。发斑躁扰者死。呃逆不能止者死。身热不能除者死。噤口不食，药不能开者死。骤然能食，为除中者死。"

《丹溪心法》云：“下痢如尘腐色者死。下纯血者死。下如茅屋漏水者死。大孔开如竹筒者死。唇如朱红者死。”

3. 禁 忌

周慎斋曰：“下利六七日，经尽，当有结粪，若至十三日再经，粪不出者，胃气告匮也。慎不可攻，攻之则死。”

《千金方》云：“凡痢病，通忌生冷、酢、滑、猪、羊、鸡、鱼、油、乳酪、酥、干脯、酱粉咸，所食诸食，皆大熟烂为佳，亦不得伤饱，此将息之大经也。若将息失所，圣医不能救。”

李东垣云：“大便秘塞，或里急后重，数至圊而不能便，或少有白脓，或少有血，慎勿利之，利之反郁结不通。”

缪仲淳曰：“痢疾不能食者，攻之则死。”

六、治 方

陈修园曰：“凡痢疾初起，发热者，非肌表有邪，即经络不和，温散而调荣卫，外邪一解，痢亦松去。若概以为热，开手即用痢门套方，多有陷入变剧者。余按：方宜活用，不能拘泥，总以断证的当，然后施方，莫不应手而得。其痢门方剂多不胜举，谨将古今中外医家通用张仲景《伤寒杂病论》之方略选如下。经方所阙者，取用时方补之。”

《皇汉医学》云：“下利初起，发热，用桂枝汤、葛根汤之类以解表证。但脉益促，热尚盛者，可用此汤。小儿之痢疾热炽，难用下剂之证，多效。”

陈修园曰：“脉浮为表邪，浮而兼大是表邪侵于阳明之界而下。仲景有葛根汤等治法，发热不休，非感冒风寒即是经络不和，宜用桂枝汤、当归四逆汤祛风寒以调经络。人参败毒散加老米名仓廪汤亦是此意。但药力轻薄，不能速效耳。大抵初病治法，发热恶寒者，香苏饮加防风、川芎，以取微汗则愈，重必用桂枝汤、当归四逆汤之类。若寒热往来，多呕者，必用小柴胡汤。若热多而口渴者，小柴胡汤去半夏加瓜蒌根主之。若发热不恶寒，里急后重者，以葛根黄芩黄连甘草汤，照古法先煎葛根，后煎诸药，日服二三剂必愈。”

《伤寒杂病论》云：“太阳与阳明合病者必自下利，葛根汤主之。”

《类聚方广义》云：“疫痢初起，发热恶寒，脉数者，当先用本方温覆发汗。若呕者，以加半夏汤取汗。"

《皇汉医学》云："葛根汤以主药葛根证之项背筋的强直性痉挛为目的而用此方。凡感冒肠窒扶斯肠膜炎、破伤风、偻麻质斯、喘息、热性下利病、眼疾、耳疾、上颚窦蓄脓证、皮肤病，悉能治之。"

·葛根汤方：葛根四钱，麻黄三钱，桂枝二钱，芍药二钱，甘草二钱（炙），生姜三钱，大枣四枚。上七味以水四杯，先煮麻黄、葛根，减三杯去白沫，内诸药煮取二杯，去滓，温服一杯，覆取微似汗。

《伤寒杂病论》云："大阳病，外证未除而数下之，遂协热而利，利下不止，心下痞硬，表里不解者，桂枝人参汤主之。"

《类聚方广义》云："头痛，发热，汗出，恶风，肢体倦怠，心下支撑，水泻如倾者，夏秋之间多有之，宜此方。"

·桂枝人参汤：桂枝四钱，甘草三钱（炙），白术三钱，人参三钱，干姜三钱。上五味以水三杯先煮四味，取二杯，去滓，内桂更煮取一杯，去滓，温服一杯，日再夜一服。

陈修园曰："初痢，若寒热往来，多呕者，必用小柴胡汤。若热多口渴者，小柴胡去半夏加栝蒌根主之。"

《苏沈良方》云："此汤治赤白痢尤效，痢药中无如此妙。盖痢多因伏暑，此药极解暑毒。按陈氏之言，概本诸此。"

《皇汉医学》云："小柴胡汤主将为柴胡，其证以胸胁苦满为目标而用之，凡气管支炎、百日咳、肺结核、肋膜炎、肠窒扶斯、疟疾、胃肠加答儿、肝脏病、肾脏肾盂炎证、妇人病等悉能治之。"

·小柴胡汤方：柴胡四钱，黄芩一钱半，人参一钱半，半夏二钱半，甘草一钱半（炙），大枣二枚。上七味以水四杯，煮取二杯，去滓再煎，取一杯温服。

陈修园曰："痢疾发热不恶寒，里急后重者，以葛根黄芩黄连甘草汤。"

《方函口诀》云："此方治表邪内陷之下痢有效。尾洲之医师用于小儿疫痢屡有效。"

·葛根黄芩黄连甘草汤方：葛根八钱，黄芩三钱，黄连三钱，甘草二钱（炙）。上四味以水四杯，先煮葛根减一杯，掠去沫，内诸药，煮取一杯，去滓，温服。

《伤寒杂病论》云："便脓血先传为病，此名疫痢。其原因于夏而发，于秋热燥相搏，遂伤气血，流于肠间，其后乃重，脉洪变数，黄连茯苓汤主之。"

· 黄连茯苓汤方：黄连二钱，茯苓三钱，阿胶一钱半，芍药三钱，黄芩三钱，半夏五钱。上六味以水四杯，先煮五味取一杯，去滓，内胶烊消，温服。若胸中热甚者，加黄连一钱合前成三钱，腹满者加厚朴二钱，虚者加甘草二钱，渴者去半夏加栝蒌根二钱。

《伤寒杂病论》云："病秋温，其气在中，发热口渴，腹中热痛，下利，便脓血，脉大而短涩，地黄知母黄连阿胶汤主之。不便脓血者，白虎汤主之。"

· 地黄知母黄连阿胶汤方：地黄八钱，知母四钱，黄连三钱，阿胶二钱。上四味以水四杯，先煮三味至一杯，去滓，内胶烊消，温服。

· 白虎汤方：知母三钱，石膏八钱（碎），甘草二钱（炙），粳米六钱。上四味以水三杯，煮米熟汤成，去滓，至一杯，温服。

《痢疾论》云："治疫痢法，古用仓廪汤。"

· 仓廪汤方（补遗方），治各种痢疾，发热，心烦，头痛，食即呕吐。陈仓米五钱，人参二钱，云苓二钱，川芎二钱，羌活二钱，独活二钱，柴胡二钱，前胡二钱，枳壳二钱，桔梗二钱，甘草二钱，生姜二钱。上十二味以水四杯，煮至米熟汤成，温服。

《医学入门》云："风痢，恶风，鼻塞，身重色青，或纯下清水，宜苍术防风汤。"

· 苍术防风汤（张洁古方），治风痢。苍术、防风、麻黄。上三味研为粗末，每服一两，加生姜七片煎服。

《医学入门》云："寒痢，白如鸭溏，肠鸣痛坠不甚，宜理中汤加诃子、肉豆蔻。"

陶节庵曰："胃寒，利白鸭溏，脐下必冷，腹胀满，便中清白或清谷，宜理中汤、四逆汤。"

· 理中汤方：人参、干姜、白术、甘草各三钱（炙）。上四味各三钱，以水三杯煎至一杯，去滓，温服。

《伤寒杂病论》云："下利，腹胀满，身体疼痛，先温其里，后攻其表。温里宜四逆汤，解表宜桂枝汤。"

·四逆汤方：甘草四钱（炙），干姜三钱，附子三钱（生）。上三味以水三杯，煎至一杯半，温服。

·桂枝汤方：桂枝三钱，芍药三钱，甘草二钱（炙），生姜三钱，大枣四枚。上五味以水二杯，煎至八分，温服。

《伤寒杂病论》云："少阴病二三日至四五日，腹痛，小便不利，下利不止，便脓血者，桃花汤主之。"

·桃花汤方：赤石脂一两六钱，干姜一钱，粳米五钱。上三味以水二杯，煮米令熟，去滓，温服。

《伤寒杂病论》云："太阳与少阳合病，自下利者，与黄芩汤。若呕者，加半夏生姜汤主之。"

《医方集解》云："此方亦单治下利，机要用之治热痢腹痛，又名黄芩芍药汤。又加木香、槟榔、大黄、黄连、当归、官桂，更名芍药汤，治下痢。仲景此方遂为万世治痢之祖矣。"

·黄芩汤方：黄芩三钱，芍药二钱，甘草二钱，大枣二枚。上四味以水三杯，煮取一杯，去滓，温服。

·黄芩加半夏生姜汤方：黄芩三钱，芍药二钱，甘草二钱（炙），大枣二枚，半夏二钱半，生姜三钱。上六味以水三杯，煮取一杯，去滓，温服。

《伤寒杂病论》云："热痢下重者，白头翁汤主之。又云：产后下利，虚极，白头翁加甘草阿胶汤主之。陶节庵曰：胃热利白肠垢，脐下必热，便下垢腻赤黄，或渴，宜用黄芩汤、白头翁汤。"

·白头翁汤方：白头翁二钱，黄柏三钱，黄连三钱，秦皮三钱。上四味以水三杯，煮取一杯，去滓，温服。

尾台氏曰："白头翁加甘草阿胶汤，治产后下利腹痛，荏苒不已，羸瘦不食，心悸，身热，唇口干燥，便血极迫者。又曰：痔核，肛中焮热疼痛，或便血者。若大便燥结者，加大黄。"

白头翁加甘草阿胶汤方：白头翁二钱，黄柏三钱，黄连三钱，秦皮三钱，甘草二钱，阿胶二钱。上六味以水三杯，煮取一杯，去滓，内胶令消尽，温服。

陈修园曰："治湿寒痢以平胃散加干姜、泽泻、猪苓、木香。久而不愈，再服香连丸。"

·平胃散方（局方）：苍术三钱，厚朴二钱，陈皮二钱，甘草二钱，干姜二钱，泽泻三钱，猪苓三钱，木香一钱，生姜一钱，大枣二枚。上十味，水煎温服。

·香连丸（局方）治下痢赤白，白多于赤者。木香、黄连各等分，共研极细末，煮米糊为丸，如绿豆大，每服三十丸至五十丸，米饮或砂仁汤送下。

陈修园曰："治湿热痢，初起以芍药汤颇效。"

·芍药汤（《证治准绳》方）：芍药三钱，当归三钱，黄芩二钱，黄连二钱，肉桂八分，槟榔一钱，木香一钱，甘草一钱，大黄一钱，厚朴一钱，枳壳一钱，青皮一钱。上十二味水煎温服。小便不利加滑石、泽泻。滞涩难出，虚者倍归芍，实者加大黄。红痢多加川芎、桃仁。

《丹溪心法》云："湿痢，腹胀身重，下如黑豆汁或赤黑浑浊，此危证也，宜加味除湿汤戊己丸。"

·除湿汤（《肘后方》）治湿痢。半夏曲、厚朴、苍术、藿香、陈皮、生白术、瓜蒌根、麦冬，上八味水煎，温服。

·戊己丸（《局方》），治脾胃受湿，下痢赤白腹痛，米谷不化。黄连、吴茱萸、白芍，共研细末，煮米糊为丸，如梧桐子大，每服三十丸，空腹用米饮或砂仁汤送下。

《和剂局方》云："痕痢发渴及中暑引饮，五苓散主之。"

《济生方》云："加味五苓散治伏暑热二气及胃湿泄泻注下，或烦，或小便不利，于本方加车前子。"

·五苓散方：猪苓二钱，泽泻二钱，茯苓二钱，桂枝一钱，白术四钱。上五味以水三杯，煎至一杯，温服。

百疢一贯云："休息痢来自疝者，当归四逆汤主之。"

·当归四逆汤方：当归三钱，桂枝三钱，芍药三钱，甘草二钱（炙），木通二钱，细辛三钱，大枣二枚。上七味以水三杯，煮取一杯，温服。

《伤寒杂病论》云："下利已差，至其年月日时复发者，以病不尽故也。当下之，宜大承气汤。"

《医门法律》云："休息痢乃乍作乍止，或因邪气未曾涤尽遽止而复作者是也，或初愈，恣食厚味及妄作劳，皆能致之。又曰：休息痢止而不止，正气即虚，邪复不尽，未可言下。此证止之已久，则正已复，其积未除，故须下之。"

·大承气汤方：大黄二钱，厚朴四钱，枳实二钱，芒硝二钱。上四味以水三杯，先煮枳实、厚朴至一杯半，去滓，内大黄煮至一杯，去滓，内芒硝微火煮一二沸，温服，得下勿再服。

《类聚方广义》云："治久痢，腹中热痛，心中烦而不眠，或便脓血者，黄连阿胶汤主之。"

·黄连阿胶汤方：黄连四钱，黄芩二钱，芍药二钱，鸡子黄一枚，阿胶三钱。上五味以水三杯，先煮三物，取一杯半，去滓，内胶烊尽，小冷，内鸡子黄，搅令相得，温服。

《伤寒杂病论》云："少阴病，四逆，其人或咳，或悸，或小便不利，或腹中痛，或泄利下重者，四逆散主之。"

《类聚方广义》云："四逆散治痢疾，累日下利不止，胸胁苦满，心下痞塞，腹中结实而痛，里急后重者。"

·四逆散方：甘草、枳实、柴胡、芍药。上四味各二钱五分，研末，水煎温服。咳者加五味子、干姜各二钱五分，并主下利。悸者加桂枝二钱五分。小便不利加茯苓二钱五分。腹中痛者加附子二钱。泄利下重者先以水四杯，煮薤白一两五钱，煮取三杯，去滓，以散内汤中煮取一杯半，温服。

《张氏医通》云："痢，不纳食名为噤口，甘草泻心汤去大枣，易生姜主之。"

·甘草泻心汤方：甘草四钱（炙），黄芩三钱，干姜三钱，黄连一钱，半夏二钱半，大枣二枚。上六味以水三杯，煮取一杯半，去滓再煮，取一杯温服。

《方函口诀》云："治噤口痢，干姜黄芩黄连人参汤主之。"

·干姜黄芩黄连人参汤方：干姜、黄芩、黄连、人参各三钱。上四味以水三杯，煮取一杯，去滓，温服。

《伤寒杂病论》云："伤寒，服汤药下利不止，心下痞硬，服泻心汤已复，以他药下之，利不止。医以理中与之，利益甚。理中者，理中焦，此利在下焦，赤石脂禹余粮汤主之。复不止者，当利其小便。"

《类聚方广义》云："赤石脂禹余粮汤，治肠澼滑脱，脉弱无力，

234

大便黏稠如脓者。若腹痛干呕者，宜桃花汤。又二方合用更妙。"

·赤石脂禹余粮汤方：赤石脂（碎）、太一禹余粮（碎）。上二味各一两六钱，以水四杯，煮取一杯，去滓，温服。

《伤寒杂病论》云："脉浮而迟，下利清谷者，四逆汤主之，理中汤亦主之。"

《时病论》云："治水谷利，宜四君子汤加陈皮、木香、白芍、防风。"

·四君子汤：人参、白术、茯苓、甘草、陈皮、木香、白芍、防风。上八味，水煎温服。

《伤寒杂病论》云："厥阴之为病，消渴，气上撞心，心中疼热，饥而不欲食，食则吐蛔，下之利不止，乌梅丸主之。"

喻嘉言曰："乌梅丸中酸、苦、辛、温互用，以安蛔温胃益虚，久利而便脓血亦主，此者能解阴阳错杂之邪故也。"

《千金方》云："治冷痢久下，乌梅丸主之。"

《类聚方广义》云："反胃、噤口痢宜此方，以生姜汁汤送下为佳。"

·乌梅丸方：乌梅三十枚，细辛六钱，干姜一两，当归四钱，黄连一两六钱，附子六钱（炮），蜀椒四钱（出汗），桂枝六钱，人参六钱，黄柏六钱。上十味，异捣筛，合治之，以苦酒渍乌梅一宿，去核蒸熟，捣成泥，合药，合相得，内臼中与蜜杵二千下，丸如梧桐子大。先食饮服十丸，日三服，稍加至二十丸。禁生冷滑物臭食等。

《张氏医通》云："噤口痢，有积秽太多、恶气熏蒸者，大黄黄连泻心汤加木香主之。"

·大黄黄连泻心汤方：大黄二钱，黄连一钱。上二味以麻沸汤一杯渍之，须臾绞去滓，温服。

《证治准绳》云："小建中汤治痢，不分赤白新久，但腹中大痛者神效。"

·小建中汤方：桂枝三钱，甘草二钱（炙），大枣四枚，芍药六钱，生姜三钱，饴糖五钱。上六味以水三杯，煮取一杯，去滓，内饴，更上微火消解，温服。

《伤寒杂病论》云："下利肺痛，紫参汤主之。"

徐忠可曰："下利肺痛，此气滞也。紫参性苦寒，能通血脉。本草主心腹积聚、寒热邪气，而好古谓治血痢，故以此散瘀止痛耳。然太苦寒，故以甘草调之，即补虚益气矣。"

· 紫参汤方：紫参八钱，甘草三钱。上二味以水二杯，先煮紫参，取一杯半，内甘草煮取一杯，温服。

《伤寒杂病论》云："气利，诃黎勒散主之。"

寇宗奭曰："仲景治气利用诃黎勒散，详其主治，不知其义，及后读杜壬方，言气利、里急后重，始知诃黎勒用以调气。盖有形之伤则便垢而后重，无形之伤则气坠而后重。便肠垢者得诸实，气下坠者得诸虚，故用诃黎勒温涩之剂也。"

· 诃黎勒散方：诃黎勒十枚（煨）。上一味为散，粥饮和顿服。

· 《外台秘要》治虫注痢方三首。《肘后》疗若时岁虫注毒下者方：矾石（熬）、干姜、附子、黄连各二两。上四味研末，每服二钱，以黄酒送下，日三服，不止更服。

又方，黄连、黄柏各等分，上二味捣末，蜜丸如梧子大，白饮服十丸，日四服。

又方，茜根、升麻、犀角、桔梗、黄柏、黄芩各三两，地榆、襄荷根各四两。上八味切，以酒三升渍一伏时，服一升，日一服。

· 《外台秘要》治肠蛊痢方一首。《肘后》凡病下应先下白后下赤，若先下赤后下白，为肠蛊方。牛膝三两。捣碎，以酒一升渍经宿，每服一二杯，日二三服。

按：虫注肠蛊二证，余多年临证未见，方书亦少有治方，今依《外台》治方录此，以待研究。

七、验　案

本市戴某，曾患下利，便脓血，周身灼热，惟手足厥冷，脉细欲绝，延余诊治，投当归四逆汤一剂，翌日热退利止，手足复温而愈。

民二七年，余妻产后二日，利下白脓，周身灼热，渴欲饮水，脉洪而数，投白头翁加甘草阿胶汤一剂，病轻，二剂痊愈。

余多年以经方治愈痢疾患者甚多，不克如数载出，今略举验案二则，以证经方之效也。

八、结　论

按痢疾之名及种类，古今医书记载颇多，然诊治之法亦极其丰富，较诸西医实有过之而无有不及者也。考西医之治痢，首以验菌为诊断之依据，其病原菌分有两种：一为阿米巴菌，一为杆状菌。其病由饮食不洁，为阿米巴菌或赤痢杆菌之传染，否则为急性肠加答儿。治疗之特效药为爱美定，可注射于阿米巴菌痢。若属杆菌痢疾，可采用赤痢血清治疗。向无外感诱因，或为医药误治等说理，只以两种病原菌概括各种痢疾，以杀菌消炎收敛之剂，尽治疗之能事，未免狭隘。然吾国医哲之治痢，必先察其病因，诊其病证，或为外感，或由内伤，或系传染，或是诱因，或为误治，断定属于某种之原因，必须依用某种之治法，或汗，或下，或温，或解，酌情施方，治此而能顾彼，表里兼治，扶正祛邪，虽无西医验原虫、细菌之技，而能治西医所不治之症，真乃神而明之。存乎其人，远在一千七百年前之张仲景所著《伤寒杂病论》，其治痢之法范广精妙。如痢初起属外感性者，用桂枝葛根之剂鼓邪外出；有疫源性传染者，用黄连茯苓地黄知母汤、黄连阿胶汤清热解毒；阴寒性者，用桃花汤、赤石脂禹余粮汤温寒固脱；热痢虚极者，以白头翁加甘草阿胶汤补虚润燥；冷热久痢吐蛔者，用乌梅丸杀虫止痢；太阳与少阳合病，自下利者，用黄芩汤清热益阴；大汗若大下利而厥冷者，用四逆理中等汤救阴回阳；若噤口休息下利，嗌干喉塞痛，脉小沉涩者，宜大承气汤泻阳养阴。以上此类治方，不胜枚举。又如当归四逆汤治痢，发热如焚不休。仓廪汤治疫痢之噤口不食，推之甘草泻心汤，小柴胡汤加黄连、木香，白头翁汤、乌梅丸、香连丸等方。此余多年临床治痢最得力之剂，其神妙不可思议之处，非近代科医所能解释者。吾人果能精研仲景之书，并参看后世历代医家之经验，则临证辨治必不难矣。

第十三节　鼠疫证治辑要

一、略　史

《鼠疫新篇》云："鼠疫西名日本译其音为'百斯笃'。其疫之发源地为印度，继传及欧洲，至前清乾隆间传至中国，因此疫以鼠为媒介，故名鼠疫。同光之交，云南鼠疫大作，斯时西人始知此疫即'百斯笃'……乱时，流行尤盛，渐延至东京湾北海各地。光绪九年，愈传愈广，各处咸遭波及。光绪二十年，广东省垣鼠疫发生，颇为猛烈，其死亡达至六万之谱，由香港而汕头而厦门而福州，势若燎原。嗣后，香港无岁不有，旋复延及台湾，然此仅及热带地方耳。至光绪二十五年，牛庄曾有鼠疫发生。宣统季世，满洲暨东三省亦有是疫。民国纪元，上海城厢内外亦有鼠疫流行。"民国"七年，山西发生此疫，甚为猛烈，幸防御有方，未至蔓延。现在寒带各地虽渐减稀，而福州、泉州、平潭各处仍跋扈非常，至今不绝。"民国"十年，平潭东区一带，此疫大发，甚至灭门之祸。推其原因，实由平潭蕞尔小邑，偏居海隅，湿气较厚，毒氛绵绵不绝，加之人民不知卫生，以是每年皆有而不能扑灭。静言思之，真令人毛骨悚然也。"

二、原　因

《鼠疫新篇》云："鼠疫之病，世人皆知死鼠之毒菌传染而成，所以有预防驱鼠之卫生，冀可消灭其灾，不知预防愈严死鼠日多，而人之患鼠疫者亦日甚一日。推究其原，实由于医家未能研究毒菌发生之底蕴，以致无最良之结果。查北带地质凛冽天气干燥，疫疠之气稀少，故患此证者比南带为少。南带地质多热，湿气浓厚，蕴蕴之毒氛氲不绝，致地中生有一种黑蚁，此蚁体中本有毒菌之自生性，栖巢于地窖内，食子了毒虫为养生，得热气之感而生殖日甚，蔓延剧烈，最为人害。鼠、兔善营窟穴，寄居于地下，与蚁最亲密，故其毒先直接传于鼠、兔之血管，毒发身亡，其菌飞扬四布，遂传于人，或不由鼠之间接，乃由蚁之直接传染者，间亦有之。夫黑蚁虽与黄蚁不同种，而其附膻之性无异，遇有荤腥食物，彼必群聚咀啮，其毒遂沾于食物体上，人若食之，即传其毒。西医云，鼠疫为鼠之蚤所传。其实鼠疫之病非专由于鼠，世人只知预防死鼠，独不思黑蚁之菌即鼠疫之毒苗，往往置之膜外，不加讲求，所以鼠瘟日甚也。"

三、证　候

《鼠疫新篇》云："感受毒菌之后，先潜伏于肺之膜原及脉络中，至二三日或七日以后，所发之症状不一，有先恶寒有不恶寒者，有既热之后即不恶寒，有先核而后发热者，有先热而后核者，有热核同见者，有见核不见热者，有见热不见核者，有汗有不汗者，有渴有不渴者，皆无不头痛，四肢酸痹，痞满腹痛。其兼见者，疮、斑疹、衄、嗽、咯、吐，甚至烦躁懊恼、昏愦、谵语、痞满腹痛、便结旁流、舌焦起刺、鼻黑如煤、目瞑耳聋、骨酸足肿、舌裂唇裂、脉厥体厥。"

四、辨　证

1. 脉　法

《中国急性传染病学》云："惟鼠疫身虽发热而脉则或沉，或伏，或微细，或代止，或紧急而乱，不但微细，且兼迟象。"

2. 经过及预后

初起一日陡见身热如烘，神乱目吊，手足厥痹，汤药不纳，毒核刺痛而不自知者，是毒气直中于手少阴、厥阴也，有朝发夕毙之危，预后不良。

先中热毒，潜伏血管，再遇房劳，肾气虚损，热毒乘肾虚而内陷。少阴之君火炽甚，少阴之真水枯涸，外见腰痛、腹热、舌黑如鳖、遗尿喘满、神色不清者，此属危证，经过二日即毙，预后不良。

劳倦过度、脑神过伤之人，心肺已先受损，复中毒气，毒发于肺胃，即夹斑带疹，毒伏于心脏，即心志错乱、口吐粉红血，此证即是鼠瘟并血瘟也，有朝发夕死，预后不良。

或核在胯下，恶寒刺痛，病者疑是便毒，服鲜草药和酒，酒性猛烈，热毒鼓动，焕发周身血痹，筋败遂传入厥阴，厥阴之火猖獗，阳明之热内结，二三日后，即见直视抬肩、循衣撮空等等危象，预后不良

初起身轻，无大热，痹痛，口不渴者，是最轻之证，照法服药，过一星期即可治愈，预后良。

素体强健，抵抗毒素之力富足，兼以感毒甚浅，身体不怠，服药后大汗淋淋者，是毒气由汗已除，预后良。

毒核发在胯下，一二日即见高肿易溃，核不甚痛，身无大热者，预后良（节录《鼠疫新篇》）。

五、诊　断

1. 初病昏迷

时令病证必二三日后方有谵语搐搦及热深厥甚、昏厥等候。惟鼠疫一得病即人事昏迷，或多沉睡，或夜寐发惊，或谵语如狂，或目珠忽然不顺，或面白如纸，或面黑如炭，总有昏昏沉沉气象。且杂证发热轻而缓，鼠疫发热重而急，此可以意会，而得者尤可异也。人虽昏迷，遇清醒时又极清醒，令人难以摸捉，与他证发热渐渐而来实有分别。

2. 查看身体

凡鼠疫朝病暮死不及延医，尚可委之于命。至于三日五日可死者，在核未发时不误作他病，未尝无法调治。中医治病半凭诊脉问证，手足胸腹未曾验看，不免简陋。凡鼠疫证，核虽未起，亦藏于皮肉之内，凡察看发热证候心有疑难者，必将两胁胸腹及手镤足镤用力按之，间有生颈上者不按不知。若有长扁形式，隐在皮肉内者，约一二日即行将核发出，累试不爽。至其辨别之法，核之发现处如颈部、腋部、胯部、大膊、大腿等处，未发现核之前则其处必软，周身之热更甚，此之谓局所更热，伤寒表热甚，腹内不甚热，且无胸闷欲呕之证，见于未发寒热之前。虽伏邪温热由里达表，亦无局所更热之别。似宜以胸闷头晕咽阻为报信之使。恶寒内热，夜热气粗为第二。辨别局所之特别热为第三铁证。（节录《中国急性传染病学》）

六、治　法

《中国急性传染病学》云："初期在气分，身发热，咽喉肿痛，咽干舌燥，脉微神昏者，用辟秽驱毒饮，或用清芳辟疫汤送下解毒万病丹。无寒热无汗者，参用麻杏甘石汤法。如协热下利，热结旁流，或痞满腹痛，大便秘结者，参用承气汤法。二期口渴喉痛，腺肿渐大，胸闷气喘，吐血呕血，身发斑疹者，用清瘟败毒饮加牛蒡、大青叶、杏仁、枳壳。喘不得卧者，参用葶苈大枣泻肺汤法。腹痛肠肿者，参用大黄牡丹皮汤法。若竹叶石膏汤及麦门冬汤，皆可供清热生津辅助之用。三期神昏气喘，面赤如醉，用苇茎汤送下紫雪丹一钱或牛黄膏一钱。在血分，壮热神迷，形如尸厥，面青肢厥，身发青紫色斑，痛如被杖，唇紫舌燥，用加减血府逐瘀汤。如腺肿，紫赤灼热，疔疮斑疹者，用加味解毒活血汤。如腺体肿大，疼痛剧烈者，用王孟英治结核方合神犀丹，外用经验涂核散。"

七、预　防

《鼠疫新篇》云："热毒之气先由口鼻而入肺胃之静脉管，旋即传于血管以达于心脏，由心脏斡旋周身，热毒闭塞，瘀血苑结，酿成恶核。夫毒气之发生如火燎原，若不早为预防，未有不措手不及之虑。然欲预防此证者，当推究毒菌之来源、生病之原因，然后即有善良之结果也。不然只顾目前之卫生，不从根本上之研究，犹芟草之不除根，岂不滋蔓，难图乎。年来苦心研究经历所得，深知黑蚁之滋毒，能生一种毒核杆菌，此菌即为制造鼠疫之原料，故当先除黑蚁，庶为上法。此蚁多在于墙隙、地坑之隐处、卑湿秽浊之暗地而无空气者。若使空气之常吹、光线之常射，则湿气消灭，毒蚁不生矣。至于空隙之处，宜用石灰水掺之苍术、硫黄、雄黄薰之，以除浊气。房舍多开窗牖，俾空气流通，窗前多栽草木，使养气通入房内，房内之炭气吸于草木，庶新鲜之养气得以养吾人之身体矣。盖毒蚁受汗气以发育，吸垃圾为养生，如养气多炭气少，则黑蚁之生活必不繁盛矣。吾人如遇有蚁虫拥附之食物、腐败之肉类，屏弃不食，眠床橱棹之下，扫除清洁，寝具衣服器皿等日用品时时曝诸日光，以防黑蚁及毒鼠来往之有遗留毒颣者。"

鼠与蚁有亲密之联络，其毒菌先传于鼠，鼠传于人，故鼠为传染鼠疫最易而最可怖之物，平时即宜严行捕鼠，设遇鼠疫流行时，必先浸及鼠族。是以屋内若死鼠时，速用火钳钳而烧之，以石灰粉掺于死鼠之处，并用石炭酸水施行消毒。

畜兔者宜于旷野及草地、茹以草根。家中暗湿之处实非所宜，是恐兔与蚁连接，必至传染毒菌。毒菌潜伏兔之体内，人若误食之，即中毒而发鼠疫，岂可不谨慎预防哉。

八、选　方

·辟秽逐毒饮（辨证求真方）：西牛黄、人中黄、石菖蒲、忍冬蕊、野郁金、靛叶。水煎服。

·清芳辟疫汤加味（录《中国急性传染病学》，原方见《洄溪医案》）。鲜芦根、鲜茅根、鲜薄荷、鲜青蒿、佩兰叶、石菖蒲、鲜桑叶、杭菊花、莱菔汁。水煎温服，送下解毒万病丹一钱。

·解毒万病丹（方载《兰台轨范》）：雄黄精、山慈姑、川文蛤、千金霜、红芽大戟、当门子、飞辰砂。上七味各研细末，米粥为丸，每丸约重一钱。

·麻杏甘石汤（《伤寒杂病论》方）：麻黄、杏仁、甘草、生石膏。水煎温服。

·清瘟败毒散（余师愚方）：生石膏、酒黄芩、粉牡丹皮、苦桔梗、真犀角、赤芍药、生地黄、肥知母、炒山栀、青连翘、炒川连、玄参、生甘草、鲜竹叶。水煎温服。

·调胃承气汤（《伤寒杂病论》方）：大黄、甘草、芒硝。水煎温服。

·葶苈大枣泻肺汤（《伤寒杂病论》方）：苦葶苈、大枣。水煎温服。

·大黄牡丹皮汤（《伤寒杂病论》方）：生大黄、粉牡丹皮、桃仁、冬瓜仁、芒硝。水煎温服。

·竹叶石膏汤（《伤寒杂病论》方）：竹叶、石膏、半夏、麦门冬、人参、甘草、粳米。水煎温服。方中去竹叶、石膏即麦门冬汤。

·苇茎汤（《千金方》）：苇茎、薏苡仁、桃仁、冬瓜仁。水煎温服。

·紫雪丹（《局方》）：滑石、寒水石、芒硝、玄参、石膏、木香、磁石、焰硝、升麻、公丁香、沉香、炙甘草、辰砂、麝香、犀角、羚羊角。先煎滑石、石膏、寒水石、磁石、犀角、羚羊角，浓煎去滓，再入木香、沉香、丁香、升麻、玄参、甘草等，与前药汁和匀再煎，最浓之汁去渣入朴硝、焰硝粉末，微火煎，不住手用柳木搅匀，候汁要凝，再入后药辰砂、麝香和匀合成，退火气，温水调服一二钱，最少者须服三五分。

·王孟英治结核方：金银花、蒲公英、皂角刺、甘草节。呕者去甘草，加竹茹。大便秘加大黄。身热甚加生石膏，送服神犀丹一片。核不消，用藏红花煎汤送服真熊胆。若白炮疔，去皂刺，加白菊花。兼黑痘，用神犀丹、解毒万病丹间服。

·神犀丹（《温热论》方）：犀角尖、黄芩、金银花、玄参、石菖蒲、生地黄、连翘、花粉、紫草、淡豆豉、金汁。上药各先晒，研末，忌用火炒，用莹白金汁蒸，豆豉、生地黄捣成膏，和药末为片。每片重三钱，每用一片，温开水化服，日服二次，小儿减半。如无金汁，人中黄四钱亦可。

·经验涂核散（《鼠疫约编》方）：辰砂、明雄黄、紫花地丁、生大黄、冰片、蟾酥、山慈姑、番木鳖。上药各研细末，贮瓷瓶内，蜡封，每用一两，如意油调敷。郑肖岩云："凡小儿不能服药，于结核四面，先以轻针微刺，再涂此药，功效甚妙。"

·鼠疫验方（《鼠疫约编》方）：大青叶、青黛、黄芩、花粉、紫草、连翘、忍冬藤、炒山栀、人中黄。水煎温服。

·鼠疫毒核消毒散（《鼠疫约编》方）：金银花、连翘、玄参、桔梗、僵蚕、板蓝根、甘草、牛蒡、射干、薄荷、芦根。水煎温服。

·应验疫证方（《鼠疫约编》方）：紫花地丁、甘草节、浙贝母、生大黄、山甲片、紫背天葵、忍冬藤、牙皂、丝瓜络、藏红花、真熊胆、白菊花。水煎温服。

·经验化核散（《鼠疫约编》方）：山慈姑、真青黛、生黄柏、浙贝母、赤小豆。共研细末，香油调敷。

·善消鼠疫结核方（朱钵文传方）：生大黄、生甘草、生牡蛎、瓜蒌仁、青连翘。水煎温服。

·经验敷核方（《鼠疫汇编》方）：蒲公英、柏树叶、浮萍、雄黄、大梅片。共研末，和匀，白蜜和敷。或用梅花点舌丹调旱烟膏敷之。

·清热辟疫汤（《周氏验方》）：石菖蒲、芒硝、山慈姑、人中黄、大黄、续随子、生石膏、车前子、木通、犀角。另加莱菔汁八两，西牛黄五分，麝香五厘，分二次或三四次冲服。

·牛黄膏（刘河间《伤寒六书》方加减，录入《中国急性传染病学》）：西牛黄、广郁金、梅片、辰砂、牡丹皮、川黄连。共研细末，每服二分，调成膏服之，每隔一小时服一次。

·血府逐瘀汤（遇安斋证治丛录方加减，录入《中国急性传染病学》）：青蒿、桃仁、赤芍、甘草、大黄、牡丹皮、紫花地丁、王不留行、小蓟、鲜兰根、紫背天葵、蝉蜕、皂角刺、僵蚕、滑石。先煎代水。

·加味解毒活血汤（《鼠疫约编》方）：桃仁泥、川红花、当归尾、赤芍、金银花、连翘、牡丹皮、生甘草、玄参、生地黄。水煎温服。

·《外台秘要》治恶核瘰疬方四首，录此以备研究。文仲五香连翘汤，疗恶肉、恶脉、恶核、瘰疬风结。

·肿气痛方：青木香、沉香、丁香各二钱，麝香五分，薰陆香一钱，射干、升麻、桑寄生、独活、通草、连翘各二钱，大黄三钱，淡竹沥五钱。上十四味水煎温服，忌食辛味。

·延年丹参汤，疗恶肉核、瘰疬、诸风、气结聚，肿气诸病并主之。蒴藋、丹参各二钱，炙甘草、秦艽、独活、乌头（炮）、牛膝各一钱，踯躅花、蜀椒各五分（汗）。上九味水煎，温服，忌海藻、菘菜、猪肉、冷水。

·玄参汤，主恶肉、恶核、瘰疬、风结方。玄参、升麻、独活、连翘各二钱，木防己、菊花各一钱。上六味水煎，温服。

·丹参膏，主恶肉、结核、瘰疬、脉肿气痛方。丹参八钱，白敛、独活、连翘、白及各四钱，升麻、蒴藋各六钱，防己、玄参、杏仁各五钱（去皮尖）。上十味细切，以生地黄汁淹渍一宿，以炼成猪膏四两，微火煎，五上五下，药成，绞去滓，以摩病处，日三四次。

九、结 论

按鼠疫亦称黑死病，盖以患是病者，死后尸体瘀血积聚，现青黑斑点故也。西医谓其原因，由于鼠疫菌侵入人体之淋巴结或血液中，分裂繁殖，势甚猖獗。若蔓延全身，两三周内足致毙命。

此病在中国隋唐时已有发现，但向乏专书记载。自清吴子存有《鼠疫治法》，罗芝园取而增删之，名曰《鼠疫汇编》，郑肖岩又从而注释，名曰《约编》。余伯陶颇重是书，乃参以己见，略加增损，名曰《抉微》。近人李健颐君，对于此病颇有研究，所著《鼠疫新篇》一书，推究鼠疫菌为传染媒介之外，发现黑蚁为直接传染之毒苗，殊有至理。

西医关于本病之治法所最通行者，厥惟注射鼠疫血清，危笃之时则予以洋地黄等强心兴奋之剂。吾国医学注重对证用药，凡遇是病，不外清瘟解毒、逐瘀活血之法，如能见证施方，无不活愈。

再按鼠疫一证，实即巢氏《病源》《千金方》所谓恶核是也。《病源》云："恶核者，肉里忽有核，累累如梅李，小如豆粒，皮肉燥痛，左右走身中，猝然而起。此风邪挟毒所成。其亦似射工毒，初得无常处，多恻恻痛，不即治，毒入腹，烦闷，恶寒即杀人。"又《千金方》云："恶核病者，肉中忽有核累，大者如梅李，小者如豆粒，皮肉瘆痛，壮热瘰索，恶寒是也。与诸疮根、瘰疬、结筋相似。其疮根、瘰疬因疮而生，似缓无毒。恶核病猝然而生，有毒，若不治，入腹，烦闷杀人，皆由冬月受温风，至春夏有暴寒相搏，气结成此毒也，但服五香汤主之。又以赤小豆末敷之。亦煮汤渍，时时洗之。消后以丹参膏敷之，令余核尽消云云，名虽与鼠疫不同，其理一也。"余故将《外台秘要》载《千金方》治恶核方四首，概行补入，以资同志研究云尔。

第十四节 湿温证治辑要

一、释 名

湿者六气分化之一，与水异名而同类，地气之所生也。温者热之，渐非纯热也。本冷而使暖之谓也。湿温者由其人中素有湿，加以温热，或先伤湿后受温热，外热既侵，内湿相感，搏而合化，名曰湿温。

二、原 因

《伤寒杂病论》云："病温，其人素有湿，名曰湿温。"

王叔和《脉经》云："伤寒湿温，其人常伤于湿，因而中暍，湿热相搏，则发湿温。"

《医门法律》云："湿温即暑与湿交合之温病。"

《温热经纬》云："太阴内伤，湿饮停聚，客邪再至，内外相引，故病湿温。"

三、证　候

《伤寒杂病论》云："其证发热，唇焦下利，腹中热痛。"

叶天士本《活人书》云："其证两胫逆冷，腹满义胸，头目痛苦，妄言。"

《温病条辨》云："其证头痛恶寒，身重疼痛，舌白不渴，面色淡黄，胸闷不饥，午后身热，状若阴虚，病难速已，名曰湿温。"

《温热经纬》云："其证始恶寒后但热不寒，汗出胸痞，舌白不渴，不引饮。"

四、脉　法

《难经》云："湿温之脉，阳濡而弱，阴小而急。"

《伤寒杂病论》云："其证脉大而数。"

《温病条辨》云："其证脉弦细而濡。"

《时病论》云："是病之脉，脉无定体，或洪，或缓，或伏，或细。"

五、治　方

《伤寒杂病论》云："病温，其人素有湿，发热唇焦，下利，腹中热痛，脉大而数，名曰湿温，猪苓加黄连牡丹汤主之。"

·猪苓加黄连牡丹汤方：猪苓、茯苓、阿胶、泽泻、滑石、黄连、牡丹皮各二钱。上七味以水四杯，先煮六味，取二杯，去滓，内胶烊消，温服。

《温病条辨》云："治湿温病，头痛恶寒，身重疼痛，舌白不渴，脉弦细而濡，面色淡黄，胸闷不饥，午后身热，状若阴虚者，三仁汤主之。"

·三仁汤方：杏仁五钱，滑石六钱，通草二钱，蔻仁二钱，竹叶二钱，厚朴二钱，生薏仁六钱，半夏五钱。上药用甘澜水八碗，煮取三碗，每服一碗，日三服。

六、验 案

本年十月六日，本市明星浴室会计张子琴君来所求诊，余察其证，发热，唇焦，舌黄，下利腹痛，肛门灼热，脉大而数，断为湿温病，依仲圣法投以猪苓加黄连牡丹汤，遵法煎服一剂，八日复诊，诸证痊愈。

七、结 论

按湿温之名见于《难经》《伤寒杂病论》第十二稿及王叔和《脉经》等书。然《难经》《脉经》二书只言其病名、脉象，未详其症状、治方，惟十二稿所载详而且备。十二稿乃吾师黄竹斋先生，于乙酉岁得桂林罗哲初由其师左修之所受仲圣四十六世裔孙张绍祖之家藏珍本也。然其书较诸通行本《伤寒杂病论》多三分之一条目，文义亦各有异，惟载温病于卷首，计有十七条。中湿温一条云，病温其人素有湿，发热，唇焦，下利，腹中热痛，脉大而数，名曰湿温，猪苓加黄连牡丹汤主之。余读古今治温诸书，未有若是之脉证治方。就《伤寒杂病论》言，自永嘉乱后，其书失存，或云为江南诸师所秘，而孙思邈至晚岁方见仲圣《伤寒论》，乃收入《千金翼方》。迨宋林亿奉敕校刊，其中增删脱佚在所难免，后世遂以此为通行本，而只载太阳病发热而渴，不恶寒者为温病一条，未见述及湿温之目，此条乃仲圣言温病之纲领也。后人望文生义者，咸以湿暍篇所载各条认为湿温。然湿暍乃伤湿、伤暑之病名，其条文各异，脉证不同，安能以湿暍混合而定名为湿温也？至吴又可、叶天士、吴鞠通、王孟英、章虚谷、柳宝诒辈出，高唱温病，另立门户，可称风盛一时。然读其书，玩其辞，乃各逞其说，未有不自以为是者也。

诸家之学说暂置勿论，专就吴鞠通所论之湿温而言，其证头痛，恶寒，身重疼痛，舌白不渴，脉弦细而濡，面色淡黄，胸闷不饥，午后身热，状若阴虚，病难速已，名曰湿温。汗之则神昏耳聋，甚则目眩不欲言，下之则洞泄，润之则病深不解。长夏、深秋、冬日同法，三仁汤主之。试观仲圣温病提纲云，太阳病发热而渴，不恶寒者为温病。而吴氏所云之头痛，恶寒，身重疼痛，舌白不渴，乃寒病之证候，何得名为温病耶？仲圣治湿温之方，用猪苓、茯苓、滑石、泽泻渗湿利水，阿胶、黄连、牡丹皮润燥清温，诚乃治湿温病确切不易之对证方也。吴氏之三仁汤用滑石、通草、薏仁、竹叶渗湿利水清热之品，复羼以杏仁、蔻仁、厚朴、半夏辛燥之味，不知吴氏创制此方是何取意耶？今以吴氏之湿温较诸仲圣所论之湿温，其脉证治方不啻冰炭之别。近百年来，遵用吴氏之三仁汤治湿温病者，不知是否收效？余按脉证乖违，义实难通，即或收效者，亦吴氏三仁汤之湿温病，绝非仲圣所言之湿温病也。余书此不觉惊惕感叹！然诸家各执己见，争辩不已。幸湮没千七百余年之十二稿，今发见于诸家聚讼纷纭之时，千载疑误，一旦纠正。呜呼！若无十二稿之见，不知贻误人命伊于胡底也。遵吴者如有怀疑，可取此十二稿与叶、吴诸书相证互参，则心自释然矣。再西医以肠窒扶斯名为伤寒病，余以为仲圣所论湿温下利之类证也，非伤寒也。又言肠出血者，即下利便脓血之证，前者求国医西医化者，以此证传会吴氏之湿温，殊不类似。今以此证与仲圣所言之湿温证对照，乃相吻合矣。兹研此病，同人多有畏难范广之说，余以为湿温乃温病中之一证耳。何范广之有？爰取仲圣十二稿所论之湿温为主，再引以高唱温病自为正宗者，分类相证，公诸同道，以昭是非。学医者但能以仲圣之经为则，其于活人济世之术庶不差矣。

（编者按：白喉、痢疾、鼠疫、湿温四病证治辑要是根据米伯让先生早年研习医学的笔记整理，添加句读而成。由于我们的整理研究水平有限，错误之处在所难免，敬请批评指正。）

附：主要引证书目简介（按笔画排序）

《口齿类要》：一卷，明·薛己撰。约刊于16世纪中叶，书中介绍了12种口齿疾病的辨证、验案与方剂。本书收入《薛氏医案》中。

《千金方》：统指《备急千金要方》《千金翼方》二书，唐初孙思邈撰。作者以"人命至重，有贵千金"，故命名。本书是一部百科全书式医典，内容十分丰富，为历代医家所珍视。

《千金翼方》：三十卷，唐初孙思邈撰于公元682年（？）。本书是作者为补充《备急千金要方》而撰，取材广泛，内容丰富。

《丹溪心法》：五卷，元·朱震亨（丹溪）述，由其学生编纂而成。全书列各科病症100篇，首列朱氏原论，次述门人有关论述。比较集中反映了朱氏学术思想及经验，内容丰富，为世所重。

《中国急性传染病学》：近人时逸人撰。

《内经》：由《素问》《灵枢》两部分组成。书中对人体经络、脏腑、生理、病理及疾病的预防、治则多所论述，是中医最重要的经典著作之一。

《方函口诀》：待考。

《白喉条辨》：清·陈葆善撰于公元 1897 年。本书汇集有关白喉的辨证论治资料，予以简要阐发。

《白喉全生集》：清·李伦青（纪方）撰于公元 1868 年。本书以寒热为纲，再分轻重虚实，主张服药与吹药并重，并附以针灸治法。

《白喉咙论》：湖南浏阳陈雨春撰。

《白喉忌表抉微》：又名《白喉治法忌表抉微》，一卷，清·耐修子撰于公元 1891 年。作者参考郑梅涧、张绍修两家治法，并参以己见，反对以解表法治疗白喉病，推崇养阴清肺之法，并介绍若干经验之方。

《外台秘要》：四十卷，唐·王焘撰于公元 752 年。本书汇集唐初及唐以前诸多医家著作，共分 1104 门，均先论后方，载医方 6000 余首，收罗宏富，内容广博。

《百疢一贯》：待考。

《伤寒六书》：六卷，明·陶华约撰。系陶氏的六种伤寒著作合编，又名《陶氏伤寒全书》）。

《伤寒杂病论》：汉末张仲景撰，为我国第一部理法方药赅备的医典，分伤寒及杂病两部分，前者以六经辨证论治，后者以脏腑辨证论治，后世分《伤寒论》及《金匮要略》两部分。米氏所引者，系罗哲初传出，黄竹斋所刊的古本十二稿《伤寒论》，亦即白云阁藏本。

《局方》：即《太平惠民和剂局方》，亦称《和剂局方》。十卷，宋太医局编。全书共 14 门 788 方，均系取自民间常用的有效中药方剂。流传较广，影响较大。

《肘后方》：又名《肘后备急方》，八卷，晋·葛洪撰。本书是作者在其 100 卷的《玉函方》中摘录其中可用于急救医疗、实用的有效单验方及简要灸法汇编而成。书中记述各种急性病或慢性病的病因症状，所选方剂大多简便有效。

《苏沈良方》：十卷。本书是后人将《苏学士方》及沈括《良方》合编而成。本书选录各种验方，并有医理、本草、针灸、养生等内容，书后附以验案、治法，简便易行。

第一章 论著

249

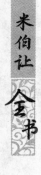

《时病论》：八卷，清·雷丰撰于公元 1882 年。本书论述四时时令的温热疫病之病因病理、辨证特点及立法施治的依据，并附以个人经验及验案，颇受医家重视。

《证治准绳》：一名《六科证治准绳》，明·王肯堂撰于公元 1602 年。全书以叙述各科证治为主，论及科目广泛。每病下列历代医家治案，辨别病证异同，审证求因，因证论治，内容丰富，条理清晰。

《时疫白喉摘要》：简称《白喉摘要》，清·张绍修撰于公元 1869 年。本书着重阐明白喉病证的辨证施治，认为不分证之寒热虚实，妄用温燥辛散之药或苦寒之药，必致谬误。

《周氏验方》：即《周氏集验方》的简称。清·周环辑，公元 1916 年由裘庆元收入《医药丛书》中。

《医方集解》：三卷，清·汪昂撰，刊于公元 1682 年。本书选用古今常用方剂六七百首，分 21 类，分类恰当，除列每方的主治及处方外，并广引各家学说以阐明方义，有一定影响，流传甚广。

《医门法律》：六卷，清·喻昌撰于公元 1658 年。本书全面论述辨证治疗的法则，并指出医生在临床上易犯的错误，故谓之医门法律。本书论述析理透彻，颇有见地。

《医学实在易》：八卷，清·陈念祖撰于公元 1808 年。全书论述中医理法方药，文字浅近易懂，并附以歌诀，易于记诵。

《医宗金鉴》：清代乾隆年间由政府组织编写的大型医学丛书，吴谦等编于公元 1742 年，共九十卷，15 种，内容丰富，叙述较为系统，流传甚广。

《国医咽喉病》：待考。

《张氏医通》：十六卷，清·张璐撰于公元 1695 年。主要叙述内外妇儿五官各科疾病证治，附以治例处方，分门别类，广引古代医家论述，并结合作者临床实践，内容较丰富，叙述系统。

《医学入门》：明·李梴编。本书为综合性医书，广涉内外妇儿、本草、针灸及中医理论和医史，正文为歌赋，附注文以说明，并附以己见，是一部有影响的普及性著作。

《重楼玉钥》：二卷，清·郑梅涧著，其子郑瀚加以补充，公元 1838 年由冯祖芬始刊行，喉科专书，内容切合临床，比较实用。

《咽喉通论》：即《咽喉脉证通论》的简称，一卷，著者佚名，喉科专书，清·许楗校定，后收入《陈修园七十二种》中。

《洄溪医案》：清·徐大椿撰于公元 1885 年。王士雄加案语刊行。书中治法灵活多变，随证而施，且有不少独到见解，对读者多有启发。

《济生方》：十卷，宋·严用和撰于公元 1253 年，又名《严氏济生方》。本书包括内外妇等科疾病，每篇先述病，后论方剂，共录方 450 余首，选方多切实用。

《类聚方》：一卷，日本吉益为则撰，刊于公元 1762 年。本书选《伤寒》《金匮》两书中 220 余方，依类编次，每方之后广集原书中应用该方的辨证立法，并附作者的考证及按语。

《临证医典》：待考。

《活人书》：一名《活人方》，原名《青瑶疑问》，系据明末清初刘默和他的学生问答医理整理而成。内容比较切合实用，后人加以补充，改名为《活人方》。

《皇汉医学（全书）》：日本栗厚广三撰，吴嘉博译。全书论述汉医发展史、病理解说、药理解说、处方解说及与医学有关的人文学科，参以西说，同时介绍了日本汉医概况，有一定参考价值。

《脉经》：十卷，晋·王叔和撰于公元 3 世纪。本书选取《内经》《难经》、张仲景、华佗等有关论述，分门别类，在阐明脉理的基础上联系临床，是集汉以前脉学之大成，为历代医家所重视。

《难经》：一名《黄帝八十一难经》，旧题扁鹊著，中医经典著作之一。本书以问答形式论人体经络、脏腑、针灸、诊脉等，内容简要，辨析颇精微，对《内经》多有阐发。

《遇安斋证治丛录方》：待考。

《温热论》：一卷，清·叶天士述，门人整理而成。书中记述了叶氏关于温病的传变规律及其病理和治法，并创立卫气营血辨证及查舌验齿、验白㾦等内容。代表当时温热病学的发展水平，其中一些学术观点和治则至今仍为医家重视。

《温热经纬》：五卷，清·王孟英撰于公元 1852 年。全书以"轩岐、仲景为经，叶、薛诸家之辨为纬"，论述温热、湿温、时疫等发病规律及治疗原则、方法，附以个人经验，颇受医家重视，影响较大。

《温病条辨》：六卷，清·吴鞠通撰于公元 1798 年。作者仿《伤寒论》系列，吸取明清温病学家成就，自加小注，内容丰富，条理清晰，切于实用。

《痢疾论》：四卷，清·孔毓礼撰，刊于公元 1752 年。本书对痢疾的辨证治疗论析颇详。全书选方百余首，详其主治及药方、服法，书末附以痢疾常用诸药。

《喉科紫珍集》：一名《喉症全科紫珍集》，清·宋翔宇撰于公元1804年，喉科专书。本书详论各种咽喉病的辨别，并附有插图，使人易于理解，此外尚有麻醉方。

《喉症指南》：清·余二田撰于公元1892年。全书分辨证、用药、证治、验方及采药等类。

《喉科种福》：待考。

《喉证全科》：即《喉症全科紫珍集》，详见《喉科紫珍集》条。

《鼠疫汇编》：清·吴子存撰。原名《治鼠疫法》，后经友人罗芷园增辑并改名《鼠疫汇编》，今佚。

《鼠疫约编》：八篇，清·郑肖岩撰，公元1901年刊。本书是据《鼠疫汇编》增删，重新编次而成。作者介绍鼠疫的辨证、治法及预防，有一定参考价值。

《鼠疫新编》：民国李建颐撰。

《鼠疫抉微》：清末余佰陶（德壎）撰于公元1910年，不分卷。作者以《鼠疫约编》为基础，参考诸家论述鼠疫的源流、病情、治法及药方。书末附罗芷园、郑肖岩医案35例。

《辨证求真》：待考。

第十五节　常见病中医治疗歌诀

1. 外　感①

头痛身痛，恶寒无汗，鼻塞声重，外感风寒，辛温解表，发汗宜先，麻②桂③荆防④，均有效验，咳加杏仁、款冬花、紫菀；发热口渴，温病⑤出现，辛凉解表，治则明显，桑菊⑥银翘⑦，随证加减，服一二剂，其病必安。

注：①外感：指感受触冒风寒或风热之邪所导致的外感疾病。临床以恶寒发热、鼻塞、流涕、喷嚏、咳嗽、头痛、全身不适为特点。

②麻：即麻黄汤，由麻黄10.5g、桂枝10.5g、杏仁10.5g、炙甘草10.5g组成。

③桂：即桂枝汤，由桂枝10.5g、芍药14g、炙甘草10.5g、生姜

10.5g、大枣4枚组成。

④荆防：即荆防败毒散，由荆芥10.5g、防风10.5g、羌活10.5g、独活10.5g、柴胡10.5g、前胡10.5g、枳壳10.5g、桔梗10.5g、炙甘草10.5g、茯苓10.5g、川芎10.5g组成。

⑤温病：指外感急性热病。

⑥桑菊：即桑菊饮，由桑叶10.5g、菊花10.5g、桔梗10.5g、连翘14g、杏仁10.5g、甘草10.5g、薄荷10.5g、芦根14g组成。

⑦银翘：即银翘散，由金银花17.5g、连翘17.5g、竹叶10.5g、荆芥10.5g、牛蒡子10.5g、淡豆豉10.5g、生甘草10.5g、薄荷7g、芦根35g、桔梗10.5g组成。

2. 虚劳①心悸②

头昏耳鸣，心慌气短，颜面烘热，身困肢懒，血虚食少，归脾③加减；烦热失眠，酸枣仁④煎；阴虚较重，用补心丹⑤；脉现代结⑥，复脉⑦早餐；补中益气⑧，阳虚胃寒，阴挺⑨脱肛，气短自汗，久泄嗜睡，均有效验；腰痛浮肿，肾气⑩宜先，六⑪八⑫味丸，阴阳要辨。

注：①虚劳：又称虚损，是由多种原因而导致，以脏腑亏损，气血阴阳不足为主要病机的多种慢性衰弱证候的总称。临床以出现一系列阴阳虚损、精气阴血不足的症状为特征。

②心悸：指患者自觉心中悸动，惊惕不安，甚则不能自主的一种病证。临床一般多呈阵发性，常因情志波动或过度劳累而发作。

③归脾：即归脾汤，由黄芪35g、当归10.5g、党参17.5g、白术10.5g、茯神14g、炙甘草10.5g、酸枣仁14g、远志10.5g、龙眼肉10.5g、广木香10.5g、生姜10.5g、大枣4枚组成。

④酸枣仁：即酸枣仁汤，由炒酸枣仁30g、知母10.5g、茯苓14g、川芎10.5g、甘草10.5g等组成。

⑤补心丹：即天王补心丹（汤）。

⑥脉现代结：指患者出现结脉和代脉。结脉指脉来迟缓而呈不规则间歇。代脉指脉来缓弱而有规则的间歇。

⑦复脉：即炙甘草汤。

⑧补中益气：即补中益气汤，由炙黄芪35g、当归10.5g、党参17.5g、升麻7g、柴胡7g、白术10.5g、陈皮10.5g、炙甘草10.5g

组成。

⑨阴挺：为妇科常见病之一。相当于子宫脱垂、阴道壁膨出等病。

⑩肾气：指宜先补益肾气。

⑪六：即六味地黄丸（汤），由生地黄28g、山药14g、山茱萸14g、牡丹皮10.5g、茯苓14g、泽泻10.5g组成。

⑫八：即八味地黄丸，又名金匮肾气丸（汤），由熟地黄28g、山药14g、山茱萸14g、牡丹皮10.5g、茯苓14g、泽泻10.5g、肉桂10.5g、附子10.5g组成。

3. 痰饮①喘咳

咳嗽吐痰，气促发喘，冬春加重，夏秋病减，畏寒不渴，青龙②力专；热郁口苦，柴陈③宜先；火衰喘甚，真武④有验，调理脾胃，六君⑤加减。

注：①痰饮：指体内水液输布运化失常，停积于某些部位的一类病证。这里主要指痰饮停积胸中。

②青龙：即小青龙汤，由麻黄10.5g、桂枝10.5g、芍药17.5g、细辛10.5g、姜半夏10.5g、五味子6g、干姜10.5g、炙甘草10.5g组成。

③柴陈：即柴陈汤，由柴胡14g、姜半夏10.5g、党参10.5g、黄芩10.5g、陈皮10.5g、茯苓14g、炙甘草10.5g、生姜10.5g、大枣2枚组成。

④真武：即真武汤。

⑤六君：即六君子汤，由党参10.5g、姜半夏10.5g、白术10.5g、茯苓14g、陈皮10.5g、炙甘草10.5g组成。

4. 肝郁胃痛①

心口顶痛，不想吃饭，饭后胃胀，有时反酸，香砂养胃②，经常宜餐；附子理中③，脾胃虚寒；口苦滞食，柴平三仙④；吴萸⑤左金⑥，重在反酸；胁痛烦怒，肝郁⑦症见，疏肝理脾，逍遥⑧加减；癥积⑨胁癖⑩，䗪虫⑪必添。

注：①肝郁胃痛：由于肝气郁结不得疏泄，横逆犯胃而引起的胃脘疼痛。

②香砂养胃：即香砂养胃丸（汤），由广木香7g、砂仁10.5g、党参17.5g、姜半夏10.5g、白术10.5g、茯苓17.5g、陈皮10.5g、炙甘草

10.5g 组成。

③附子理中：即附子理中丸（汤），由人参 10.5g、白术 10.5g、干姜 7g、附子 10.5g、炙甘草 10.5g 组成。

④柴平三仙：即柴平三仙饮（柴平饮加三仙），由柴胡 14g，姜半夏 10.5g，党参 10.5g，黄芩 10.5g，厚朴 10.5g，陈皮 10.5g，苍术 10.5g，炙甘草 10.5g，生姜 10.5g，大枣 2 枚组成（三仙：即神曲、山楂、麦芽）。

⑤吴萸：即吴茱萸汤，由吴茱萸 10.5g、人参 10.5g、生姜 17.5g、大枣 4 枚组成。

⑥左金：即左金丸，由黄连 210g（姜汁炒）、吴茱萸 35g（盐水泡）共研细末，水泛为丸，每次服 3g，一日 2 次，白开水送服。

⑦肝郁：由于肝气郁结而致病，症见两胁作胀、嗳气等。

⑧逍遥：即逍遥散（丸），由当归 10.5g、杭芍 14g、柴胡 10.5g、茯苓 14g、白术 14g、甘草 10.5g、煨姜 3.5g、薄荷 3.5g（后下）组成。

⑨癥积：指腹内结块，或胀或痛，固定不移。

⑩胁癖：指痞块生于两胁，时痛时止。

⑪䗩虫：指大黄䗩虫丸。

5. 腹痛泄泻

身冷痛泄，桂附理中①，或汤或丸，是其应用。泄而不痛，胃苓②功宏，寒加姜萸，热加芩连，虚加参附，滞食③楂曲；痛泄兼吐，藿香正气④；鸡鸣腹泻⑤，四神⑥宜服；胀闭腹痛，承气⑦酌予。

注：①桂附理中：即桂附理中汤，由人参 10.5g、白术 10.5g、干姜 10.5g、肉桂 10.5g、附子 10.5g、炙甘草 10.5g 组成。

②胃苓：即胃苓汤，由厚朴 10.5g、陈皮 10.5g、苍术 10.5g、猪苓 17.5g、茯苓 17.5g、白术 17.5g、泽泻 17.5g、桂枝 10.5g、炙甘草 10.5g 组成。

③滞食：积滞不消化的宿食。

④藿香正气：即藿香正气散（丸），由藿香 10.5g、紫苏 10.5g、白芷 10.5g、大腹皮 10.5g、茯苓 14g、炒白术 10.5g、陈皮 10.5g、半夏曲 10.5g、厚朴 10.5g、桔梗 10.5g、炙甘草 10.5g 组成。

⑤鸡鸣腹泻：指黎明前腹泻。可见腹部疼痛，肠鸣即泻，泻后

则安。

⑥四神：即四神丸（又名四味止泻丸），由补骨脂140g、五味子70g、肉豆蔻（去油）70g、吴茱萸35g、生姜140g、红枣50枚组成，上药共为细末，水泛为丸，每服10g，一日两次，白开水送服。

⑦承气：是指大承气汤、小承气汤及调胃承气诸方。

6. 水肿①臌胀②

周身浮肿，小便困难，心慌腰痛，腹胀食减，五皮③五苓④，常规用方，寒加姜桂，热加通防，实加莱枳，参术虚良；越婢⑤青龙⑥，风水⑦有验；济生肾气⑧，肾虚必餐；腹胀胃苓⑨，辨证加减；心肾阳衰，真武⑩勿变，重加参附，更有效验；调理脾胃，六君子⑪煎；肿胀尿闭，用舟车丸，攻补兼施，转危为安；兼见癥积，瘀血症见，活血化瘀，䗪虫⑫有验，必须坚持，方可软坚。

注：①水肿：指体内水液潴留，泛滥肌肤，引起眼睑、头面、四肢、腹背甚至全身浮肿，严重者还可伴有胸水、腹水等。

②臌胀：指腹部膨胀如鼓。临床以腹胀大，皮色苍黄，脉络暴露为特征。

③五皮：即五皮饮，由桑白皮17.5g、陈皮17.5g、生姜皮17.5g、茯苓皮17.5g、大腹皮17.5g组成。

④五苓：即五苓散，由猪苓17.5g、茯苓17.5g、白术17.5g、泽泻17.5g、桂枝10.5g组成。

⑤越婢：即越婢汤，由麻黄10.5g、石膏17.5g、炙甘草10.5g、生姜10.5g、大枣4枚组成。

⑥青龙：指小青龙汤，见痰饮喘咳注。

⑦风水：水肿病的一种。多由风邪侵袭，肺气失于宣降，不能通调水道，水湿潴留而导致。症见发病急骤，发热恶风，面目四肢浮肿，骨节疼痛，小便不利，脉浮等。可见于急性肾小球肾炎等。

⑧济生肾气：即济生肾气汤，由熟地黄28g、山药14g、山茱萸14g、牡丹皮10.5g、茯苓14g、泽泻14g、肉桂10.5g、附片10.5g、车前子35g、牛膝10.5g组成。

⑨胃苓：指胃苓汤，见前腰痛泄泻注。

⑩真武：指真武汤，见前痰饮喘咳注。

⑪六君子：指六君子汤，见前痰饮喘咳注。

⑫䗪虫：即大黄䗪虫丸，中成药，每服2丸，一日2次。

7. 头痛眩晕①

头昏胀痛，口苦便干，尿黄烧痛，烦热不安，脉象弦实②，龙胆泻肝③，肝胆偏亢，大黄必添；血虚肝郁，逍遥④加减；气虚⑤症见，补中宜先；天麻钩藤，菊花勿减；眩苦呕证，柴胡温胆⑥。舌见瘀斑，皮燥便干，血府逐瘀⑦，或䗪虫丸⑧；寒厥头痛⑨，冷而不热，痛剧吐酸，吴茱萸⑩选。

注：①眩晕：眩指眼花，晕指头晕，此二者常同时并见，故统称为眩晕。

②脉象弦实：指弦脉、实脉。弦脉端直而长，指下挺然，如按琴弦。实脉为寸、关、尺三部举按皆有力。

③龙胆泻肝：即龙胆泻肝汤，由龙胆草10.5g、生地黄14g、柴胡10.5g、黄芩10.5g、栀子10.5g、车前子17.5g（另包）、泽泻10.5g、木通10.5g、当归10.5g、甘草10.5g组成。

④逍遥：指逍遥丸，见前"肝郁胃痛"注。

⑤气虚：由于先天禀赋不足，或后天失养，或肺脾肾功能失调，或劳倦内伤，久病不复，从而使气的生成不足，表现出元气耗损，功能失调，脏腑功能衰退，抗病能力下降的病理状态。症见精神萎靡，倦怠乏力，眩晕，自汗出，易感冒等。

⑥柴胡温胆：即柴胡温胆汤，由柴胡14g、姜半夏10.5g、黄芩10.5g、党参10.5g、陈皮10.5g、茯苓14g、炙甘草10.5g、竹茹10.5g、枳实10.5g、生姜10.5g、大枣4枚组成。

⑦血府逐瘀：即血府逐瘀汤，由当归10.5g、生地黄14g、川芎10.5g、赤芍10.5g、桃仁10.5g、红花10.5g、柴胡7g、枳壳10.5g、桔梗10.5g、牛膝14g、甘草7g组成。

⑧䗪虫丸：指大黄䗪虫丸。

⑨寒厥头痛：指头痛伴有手足厥冷，下利清谷或身冷蜷卧，甚则昏厥。

⑩吴茱萸：指吴茱萸汤，见前肝郁胃痛注。

8. 风湿痹证[1]

浑身疼痛，怯风怕冷，天气变化，骨节疼重，已有多年，成为慢性，独活寄生[2]，血虚应用，必须坚持，才有效应，配合针灸，缩短病程。桂枝乌头[3]，寒痹[4]剧痛，回阳玉龙[5]，配敷即轻；痹痛膝肿，五积散[6]证，芥子[7]外敷，颇有效用；白虎二妙[8]，湿热痹[9]用；桂枝芍药[10]，知母并重，寒热往来，指节红肿；血虚热郁，风湿热痛，柴胡四物[11]，是其应用，连服六剂，热退痛轻。

注：①风湿痹证：痹证是指由于风、寒、湿、热等外邪侵袭人体，闭阻经络，使气血运行不畅，从而出现以肌肉、筋骨、关节酸痛、麻木、重着、屈伸不利，甚或关节肿大灼热等为主要临床表现的病证。相当于西医风湿性关节炎、风湿热、类风湿性关节炎等。风湿痹证则指由于风、湿二邪引起的痹证。

②独活寄生：即独活寄生汤（丸），由独活10.5g、桑寄生10.5g、秦艽10.5g、防风10.5g、细辛10.5g、杜仲10.5g、牛膝10.5g、肉桂10.5g、熟地黄10.5g、当归10.5g、川芎10.5g、芍药10.5g、党参10.5g、茯苓10.5g、甘草10.5g组成。

③桂枝乌头：即桂枝乌头汤，由桂枝、芍药、炙甘草、乌头（先煎）、生姜、大枣组成。

④寒痹：又称痛痹。由于感受寒邪，寒气凝涩，使气血凝滞不通，出现剧烈疼痛而形成痛痹。其特点是遇冷加重，遇热病情减轻。

⑤回阳玉龙：即回阳玉龙膏（成药），外敷。

⑥五积散：由厚朴10.5g、陈皮10.5g、苍术14g、炙甘草10.5g、当归10.5g、芍药10.5g、川芎10.5g、麻黄10.5g、半夏10.5g、桔梗10.5g、白芷10.5g、干姜10.5g、肉桂10.5g、生姜10.5g、枳壳10.5g、茯苓10.5g组成。

⑦芥子：即白芥子散，白芥子35g，研细末，醋调外涂。

⑧白虎二妙：即白虎二妙汤，由知母14g、生石膏17.5g、粳米10.5g、炒黄柏10.5g、炒苍术10.5g、炙甘草10.5g组成。

⑨湿热痹：通称热痹。临床表现为关节疼痛，局部灼热红肿，得冷稍舒，痛不可触，伴有发热、口渴、烦躁、苔黄燥、脉滑数等症状。

⑩桂枝芍药：即桂枝芍药知母汤，由桂枝14g、芍药10.5g、甘草

10.5g、麻黄 7g、生姜 10.5g、白术 17.5g、知母 14g、附子 10.5g、防风 14g 组成。

⑪柴胡四物：即柴胡四物汤，由柴胡 14g、姜半夏 10.5g、党参 10.5g、黄芩 10.5g、熟地黄 14g、当归 10.5g、赤芍 10.5g、川芎 10.5g、炙甘草 10.5g、生姜 10.5g、大枣 2 枚组成。

9. 肾虚劳淋①

腰痛尿频，时好时犯，尿急尿痛，浮肿轻见，有人说我，肾盂肾炎，兼有寒热，柴苓②必先；若见血尿，改用猪苓③；热退尿痛，八正④可餐；知柏地黄⑤，长服有验，阴阳转化，随证加减，计划生育，房事节制，否则反复，反说难治。

注：①肾虚劳淋：由于肾虚导致下元不固，出现小便淋沥不已，遇劳而发。

②柴苓：即柴苓汤，由柴胡 10.5g、姜半夏 10.5g、人参 10.5g、黄芩 10.5g、白术 17.5g、茯苓 17.5g、泽泻 17.5g、猪苓 17.5g、桂枝 10.5g、生姜 10.5g、炙甘草 10.5g、大枣 2 枚组成。

③猪苓：即柴胡猪苓汤，由柴胡 10.5g、姜半夏 10.5g、黄芩 10.5g、党参 10.5g、猪苓 17.5g、茯苓 17.5g、泽泻 10.5g、阿胶 10.5g、滑石 21g、炙甘草 10.5g、生姜 10.5g、大枣 2 枚组成。

④八正：即八正散，由瞿麦 10.5g、萹蓄 10.5g、滑石 21g、生甘草 10.5g、木通 10.5g、车前子 35g（另包）、栀子 10.5g、生大黄 10.5g、灯心草 3.5g 组成。

⑤知柏地黄：即知柏地黄丸（汤），由知母 14g、黄柏 10.5g、生地黄 28g、山药 14g、山茱萸 14g、牡丹皮 10.5g、茯苓 14g、泽泻 10.5g 组成。

10. 滑精①、遗精②

腰痛遗精，烦热出汗，夜眠不佳，六味③加减；桂枝龙牡，滑精宜先；多梦龙胆，无梦十全④，金锁固精⑤，长服有验，节欲减虑，其病必瘥。

注：①滑精：无梦而遗精，甚至清醒时精液流出的一种症状。

②遗精：不因性生活而精液遗泄的病证。

③六味：指六味地黄丸。

④十全：即十全大补汤（丸），由当归10.5g、川芎10.5g、白芍10.5g、地黄10.5g、党参10.5g、白术10.5g、茯苓10.5g、炙甘草10.5g、黄芪35g、肉桂10.5g组成。

⑤金锁固精：即金锁固精丸（中成药），每服10g，一日2次。

11. 小儿虫积①腹痛

虫积腹痛，时犯时安，便过蛔虫，口臭体干，白晴黑点，颜面白斑，乌梅②连梅③，颇有效验，安蛔理中④，使君⑤三仙，驱蛔药片，小儿积散，根据病情，均可与餐。

注：①虫积：指腹内虫积的病症，多由于饮食不洁，生虫成积所致，表现为面黄肌瘦，时吐清水，腹部膨大，脐周疼痛，时作时止等。

②乌梅：即乌梅丸（汤）。

③连梅：即连梅安蛔汤。

④安蛔理中：即理中安蛔汤。

⑤使君：即使君子丸。

12. 小儿营养不良腹泻

长时腹泻，肢体瘦干，吃啥拉啥，参苓术散①，坚持应用，必有效验；便泻色绿，勿作热治，香砂六君②，葛芍③加入，饮食调理，味淡最宜。

注：①参苓术散：即参苓白术散（丸）。

②香砂六君：即香砂六君子汤（丸）。

③葛芍：指白芍药和葛根二味药。

13. 月经不调①

月经不调，四物②为主，错前错后，寒热要辨。寒加姜桂，热加芩连。经期胀痛，理气为先，香附厚朴，元胡力专。经少刺痛，加失笑散③；经期杂至，归脾④勿变；兼有郁结，逍遥⑤疏肝；经漏血崩⑥，胶艾⑦加减，虚加参芪，热加芩连，龙牡固涩，梅榆收敛，症见虚寒，术附宜添，人参三七，大下立煎，补中益气，调治得安。

注：①月经不调：泛指月经的周期、血量、血色和经质异常的病证。包括月经先期、月经后期、月经先后无定期、月经过多、月经过少等。

②四物：即四物汤，由熟地黄14g、当归10.5g、川芎10.5g、赤芍

10.5g 组成。

③失笑散：由五灵脂、蒲黄组成。

④归脾：指归脾汤，见前虚劳心悸注。

⑤逍遥：指逍遥丸，见前肝郁胃痛注。

⑥经漏血崩：经血非时暴下或淋漓不尽者，前者称为血崩，后者称为经漏。

⑦胶艾：即胶艾四物汤，由阿胶 10.5g（烊化）、艾叶 7g、熟地黄 14g、当归 10.5g、赤芍 10.5g、川芎 10.5g 组成。

14. 带下病①

带下色白，桂枝龙牡②，归脾③完带④，都有效验；色黄气臭，龙胆泻肝⑤，白矾外洗⑥，简便验廉；阴门⑦搔痒，蛇床子煎⑧。

注：①带下病：白带量明显增多，色、质、臭气异常，或伴全身或局部症状者，称带下病。

②桂枝龙牡：即桂枝加龙骨牡蛎汤，由桂枝 10.5g、白芍 14g、炙甘草 10.5g、生姜 10.5g、大枣 4 枚、龙骨 14g、牡蛎 14g 组成。

③归脾：指归脾汤。见前虚劳心悸注。

④完带：即完带汤，由炒白术 10.5g、炒山药 10.5g、党参 10.5g、炒白芍 17.5g、车前子 17.5g（酒炒另包）、炒苍术 10.5g、甘草 7g、陈皮 10.5g、黑芥穗 7g、柴胡 7g 组成。

⑤龙胆泻肝：指龙胆泻肝汤，见前头痛眩晕注。

⑥白矾外洗：即白矾外洗方，白矾 70g，每次 10.5g，每日 1 次，开水化洗。

⑦阴门：指阴道口。

⑧蛇床子煎：即蛇床子外洗方，由蛇床子 14g、花椒 3.5g、白矾 10.5g 组成，煎汤熏洗。

15. 不孕症①

久不生育，很多原因，双方检查，均须认真，责怪一方，情理不分。生理病理，切勿含混，先天缺陷，无须费神。疾病所致，男女必分。妇女宫寒，毓麟珠丸②，肝气郁结，逍遥③并餐；卵管不通，䗪虫④有验，服用三月，妇科去检，仍不通气，继续再餐。男子精寒，用还少丹⑤，精子死亡，没有经验，再加鹿茸，是否还元。

261

注：①不孕症：女子结婚后夫妇同居两年以上，配偶生殖功能正常，未避孕而不受孕者，称"原发性不孕"，若曾生育或流产后，未避孕而又二年以上不再受孕者，称"继发性不孕"。

②毓麟珠丸（中成药）：每服 10g，一日 2 次。

③逍遥：指逍遥丸，见前肝郁胃痛注。

④䗪虫：大黄䗪虫丸，中成药。

⑤还少丹（中成药）：每服 10g，一日 2 次。由细辛 10.5g、杜仲 10.5g、牛膝 10.5g、肉桂 10.5g、熟地黄 10.5g、当归 10.5g、川芎 10.5g、芍药 10.5g、党参 10.5g、茯苓 10.5g、甘草 10.5g 组成。

第十六节　米氏疗养汇编

一、上古天真论

昔在黄帝，生而神灵，弱而能言，幼而徇齐，长而敦敏，成而登天。乃问于天师曰：余闻上古之人，春秋皆度百岁，而动作不衰。今时之人，年半百而动作皆衰者，时世异耶？人将失之耶？岐伯对曰：上古之人，其知道者，法于阴阳，和于术数。食饮有节，起居有常，不妄作劳。故能形与神俱，而尽终其天年，度百岁乃去。今时之人不然也，以酒为浆，以妄为常，醉以入房，以欲竭其精，以耗散其真。不知持满，不时御神。务快其心，逆于生乐。起居无节，故半百而衰也。夫上古圣人之教下也，皆谓之虚邪贼风，避之有时。恬淡虚无，真气从之，精神内守，病安从来。是以志闲而少欲，心安而不惧，形劳而不倦，气从以顺，各从其欲，皆得所愿。故美其食，任其服，乐其俗，高下不相慕，其民故曰朴。是以嗜欲不能劳其目，淫邪不能惑其心，愚智贤不肖不惧于物，故合于道。所以能年皆度百岁，而动作不衰者，以其德全不危也。帝曰：人年老而无子者，材力尽耶？将天数然也？岐伯曰：女子七岁，肾气盛，齿更发长；二七，而天癸至，任脉通，太冲脉盛，月事以时下，故有子；三七，肾气平均，故真牙生而长极；四七，筋骨坚，发长极，身体盛壮；五七，阳明脉衰，面始焦，发始堕；六七，三阳脉衰于上，面皆焦，发始白；七七，任脉虚，太冲脉衰少，天癸竭，地道不通，故形坏而无子也；丈夫八岁，肾气实，发长齿更；二八，肾气盛，天癸至，精气溢写，阴阳和，故能有子；三八，肾气平均，筋骨劲强，故真牙生而长极；四八，筋骨隆盛，肌肉满壮；五八，肾气衰，发堕齿槁；六八，阳气衰竭于上，面焦，发鬓斑白；七八，肝气衰，筋不能动，天癸竭，精少，肾脏衰，形体皆极；八八，则齿发去，肾者主水，受五脏六腑之精而藏之，故五脏盛，乃能写。今五脏皆衰，筋骨解堕，天癸尽矣，故发鬓白，身体重，行步不正，而无子耳。帝曰：有其年已老而有子者，何也？岐伯曰：此其天寿过度，气脉常通，而肾气有余也。此虽有子，男不过尽八八，女不过尽七七，而天地之精气皆竭矣。帝曰：夫道者，年皆百数，能有子乎？岐伯曰：夫道者，能却老而全形，身年虽寿，能生子也。黄帝曰：余闻上古有真人者，提挈天地，把握阴阳，呼吸精气，独立守神，肌肉若一，故能寿敝天地，无有终时，此其道生。中古之时，有至人者，淳德全道，和于阴阳，调于四时。去世离俗，积精全神，游行天地之间，视听八达之外。此盖益其寿命而强者也，亦归于真人。其次有圣人者，处天地之和，从八风之理。适嗜欲于世俗之间，无恚嗔之心，行不欲离于世，举不欲观于俗，外不劳形于事，内无思想之患，以恬愉为务，以自得为功，形体不敝，精神不散，亦可以百数。其次，有圣人者，法则天地，象似日月，辨列星辰，逆从阴阳，分别四时，将从上古，合同于道，亦可使益寿而有极时。

二、导引却病法

老子曰：天有三宝日月星，人有三宝精气神。此其旨，可得而知也。余自少慕道，夙有因缘。幸遇高贤异士，得读古圣法言。乃言性命之理，简易渊微，舍精气神，则别无了道①之门。而老子一言，固已悉之矣。人自离母腹，三元真气②日可生。发后为情欲所蔽，不知保食，研丧者多。于是古圣传授教人修补之法。呼吸、吐纳、存神③、运想、闭息、按摩，虽非大道，然能勤行积久，乃可却病延年。若夫虚劳内损，痼疾经年，即扁鹊仓公，难于措手。苟能积气开关④，决有回生之效。久之任督二脉交通，水升火降，乃成既济。从前受病之根，斩刈无遗。嗣后真元之气，蒸蒸不竭。然勿谓草木无功，遂委之命也哉。余虽不敏，尝事于斯，以谢奇疴。谛⑤信专行，功臻旦夕，敢以告之同志。

注：①了道：了指三丹田精气合为一，神、气，精相融为"了"。意为习练气功后，全身稳定，阴阳和合，形神平衡的状态。了道，指气功修炼的方法。

②三元真气：三元指元精、元气、元神。真气指正气，为自然之气与谷气之合。

③存神：指气功锻炼中之意守，《道藏续编·上品丹法节次》引白玉蟾云"吾曾遇师真口诀，只要存神入气穴"。

④积气开关：积蓄精气，修练开关法。开关法，动功的一种，能疏通膏肓，润泽心火，善治虚劳等疾。

⑤谛：仔细，注意。

三、内养下手诀

易曰：一阖一辟谓之变。往来无穷谓之通。阖辟①往来，无非道也。人生以气为本，以息为元，以心为根，以肾为蒂。天地相去八万四千里，人心与肾相去八寸四分。此肾是内肾②，脐下一寸三分是也。中有一脉，以通天息之浮沉。息总百脉，一呼则百脉皆开，一吸则百脉皆阖。天地造化流行，亦不出于阖辟二字。人之呼吸，即天地之阖辟也。是乃出于心肾之间，以应天地阴阳升降之理。人能知此，养以自然。则气血从轨，无俟乎搬运之烦，百病何自而生。如有病，能知此而调之，则不治而自却矣。下手之诀，必先匀调呼吸。匀调呼吸，先须屏绝外缘③。顺温凉之宜，明燥湿之异。明窗净几，涤内清心，闭目端坐，叩齿三十六遍，以集心神。然后以手中指，按于手掌心劳宫穴处，摩令极热，用拭目之大小角，皆各九遍，并擦鼻之两旁各九遍，又以两手摩令热，闭口鼻气，然后摩面不拘遍数，以多为上，名真人起居法。次以舌舐上颚，搅口中华池④上下，取津漱炼百次，候水澄清，一口分作三次，汩⑤然咽下，名曰赤龙取水。又曰玉液炼己法。最能灌溉五藏光泽，而自润肺止嗽，其效若神。行持时，不必拘定于时。每于夜半后生气时⑥行之，或睡觉时皆妙。如日中闲暇时，亦可。

注：①阖辟：阖即关闭，闭合；辟指打开。

②内肾：即肾。左右各一，俗名腰子。

③外缘：佛教语。谓眼、耳、舌等感觉，缘起于色、声、味等外物。泛称外来的物欲。

④华池：一指口，《太平御览》云："口为华池。"二指舌下，《黄庭经注》云："舌下为华池。"三指肾中余气流入舌下右边者名华池。

⑤汩：水急流声。比喻咽水之声音。

⑥生气时：指夜半子时，一阳初生之时。

四、运气法

凡运气，法当闭目静坐，鼻吸清气，降至丹田，转过尾闾①。随即提气如便大便状，自夹脊双关透上，直至泥丸②，转下鹊桥③，汩然咽下，仍归丹田。初行功时，焚香一炷为度，渐增一炷，功行七日而止。凡卧病者，宜用厚褥棉被，暖帐重衣，不论寒暑，初行功三日，发大汗，以攻阴邪之气。进热粥，以为表汗之资。渴则漱玉泉④以咽之。饥则炊热粥以食之。饥然后食，不拘餐数。如是衣不解带，能运行一月，则在床三五七年之瘫痨、膹膈等症，皆可刻期而愈。患在上身，收气当存想其处。患在下身，收气亦存想其处。放气则归于丹田。患在遍身，当分经络，属上属下，运法亦如之。女子行功先提水门⑤，后及谷道⑥，运法如前。

愚按：人之气，即天地之气。故天气不交于地，乾坤或几乎息矣。人之所以常运其气者，亦体天地交泰之义也。先提谷道，使勿泄也。自背至顶，使相交也。想丹田，使归根也。不惟有疗病之功，抑且多延年之效。何况于无病乎，况微病乎，是名曰修养。

注：①尾闾：指尾骶骨之末节。

②泥丸：指脑，脑藏神，一般称泥丸亦指脑神。

③鹊桥：指舌顶上腭，交通任督二脉，称为鹊桥。

④玉泉：指口中津液。

⑤水门：一为水突穴之别名，属足阳明胃经，位于颈侧部，胸锁乳突肌的前缘，与甲状软骨下缘相平处；二指尿道，泛指前阴部。

⑥谷道：指肛门。

五、固精法

《金丹秘诀》云：一擦一兜，左右换手，九九之数，真阳不走。每于戌亥①二时，阴旺阳衰之候。宜解衣闭息，一手兜外肾②，一手擦脐下。左右换手，各兜擦九九之数，仍盘膝端坐，手齿具固，先提玉茎③如引小便状，想我身中元精，自尾闾升上直至泥丸。复过鹊桥，降至丹田，每行七次，精自固矣。

愚按：精者，人身真元之气，五官百骸之主，而神魂附之以生者也。夫神，犹火也。精，犹油也。油尽则灯灭，精竭则神亡。故精由气生，神由精附，固精之法，宜急讲也。半月精固，久行愈佳。

注：①戌亥：皆为十二时辰之一。戌指十九时至二十一时；亥指二十一时至二十三时。是阴盛阳衰之时。

②外肾：即睾丸。

③玉茎：指男子生殖器。

六、定神法

人身之神出入，固无定在。治病者，穷思极想，又有甚焉。若能行功，则神随气转，不虑其他。出否，则难乎其有定在也。故恒时①，必须常想玄关②。思睡必须常想鼻准。如此，则神不外驰而定矣。

愚按：神外无心，心外无道，道即神之主，心即神之宅也。然心外无道，故收放心③，即神定而道在。孟子谓学问之道无他，求其放心而已。夫放心而知求，则志气清明，义理昭著，此定神之功验也。今之养病者，曰思丹田，思鼻准，亦收放心之法也。不曰收放心，而曰定神。盖游心千里无有定在，此皆神之外出，故曰定神。以上三条，乃却病修养之大纲，外有导引等法，详具于后。

注：①恒时：恒指长久，经常。恒时，长时。

②玄关：指丹田。

③放心：一指放纵之心；二指专心于修养神形，不为外物所累。

七、十二段动功

1. 叩　齿

齿为筋骨之余，常宜叩击，使筋骨活动，心神清爽，每次叩击三十六数。

2. 咽 津

将舌舐上颚，久之津生满口，便当咽之。咽下，咽然有声。使灌溉五脏，降火甚效，咽数以多为妙。

3. 浴 面

将两手自相摩热，覆而擦之，如浴面之状。则须发不白，颜如童矣。

4. 鸣天鼓

将两手掌掩两耳窍，先以第二指压中指，弹脑后骨上，左右各二十四次，去头脑疾。

5. 运膏肓

此穴在背上第四椎下，脊骨两旁各三寸，药力所不到。将两肩扭转二七次，治一身诸病。

6. 托 天

以两手握拳，以鼻收气，运至泥丸，即向天托起，随放左右膝上。每行三次，去胸腹中病气。

7. 左右开弓

此法要闭气，将左手伸直，右手作攀弓状。以两目看右手，左右各三次。泻三焦火，可以去臂腋风邪积气。

8. 摩丹田

此法将左手托肾囊①，右手摩丹田三十六次，然后左手转换换如前法，暖肾补精。

9. 擦内肾穴

此法要闭气，将两手搓热，向背后擦肾堂②，及近脊命门穴，左右各三十六次。

10. 擦涌泉穴

此法用左手把住左脚，以右手擦左脚心，左右交换各三十六次。

11. 摩夹脊穴

此穴在背脊之下，肛门之上，统会一身之气血，运之大有益，并可疗痔。此法将两手搓热，摩尾闾穴三十六次。

12. 洒　腿

足不运则气血不和，行走不能爽快，须将左足立定，右足提起洒七次，左右交换如前。

上十二段，乃运导按摩之法。古圣相传却病延年，明白显易，尽人可行。庄子曰：呼吸吐纳，熊经鸟伸[③]，为寿而已矣。此导引之士，养形之人，彭祖寿考[④]者之所好也。由是传之至今，其法自修养家书及医经所载，种数颇多。又节取要约切近者十六则，合前十二段参之，各法大概备矣。

凡行功每于子后寅前[⑤]，此时气清腹虚，行之有效。先须两目垂帘，披衣端坐，两手握固，趺坐[⑥]当以左足后跟，曲顶肾茎[⑦]根下动处，不令精窍漏泄耳。两手当屈两大指，抵食指根，余四指，捻定大指，是为两手握固。然后叩齿三十通，即以两手抱项，左右宛转二十四次（此可去两胁积聚之邪）。复以两手相叉，虚空托天，反手按顶二十四次（此可除胸膈间病）。复以两手心掩两耳，却以第二指弹脑后枕骨二十四次（此可除风池邪气）。复以两手相促，按左膝，左捩身[⑧]；按右膝，右捩身，各二十四次（此可去肝家风邪。捩，音例）。复以两手一向前、一向后、如挽五石弓状、二十四次（此可去臂腋积病）。复大坐展两手，纽项，左右反顾肩膊，随作二十四次（此可去脾胃积病）。复以两手握固，并挂两肋，摆撼两肩二十四次（此可去腰肋间之风邪）。复以两手交捶臂及膊。反捶背上连腰股二十四次（此可去胸臆四肢之邪）。复入座，斜身偏倚，两手齐向上，如排天状，二十四次（此可去肺家积聚之邪）。复入座，伸足，以两手向前，低头扳足十二次，却钩所伸足，屈在膝上，按摩二十四次（此可去心包络间邪气）。复以两手据地，缩身曲脊，向上十二举（此可去心肝二经积病）。复以起立据床，拔身向背后视，左右各二十四次（此可去肾间风病）。复起立徐行，两手握固，左足前踏，左手摆向前，右手摆向后。右足前踏，右手摆向前，左手摆向后，二十四次（此可去两肩之病）。复以手向背上相促，低身徐徐宛转二十四次（此可去两肋之病）。复以足相纽而行，前进十数步，后退十数步，复高坐伸足，将两足纽向内，复纽向外各二十四次（此二条可去两膝两足间风病）。行此十六节讫，复端坐垂帘，握固冥心，以舌舐上颚，搅取华池神水，漱三十六次。作咽咽声咽下，复闭气想丹田之火，自下而上、遍烧身体，内外蒸热乃止。

愚按：老子导引四十二势，婆罗门⑨导引十二势，赤松子⑩导引十八势，钟离导引八势，胡见素⑪五脏导引法十二势。在诸法中，颇为妙解。然撮其切要不过于此，学者能日习一二遍。久久体健身轻，百病皆除，不复疲倦矣。

注：①肾囊：即阴囊。

②肾堂：腰背部肾脏相应的部位。

③熊经鸟伸：指象熊攀缘树木，鸟嚬嚬呻引气样的动作。

④彭祖寿考：彭祖为传说中人物，姓钱名铿，传说曾活到八百余岁。旧时以彭祖为长寿的象征。考，老。

⑤子后寅前：子、寅皆为十二时辰名。子为夜半十一时至一时；寅为三时至五时。为阴盛阳生之时。

⑥趺坐：指盘腿而坐的炼功姿势。

⑦肾茎：男性生殖器。

⑧捩身：导引姿势。指扭转身体。

⑨婆罗门：古国名，指古印度。

⑩赤松子：中国古代神话中的仙人。相传为神农时雨师，对气功有高深造诣。一说为帝喾之师。

⑪胡见素：又名胡愔，唐代女气功家，生卒年月不详，幼年即仰慕修道，炼志无为，栖心淡泊，专心修炼之术，撰有《黄庭经内景五脏六腑补泻图》，对后世气功学的发展有一定影响。

八、静功六字却病法

六字出息，治病之旨。常道从正，变道从权。

道经六字诀。呵、呼、呬、嘘、吹、嘻。每日自子至巳为六阳时。面东静坐，不必闭窗，还须避风。叩齿三十六通。舌搅口中，候津水满时漱数遍，分三口咽咽咽下，以意送至丹田，微微撮口念呵字。呵出心中浊气，念时不得有声，有声反损心气。即闭口，鼻吸清气以补心。吸时，亦不得闻吸声。但呵出令短，吸入令长，如此六次，再念呼字六遍，以治脾。再念呬字六遍，以治肺。再念嘘字六遍，以治肝。再念嘻字六遍，以治三焦客热。再念吹字六遍，以治肾。并如前法，谓之三十六周天也。

上六字诀，《道藏玉轴经》云：言世人五脏六腑之气，因五味熏灼，又被七情六欲所乱，积久成患，以致百骸受病。故太上悯之，以六字气诀，治五脏六腑之病。其法行时，宜静室中，暖帐厚褥，盘足跌坐，将前动功略行一次。初学静功，恐血脉不利。故先行动功，后及静功。若七日后，不必行动功。行动功毕，即闭固耳、目、口、齿，存想吾身。要身似冰壶，心如秋月，良久待其呼吸和，血脉定，然后口中微放浊气一二口，照前法行之。此功以二十七日为期。如耳聋、虚劳、鼓膈之症，顿加自愈。行之既久，腹中自闻辘辘有声。内视，自有一种景象。百病除而精神充矣。至于炼精化气，炼气化神，炼神还虚，则又向上功夫，兹不具述。

九、调 息

调息一法，贯彻三教。大之可以入道，小用亦可以养生，静功之最上一乘法也。故迦文垂教，以视鼻端，自数出入息为止观初门[①]。庄子《南华经》曰：至人之息以踵[②]。大易[③]隋卦[④]曰：君子以向晦入宴息[⑤]。王龙溪[⑥]曰：古之至人有息无睡。故曰：向晦入宴息。宴息之法，当向晦时，耳无闻，目无见，四体无动，心无思虑，如种火[⑦]相似。先天元神、元气，停育相抱，真意绵绵。老子曰：绵绵若存是也。其开合自然，与虚空同体，故能与虚空同寿也。世人终日营营[⑧]，精神困惫，借此夜间一睡，始能毂[⑨]日间之用。若不能调之，此一点灵光，尽被后天尘浊所掩，是谓阳陷于阴也。

调息之法，不拘时候，平身端坐，解衣缓带，务令适然。口中舌搅数次，微微呵出浊气，不得有声。鼻中微微纳之，或三五遍，二七遍，口中津液咽下，叩齿数通。舌抵上颚，唇齿相着，两目垂帘，令朦胧然。渐次调息，不喘不粗。或数息出，或数息入，从一至十，从十至百，摄心在数[⑩]，勿令散乱。如心息相依，杂念不生则止。勿数任其自然，坐久愈妙。若欲起身，须徐徐舒放手足，勿得遽起。能勤行之，静中光景，种种奇特。直可明心见性。不但养身全生而已。出入绵绵，若存若亡，神气相依，是为真息。息调则心定。真气往来，自能夺天地之造化，诚长生却病之妙道也。

注：①止观初门：止观佛家语，"心系于缘谓之止，分别深达谓之观。"指精神思维集中于所意守的事物，观察思维意守的事物。先止后观。初门谓开始达到的境界。止观初门谓精神思维集中于所意守的事物时所达到的初始阶段。

②至人之息以踵：至人，谓修养至极之人。踵有二义：一为命门，为呼吸归命门之意。谓至人呼吸归命门，如子在胎，不饮不食，绵绵长存，或谓之胎息；二为足跟，谓气直达足跟，既深且抑。

③大易：即《周易》。简称《易》。包括《易经》和《易传》两部分。《周易》是一部重要的哲学著作，对中国的思想文化，包括佛教与道教，都产生了深刻的影响。

④隋卦：隋卦即泽雷隋，为震下兑上，卦象☰☰☰；气功家指人精神紧张，惊惧后，应调节精神，入内室休息，不受干扰。《周易大传·隋》："象曰：泽中有雷，隋，君子以向晦，入晏息。"

⑤向晦入晏息：语出《周易大传》，向晦，日落时。至人仅休息而睡觉，其法如王龙溪所云："当向晦时，耳无闻，目无见，四肢无动，心无思虑，如种火相似。"

⑥王龙溪：名畿，明浙江山阴人，字汝中，受业王阳明之门，嘉靖进士，后受排挤，归家著者，讲学于龙溪，世称龙溪先生，精气功。

⑦种火：即火种。古人把火种埋在灰中保存，火种在灰烬中表面上下呈燃烧迹象，实际上火并未灭。善于养生调息之人，表面上停止呼吸动作，但生命仍在继续活动。

⑧营营：往来忙忙碌碌。

⑨彀：够也。

⑩摄心在数：即调节精神的重要方法，指意念与呼吸相依，是气功调神的关键。摄心在数，指用数数的方式控制意念和呼吸。

十、小周天①法

先将身心澄定，面东趺坐，平时亦可。但前膝不可低，肾子②不可着物。呼吸和平，以手作三昧印③，掐无名指，右掌加左掌上，按于脐下，叩齿三十六通，以集心神。口中舌搅数次，双目随舌转运。舌抵上颚，静心数息三百六十遍。待口中津满，漱津数遍。用四字诀"撮提谷道，舌抵上颚，目闭上视，鼻吸莫呼"。从任脉撮过谷道到尾闾，以意运送，徐徐上夹脊关，渐渐速些。闭目上视，鼻吸莫呼，撞过玉枕④，（头上脑后骨）将目往前一忍⑤，直转昆仑，（即头顶）倒下鹊桥，（即舌也）分津送下重楼⑥，入离宫，（即心也）而至气海。（脐下穴也）略定一定，复用前法，连行三次。口中之津，分三次咽下，所谓天河水逆流⑦也。静坐片时，用手左右互擦丹田一百八下，连脐抱住。放手时，将衣被围脐腹间，勿令风入。（古所谓养得丹田暖热，此是神仙真妙诀。）次将两手掌擦热拭目十四遍，去心火。擦鼻三十六遍，润肺。擦耳十四遍，补肾。擦面十四遍，健脾。两手掩耳鸣天鼓⑧，徐徐将手往上，即朝天揖。如是者三，徐徐呼出浊气四五口。鼻收清气，两手抱肩，移筋换骨数遍。擦玉枕关二十四下，擦腰眼（即肾堂）一百八下，擦足心（即涌泉穴）各一百八下，谓之一周。久久行之，精神强旺，百病不生。

注：①小周天：周天，历律家以日行三百六十度为一周天。人与天地相应，阴阳气血在人体内运行一周，称为小周天。小周天法为练习静功的一种，全称称为阴阳循环一小周天。其法如本书"小周天法"所述。

②肾子：睾丸的别称，又名外肾。

③三昧印：小周天法的别称，见小周天法条。

④玉枕：经穴名，位于头正中线入后发际2.5寸，旁开1.3寸处。或枕骨粗隆上缘旁开1.3寸处。是小周天气功锻炼中背后三关之一。

⑤一忍：忍，佛家气功语，谓能定志守神而不分散。一忍，一次神志安定而不分散。

⑥重楼：指咽喉部。

⑦天河水逆流：天河水指唾液。天河水逆流指神运精气，从督脉逆上入泥丸为天河水逆流，亦指练功过程中吞咽的津液口水。

⑧鸣天鼓：参见十二段功"鸣天鼓"条下。

十一、导引却病六步法

1. 安神祖窍①

左手属阳，右手属阴。左手在内，右手在外，名曰阴抱阳。左手掏午，右手掏子，名曰子午八卦连环诀。左腿属阳，右腿属阴。左腿在外，右腿在里，名曰阳抱阴。二目垂帘，似闭未闭，向下（看鼻尖，舌抵上颚）心神意要注在祖窍。祖窍，在二目中间。用功时，乍觉头面部如虫爬虫咬相似，切不要用手搔痒，这是气。坐时，乍觉身子向前一闪，或向后一闪，不要惊怕，那也是气。用功时，心意不能外思，完全注想祖窍。祖窍一动，真气必通。以先之虫爬虫咬，或前闪后闪等感觉，一概皆无，这就是快要见功的现象。再用功时，有觉得杳杳冥冥。何谓杳杳冥冥，就是似睡不睡，似知不知的意思，这是真气上发。又觉得身悬在半空如驾云一般，其实身体并没有动，这是因心中一净而祖气[②]上升，发展大脑的原因。由大脑奔小脑，小脑奔延髓管，由延髓管奔神经脉，发于四肢，鼓动周身血轮，顺利循环，则人身软弱，自能强壮。浑身酸痛麻木，自能消失。用功时，若见眼前发现白光，这是进步现象，不可惊骇。

2. 空转法轮[③]

用工布置手脚，与第一步用工法一样，也是舌抵上颚，心神意要注在生死窍，生死窍在大便前小便后（正中即是）。意不动，气不发，意动气即发。这时心神意向后领导，同时随意领导向上，必须吸气，直到昆仑顶[④]。遂意往下一呼，仍到生死窍[⑤]。周而复始，运行如前。由后上升之时，必须用意领之。由前下降之时，切勿用意领向后升。由后上升用意为后天气，前降不用意为先天气。因人之背后属阳，腹前属阴。后天气为阴补阳，先天气为阳补阴。阴补阳，阳补阴，这叫空转法轮。丹经上说：开前三关和后三关。前三关是祖窍、绛宫[⑥]、气穴[⑦]；后三关是尾闾、夹脊、玉枕。按"慧命经"[⑧]说是开任督二脉，又叫转鼎炉，都是一个说法。何为鼎炉。鼎炉以在何地，试详言之。鼎在两耳尖上三分，前对祖窍，后对玉枕，上有泥丸，下有玄膺[⑨]，中间名曰金鼎[⑩]，内承吾人之真性。炉在何处，前对脐轮，后对肾，左右两胯骨尖上三分，上名黄庭，下名关元[⑪]，中间名曰金炉，内承吾人之真命。或问：这鼎炉究竟是有没有？各丹经道书说得明白：真橐龠[⑫]，真鼎炉，无中有，有中无，用功则有，不用功则无。盖用功真气与性相合即为鼎，与命相合即为炉。所言炉鼎，不过虚设而已。炉鼎有何用处？人之大脑，专司人的识性、记性、悟性。中脑，专司人的身体强壮和寿数。小脑，专司人的周身运动。这是金鼎的作用。炉在肚脐下一寸三分，内有四层网脂油。第一层网脂油名叫黄庭；第二层名叫金炉；第三层名叫气穴；第四层名叫关元。黄庭比如锅盖，金炉如锅，气穴似火，关元如同火炉，用功如添水米做饭一般。炉火发动，锅开蒸气上腾，气由锅盖发出，直奔祖窍。由祖窍出来一股白光，名叫玄关。各丹经道书说得明白，玄关无定位，黄庭一路为玄关。

3. 开行八脉

何谓八脉。人身腹前正中有任脉，背后正中有督脉，横脐绕腰有带脉，腹脐两侧有冲脉。下通阳关，上通心，两臂外面有阳维脉，两臂里面有阴维脉，两腿外面有阳跻脉，两腿里面有阴跻脉，共合八脉。这八脉是怎样的开行法？一切布置与第一步工一样，开始是将心神意注在生死窍。生死窍在何地，在大便前，小便后，正中即是。意不动，气不发，须得舌接任督。任督在何处去接，在上嘴唇里面，牙齿外面，有肉弦，用舌尖抵之，为接任督。这时由生死窍用意向后往上领导，同时须要吸气，直到昆仑顶，为开督脉。意由前往下领导，同时须要呼气，直到生死窍，为开任脉。又由生死窍前边往上一提，提到气穴，分两开奔向两腰眼，直到两肩窝为开带脉。又用意往两臂外面领导，随之呼气，心神意注在两手中指奔向两手心，这为开阳维脉。心神意由两手心领向两臂里面，随之吸气，直到胸前华盖穴，这为开阴维脉。气往下一呼，由冲脉奔带脉，到气穴归一处，直奔生死窍，由生死窍提到绛宫。绛宫就在心下一寸二分之处，再往下一呼，仍归生死窍。又由生死窍分向两腿外面，下行至两脚心涌泉穴，这为开阳跻脉。由足跟往上领向腿之里面，直奔气穴，为开阴跻脉。往下呼气，仍归生死窍，为开行八脉。

4. 采外药

何谓采外药？采外药是久静而动。何谓久静而动？就是人身真气一发，阳物必举，这叫龙气[13]。龙气由何处而来？由脑子底下的真气包而来。这真气包里有个管，直通脊髓。人背后脊梁骨二十四节，由上往下数至第七节，有两个小孔并列，名为戊已门[14]，直通心房。这真气由心中通过，为离[15]中之气，属火，故此名叫龙气。龙由火中出，向下直奔两肾，而阳物必举，此为龙入虎穴。须用法轮转他。就是用第二步工夫，后升前降转数回，而阳不回，再用无孔笛[16]颠倒两头吹，约吹七次而阳仍不回，这为活子时[17]。火候尚为不足，先勿下手。略待，而阳物又举，便是正子时[18]。达摩祖师说，二候采牟尼，因人身多是破身，不动不出，得用摩力勒阳关。调外药，要调到药产神知。怎么叫药产神知？就是真气由尾闾骶骨的八孔向上一发，直奔内肾，这为坎中之气。坎属水，二气相合，如同猛虎出林，故此又名叫虎气。浑身飒飒，这就是药产神知。人身精气发动，由精囊底下之管发动，此管名为玄门。由玄门直通生死窍，与牝户[19]之管接连，此为出玄门，入牝户。牝户之管，直通尾闾。得用巽风[20]橐籥，阖辟六侯，舌接任督，目视泥丸，精来多少度，收回多少度，这叫闭任脉，开督脉。真气由尾闾、夹脊、玉枕直到昆仑顶，这叫虎入龙潭。

5. 对斗明星日月合璧

何谓对斗明星，日月合璧？就是用木制一小球，安在一细杆上，其球大如算珠，其杆长七八寸许。若在昼间用功之时，先将此球举对祖窍，高低远近，均要适宜，不可参差。开始将两目黑珠渐向祖窍并拢，注视木球，候两目合璧。目力因久视发酸，流出眼泪，此球务与祖窍相齐，高于祖窍，恐其上火。低与祖窍，恐其受寒。上火则目受病。受寒则腹溏泻。自视木球之初，即默数数字。如一、二、三、四、五、六、七、八、九、十之类。自注视至流泪时，数至三百数，可将木球放下，两目合闭，再默数七百数，方可睁眼。其流出眼泪，不可用舌去舐，切记！切记！若在夜间，则用香火以代木球。此功要多养少用，勤则恐眼受伤，约于五六天用一次为宜。用此功，能化除人身之疾病，并且最能舒人之肝气。

6. 卯酉周天以精化气

何谓卯酉周天，以精化气，就是用第四步采外药后，须用卯酉周天法，进阳火[21]三十六，退阴符[22]二十四。进阳火时，二目合闭，人面如四正，由下颏数起向左往上转。下颏为子，左面为卯，天庭为午，右面为酉，此子卯午酉为之四正。由子从左转，向卯经过午到酉，仍归于子，为之一周。如此连转九圈为一次，接转四次，四九三十六，为进阳火。每转九圈将眼睁开一次，咽津液一口。退阴符是二目睁开，由午向卯，经过子到酉，仍归于午。每次转六圈，接转四次，四六二十四，为退阴符。每转六圈，闭目一次，咽津液一口。用此法能运行精气，散于

第一章 论著

四肢，使人身体强壮。

注：①祖窍：一位于两目之间的印堂处；二位于心与脐之正中。

②祖气：指禀先天父母之气，即真气。

③空转法轮：法轮，佛家气功习用语。指功法中阴阳交替变化，有如车轮转运，故称为法轮。空转法轮指一种功法。

④昆仑顶：一指头顶；二为泥丸之别称。

⑤生死窍：指会阴部。

⑥绛宫：见《黄庭内景经》梁丘子注："心为绛宫，肺为玉堂宫，肝为清冷宫，胆为紫极宫，脾为黄宫，肾为牧宫。"

⑦气穴：一指下丹田；二为经穴名，别名胞门、子户，属足少阴肾经，位脐下三寸，腹正中线旁开零点五寸处。

⑧慧命经：清代道士柳华阳真人著。书中专论内丹、坐禅等修炼奇功之法。

⑨玄膺：一指气管；二指咽喉部；三指人体的元精。

⑩金鼎：指头。

⑪关元：气功中常用的意守部位，又称"下丹田"。

⑫橐龠：冶铸用器，犹今之风箱。一指呼吸自然之气，在丹田内交换，有如橐龠之鼓风；二指心肾。

⑬龙气：一即心火之气；二为肾阳之气。

⑭戊己门：一为"祖窍"异名，见《性命圭旨·安神祖窍·翕聚先天》；二同玄关；三指背部脊梁第七节处，有两孔，即戊己门。

⑮离：八卦中的一卦，☲，象火。

⑯无孔笛：疑指竹管。

⑰活子时：一指习练气功中，形神安静，凝神入气穴，觉丹田气动，阳气升发之时；二指一日之中十二时，均可习练气功而获益。

⑱正子时：一日十二时辰中，以子时为六阳时之开始时辰。又指子时。相当子夜十一时至一时。

⑲牝户：一为口的别称；二为阴户的别称。

⑳巽风：巽为风，即肺呼吸之气。

㉑进阳火：《周易参同契注》："离（火）降坎（水）升，感召坤部，元阳初动，顺此子时之时节，以进阳火。"方法参见"卯酉周天以

精化气"。

㉒退阴符：《周易参同契注》："驯升丸午位，阳入阴分，顺此子时午时之节候以退阴符"。指从午时开始，未、申、酉、亥、阴气逐时而生，是谓退阴符。

十二、拜北斗法①

每晨，面向东方，晚向北方，立正身体，挺胸直腰，闭口调息，舌抵上颚，默念乾、坤、日、月、水、火、木、金、土九字。每次默念一字，双手拱起如作揖状，仰面观天，先默念乾字，用意领导，双手垂地，随气送下，仍运力拱起，仰面观天为一次。再作第二次，默念坤字，运用法如前。九字默念完，为行功一周，计作三十六周为一功。用此功能化除人身疾病，益寿延年。每日不可间断，久则自然生效。

拜北斗诗

二目观天固肾腰，后升前降任督交。

常使气血关节透，自然精满谷神②存。

注：①拜北斗法：即庄紫垣（名宗枢）导引却病拜北斗法。此法系崂山道士庄紫垣口授耳传给先生。庄师早年家道殷实，后因黄河泛滥，一夜间全家被大水吞没，仅庄师一人得救。师万念俱灰，遂入崂山出家修道。日寇入侵山东，庄师流落陕西。师为饱学之士，且长于操古琴。经友人介绍，先生从庄师学古琴，二人甚相得，庄师口授先生拜北斗法导引祛病法。先生得拜北斗法后，始悟道家马丹阳《十二神针歌诀》中二句："北斗降真机；金锁教开彻"之理法。初，先生学针灸时，不明此二句的含义，经多方查医书，询医家，均不解其意。盖马丹阳为道家全真派七真人之一，其法涉及道家祛病修养之术，医家故罕有知者。自先生从庄师学得拜北斗法后，始悟"北斗降真机，金锁教开彻"二句之义。

②谷神：一指谷为山谷，虚空之谷，神为神妙，指虚空之谷，可以容物；二指腹中消谷之神。

十三、化影式精神修炼法①

欲延长寿命，健全身体，活泼精神，克除疾病，必须调整呼吸为基

277

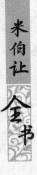

础，勿怠勿间，循序以进，即能达所希之目的也。其法何似，兹述于下。

1. 坐之姿势

每日晨起，净口洗面之后，于静室中，挺直胸腰（勿过强直）端坐椅上，两足着地，两手手指互相扣握（右手背向下，左手背向上，两大指附两小指之外。），放置于小腹下部。坐定之后，即闭目合口，镇定心神，心身安静，再依法行动息。

2. 动之呼吸

由鼻孔吸入清气，随吸将小腹凸起（不可过于用力）。吸入之气，自至气海（气海之穴名丹田），在脐下一寸五分，知其位就是。依法吸入，其气自能入其处。稍停微启口，将吸入之气，由小腹徐徐呼出。呼出时，随将小腹稍为凹入。呼出默计为一，如前由鼻吸入。再如前由口呼出默计为二，再呼默计为三，如斯循次，默计至二十一数为度（即由鼻吸入，由口呼出，计二十一呼）。默计之数，如无错误，身仍不动，目仍不开，继行静息。

3. 静之呼吸

此后合口，只以鼻吸入，仍由鼻呼出。每呼出时，仍默计如前。再由一计至四十九呼为止。惟此次呼吸宜缓缓绵绵，小腹凹凸，务任自然，不可用力。默计之数，均须真切，不可稍有错误。若半途误计，必须从头另行计算。虽计至三十余数，苟有错误，亦必须由一另计，切不可稍有苟且之意。

4. 修炼之时间

统计呼出默计之数，共为七十。其数中途若无忽略，即为一次之修养。至须若干时刻可不计也。每晨起之后行一次，临睡之前行一次，午时照行一次尤佳。每日不能修三次者，或早或晚行一次，或早晚各行一次。功效固有迟速，但必日日实修，不可间断，否则一曝十寒，始勤终怠，无功可言也。

5. 呼吸之调整

调整呼吸者，于静动息时调其气，始终如一之谓也。行动息，于一呼一吸时，虽稍用力，其气必存之一致。行静息，于一呼一吸时，虽不用力，其气亦必任之匀停。如将呼则急，呼将终则缓，或将吸则缓，吸将终则急。此皆反背生理之呼吸，亦即不健康者之呼吸也。若依动静息自能矫除其害，惟初习此法，于一呼一吸不能即得中和；体健者，约两三星期，体不健者，约一二月始能入调整之途。惟呼吸之间，不可有意矜持，或勉为抑制。日日依法实习，功到其气自匀。将息调整，仍继而行之，肉体上即有征觉，不只已病可愈于无形，应用精神注射疗法，医治他人之疾苦，效尤迅速。精神上之灵觉，亦自异于常人。

6. 修养之境觉

将习动静息，其呼吸间缓急不一。略感不快，心境未易，即归沉静，因致默计之数，亦恒有错误，人所同也。但继习数日，其息自能平顺。默计之数，亦自不差误，此初习之觉也。若心急性躁，必无进步，犯此无益，须切记也。

行动息，虽稍用力，力能一致。行静息，虽不用力，而非勉强。比至静息时觉其息力甚微，惟能缓绵如一，则犹直行不散。鼻将呼完，腹已欲开，如漆如胶，互相吸引。由鼻孔澈入丹田，大有不易分离之势，此呼吸已调整之觉也。

每行动息，气舒胸畅，心神怡然。比至静息时，觉身一部感有麻木，或胸背与四肢筋肉有自动之处，或手足忽感沉重，头部忽觉倾斜（实未移动也）。或小腹部有一种热力渐及周身，此肉体上之觉也。

每行动息，未十余呼，觉各部神经活跃，全体颤动，身轻如叶。至静息时远隔与轻微之声音，悉闻无遗。但非注意，亦不欲注意。默计之数，于意无意间仍丝毫不乱。或若心失所主，万念皆空，忽一念潮来，恍若某事即在目前（俟验有无与觉念相同之事，宜笔记之）。此精神上之觉也。

既至精神上之自觉，再继习不怠，于静息时心智朗然，慧境四开，瞬觉面前一片白光，或耳感清妙之音，或头顶一气盘旋，渐集为光。光照己体，自见己身，此潜在精神上之觉也。既臻此境之后，所谓天眼通、天耳通、他心通等，始能依天眼通，锻炼专法求之也。

上所述者，行动静息时自来之觉也。有意求之则不见，诚意行法，其境自来。因属实修之功夫，非能丝毫借假故也。惟已至肉体自觉之时，平日如饮食、睡眠、思力记忆、嗓音、目力、胆量等等异常之处，留心比较，与未习法时如何，即可自知，姑不列举。

7. 呼吸法之弊害

修养中之呼吸方法种类不一，然其孰是孰非，姑置不论。以理求之，吾人本无一刻能停止呼吸，何照其所论之呼吸行之，始为修养而有效。盖吾人日常之呼吸，非呼吸耶。质之倡明者，与实修者，不过述其有益心身而已，于致效之理未解也。不只此，于坐法上亦十分考求。叩之，亦难道其究竟。近今讲究静坐、调息、修养等法，其弊端尤多，以投人所好之心，惟奇是务，能获名利，他非所知。故有求姿势美观者，有重呼吸次数者，有令人作猛烈之呼吸者，有示人宜胸腹提息者，有专恃内观为功者，有只求无念无想者，岂知皆非其要。学者习之，以致头晕目花者有之，胸胁作痛者有之，呛嗽咳血者有之，气厥神丧者有之，故请习动静方法者，切勿杂入其他方式，以免求益未得，先见其害。曾习他种方法，致罹意外之患者，丞依动静调整其息，以除其弊。否则，积日为痨，后患堪危也。

8. 呼吸法之正义

健全身心，修养精神，既以调整呼吸为基础，必须先知呼吸出入之由，坐式计息之理，明了于心，始能收实习之效。否则，终难达欲望之境也。兹将呼吸法之真义阐明，愿吾同好试深味之。人之呼气，出于心肺，吸气，入于肝肾。乃一呼一吸之始终也。吾人日常呼出之气多轻浮，吸入之气多短促。轻浮，心神难静；短促，精不深藏。心肾之气不属丹田为虚，以致精神涣散，思力薄弱，杂念纷扰，百病丛生矣。调整其息，以健精神也。息能归正，灵能自显。计其息数，俾易克除妄念，使神思归于一统，惟求其深藏，冀其灵能自动，背生理则不及，违心理则难达，古今学者未明斯旨也。根本合理之方法，请以动静息求之，自然兼备。将其息气顺序调整，妄魔自除。修持功深，吾人之精神自与宇宙之大精神同化，将无往而不利，不止能除病延年而已也。

注：①化影式精神修炼法：此法来自杨景成先生撰文。修炼此法可使人身心健康，延年益寿。

十四、永固精神力法

修养之道，自古迄今，咸备修养之法。而略保守之方，此为学者所知，引为遗憾也。远色欲，屏嗜好，虽为保守中之一法。但非身脱尘外者，亦未易勉行，实亦无须强制也。能依本法行之于精神上、肉体上，不止毫无消耗，且能达修养一日，实得一日之效益矣。

每日除饮食谈话之外，不论何时均将口闭合，由鼻呼吸。呼吸之数，亦无须默计。惟求能至非饮食谈话之时，不开上下唇之习惯，久之虽在睡眠中，其唇亦自闭合。初习时，鼻之息气如感急促，可微启其口。俟气平顺，仍将口闭合。此法虽简而易行，初学者如不注意致之，亦难矫平素由口呼吸之习惯。

性欲妄动，即将口闭合，勿作呼吸，停息约一二分钟，欲念即消。若复动，再停其息，经二三次之后，其念不再扰矣。惟新陈代谢乃生理自然，过于抑制，神经固有不适者，设身无何种疾病，两星期失精一次无妨，体弱者宜一月。俟至修持功深，欲念亦自不妄动。但在练习精神修炼法，或自医已病期间，宜依此法自守。修养功夫臻于绝境，此法可备而不用矣。

十五、精神感应治疗修炼法

1. 动的修炼法

正姿势　头颈宜直，鼻与脐对，耳与肩齐，胸膈张开，挺身坐椅上，不可歪斜。臀部稍稍向后，两手拇指屈入掌内，握拳置于膝上，两足着地，惟膝稍离。

除杂念　除去杂念，两目凝视鼻准。

计呼吸　姿势已正，杂念已除，即计呼吸。每呼一气则计一，如是计至十二呼吸时止。

闭目　计至十二呼吸时，随即闭目。

呼吸法　闭目后，即用鼻徐徐吸气，入满于胸，吸至不能再吸时，乃徐徐压气入下腹，团聚于气海、丹田（脐下一寸五分处）。此时凝结其念力，默念：吾之精神灵力强大，必能发挥于外。默念毕，即微开口，将气徐徐呼出，此时运全身之力于下腹，使下腹张开，气愈出而愈用力，直呼至不能再呼时为止。

计息　气呼至不能再呼时，心中遂计一。如是反复十二次，心中亦默计十二次。

气合　最后再吸一次，至第十三次吸入之气团聚于丹田，此时默念曰：吾一喝必能将被术者之精神冲破。默念毕，即大喝一声，"唉！"但喝时，将下腹充实，同时开目。

修炼时间 每日早晨洗面后，晚间临睡前修炼。午间一次，尤佳。

修炼期限 照法继续修炼三十六天，不可间断。否则须重新再炼。修炼共分三期，第一期三十六天，炼毕，再修炼第二期三十六天，每日早晚两次，但呼吸均加一倍，即凝视鼻准时，呼吸须二十四次。既而闭目，行深呼吸时，亦计二十四次。第二十五次之气吸入下腹时，则大喝一声，"唉！"随即闭目，继续吸气压入下腹，再喝一声，乃毕。如修炼第三期，亦三十六天。呼吸再加一倍，共为三十六呼吸。第三十七、三十八、三十九，吸气三次，连喝"唉！"三声乃毕。

禁忌 戒色欲，忌间断。

2. 静的修炼法

形式 形式不拘，坐立均可。

时间 随时均可，但以早晚间于动的修炼法后，继续练习此法更佳。

两手 立则两手垂直，坐则置手于两膝上。

两目及注意力 两目注视鼻准，数秒钟即闭目。闭目之后，全部注意集中于两目当中之鼻柱上，同时将头下俯，约1min，即用手拍膝，同时开眼，直视一点之物。又约至十秒钟，则又移视线于鼻准，如是反复数次，或数十次，均随自便。

次数 每日修炼数次，或数十次，均随自便。

效果 ①能扫除一切杂念妄想；②使精神灵力容易发挥于外；③精神异常清静；④精神灵力，能随术者信念而发射于目的之方向；⑤精神极易统一；⑥施术效果始著。

限期 随动的修炼法，修炼三个三十六天。毕后，可继续永久修炼，则精神强大，将有不可思议。

3. 精神统一修炼法

时间 每日晨起及临睡时修炼。

地点 室内静寂，空气新鲜之地。

坐法 正身端坐，全身放松切勿用力。

凝视 凝视距面前五尺远之圆图上，约十秒钟，即闭目默念。

默念　默念曰：精神强大，七遍。再开目，直视此图。

次数　如是注视与默念，反复行至五次乃毕。以后每日增加一次，加至十二次为度。继续不断为佳。

功效　精神易于集中，且能随信念而发挥于外。对施术治病，极易奏效。

十六、运针不痛心法[①]

1. 养　气

紫云上人曰：运针不痛，端赖养气。养气不足，其功不著。养气之道，寅时起身。端坐蒲团，两足盘起，手按膝上，腰直胸挺，口闭目垂，一入无定，无思无虑，一心数息，自一至百，反复无间。行之卯时，振衣始已。积日累月，不息不间。气足神旺，诸病不侵。

2. 练　指

紫云上人曰：养气之外，又须练指。运针不痛，指力最重。练针之法，用纸簿一。悬挂壁间，静坐片时。运气于指，持针刺之。心注于针，目射于纸。日刺千下，久行不辍。指力充实，可以用矣。

3. 理　针

紫云上人曰：欲善其事，必利其器。气养已足，指力已充。针不锐利，无补于功。针须圆浑，光滑而润，由粗而细，其端锐利。摩之擦之，药之煮之，不厌其烦，斯为上乘。

4. 手　法

紫云上人曰：刀割针刺，人皆知痛。病者临针，已存畏心。先为解释，以安其惊。揉掐其穴，使其麻木。手若握虎，势如擒龙。以针点穴，疾刺而入。至其分寸，稍停捻拨。不痛针法，能事已毕。

注：①运针不痛心法：包括养气、练指、理针、手法四章。先生云："此法我已练过，确有效验。如常见针刺出血，多为未能调理针具所致。关于手法章中所云，皆吾数十年来临证之经验，望吾后人慎思，认真学习。"

编者按：1954 年，米伯让先生应聘入西北医学院工作，由于积劳成疾，罹患肝硬化。西医认为该病为不治之症，先生认为中医博大精深，遂广寻良法，采用中医药治疗，并积极配合锻炼。在这期间，先生将自己早年摘录的有关资料、师传口授，结合自己的体会整理在一起，供自己锻炼之用。此次经整理后收录于本书，仅供参考。因我们的水平有限，错误之处在所难免，敬请批评指正。

第十七节　黄竹斋先生传略

　　黄竹斋，名维翰，字竹斋。原名黄谦，字吉人。晚号中南山人，又号诚中子。近现代已故中医科学家。生于清光绪十二年七月十三日，丙戌岁（公元 1886 年）。先世原籍陕西临潼县八里黄村人。其父黄永才是一铁匠，擅长作土式枪炮火药，因谋生迁居西安省城，入长安籍。曾随左宗棠军赴新疆叶尔羌（即今之莎车县），娶妻赵氏。新疆战息返陕，先生生于西安省城。因家境贫困，其父出外谋生，其母为人作针工纳鞋袜底谋生，抚养先生度日。先生至成童时，即在西安南院门、广济街一带拾马粪，拣煤渣，时做童工，其母有时煮豆一碗拿至街头出卖。清光绪二十三年，陕境荒旱，民遭大饥，先生母子曾讨舍饭度日，可谓贫苦备至。此即先生出生之家庭概况。

　　先生十四岁，其父谋生远游始归。乃从庭训，随父打铁为生，学习冶炼铸错，制作火药。因家贫不能入塾就读，先生常感无文化之苦，至十八岁时始发奋识字，学习文化，字有不识者从塾童而问学，工余之际犹苦读不倦。当时，我国处于半封建半殖民地的社会，先生目睹清政府腐败，帝国主义对中华民族之野蛮侵略，弱肉强食，瀛环鼎沸之情景，加之自己亲身生活体会，遂以做亡国奴为耻，乃立奋发图强之志。忧国忧民，抱负宏远，致学之志更坚。年逾弱冠，遂通经史、算数、理化等学，尤喜爱医学。对中西畴人之书无不研读。辛亥革命爆发，先生时年二十五岁，遂投身革命，在陕西省督军公署一等参谋官、南北两路团练大使临潼王敬如（铭丹）先生领导下襄办军需，任军械官。在临潼县马额镇设立炮厂，招募小炉铁匠制作武器，并曾往汉阳兵工厂学习，以革新武器制作技术。

　　然辛亥革命几遭反复，社会改造也无长足进展，先生目睹同行铁匠、木匠、鞋匠等人患病求医困难，加之自己患牙疳病服用三黄解毒汤而愈，认为庶人济人利物之志惟医为然。先生平时喜爱研读仲景之书，发现各家对六经之注释，多非仲景之本义，需商榷之处甚多。先生读西哲生理学以人身气质功用分为三系统之说，恍悟仲景三阳三阴之理，贯通经络、六气，阐明六经之旨，于清光绪三十一年撰著《三阳三阴提纲》一卷。先生此论，足破千古之惑。可谓自辟蹊径，务去陈言，独具一格，有划时代之意义。先生又辑《伤寒》《金匮》古今中外诸注之精华，删繁去芜，取精去粗，撰著《伤寒杂病论集注》十八卷，于"民国"十五年（1926 年）印行。又以《伤寒》《金匮》合为一帙，以自己新的见解，仿陈修园串解体例，撰成《伤寒杂病论新释》十六卷（《三阳三阴提纲》之论，见载于"民国"十五年（1926 年）与民国二十三年（1934 年）再版及三版之《伤寒杂病论集注》十八卷卷首，及晚年所著之《伤寒杂病论会通》十六卷卷首）。在医学史上可称为以中西会通论六经者，当时受到南北医家所赞许。《中国医学大辞典》主编，中央国医馆编审委员，名中医学家谢利恒先生为之序云："西安黄竹斋先生重印《伤寒杂病论集注》十八卷，都七十余万言，据生理之新说，释六经之病源，贯穿中西，精纯渊博，可谓集伤寒学说之大成，诚医林之鸿宝也。"又在所著《医学源流论》中称为"近今之杰作"。在《陕西通志》亦早载入。江苏武进名中医学家张赞臣先生云："黄竹斋先生以汉儒注经之精神而又不辞辛苦，海内奔驰作实际之探讨，著《伤寒杂病论集注》，诚于仲圣绝学有羽翼之功，方其书再版爰题《医学渊府》四字，藉志钦慕。"中央国医馆学术整理委员会专任委员，福建名中医学家陈逊斋先生序云："予酷嗜医术，寝馈《伤寒》《金匮》几三十年，南北遨游，未尝遇一知己，非真无人才也，实予交游不广耳。长安黄君竹斋远道来京，邂逅于中央国医馆，出所著《伤寒杂病论集注》见示，归而读之，爱不忍释，因有知己之感焉。黄君于本书脱稿之后，尝亲至南阳谒医圣张仲景祠墓，勒碑拍照，其志弥苦，其行弥坚。国医有斯人，国医之幸也。斯人而仅为国医，斯人之不幸也。黄君之书有三长，论六经六气则自成一家之言，论三阳三阴则独翻古人之案，心细如发，语必惊人，是其才高也。上自《本草经》《内经》《难经》《中藏经》《甲乙经》《玉函经》《巢氏病源》《千金》《外台》诸书，下至五代、宋、金、元、明、前清诸家学说，旁及近代生理卫生，物理化学，诸种科学，无不详稽博考，书计十有八卷，都凡七十万言，是其学博也。删

第一章　论著

叔和之序例，订仲景之原编，正诸家之瑕疵，驳运气之乖谬，折中至当，断制谨严，是其识超也。具此才学识三长，黄君之书，可以传矣。虽然，予窃有感焉，今日国医著作，汗牛充栋，或则投机取巧而妄议革新，或则一知半解而强为附会，学无根据而侈谈科学，卒为科学之门外汉者比比也。黄君于国医童而习之，长则升长沙之堂而入其室，近复研究西洋医学，互相印证，以成其大。集注一书，即黄君毕生学术之结晶，亦即国医真正科学化之梯阶也。予识黄君，不敢谓秦无人矣。予读黄君之书，益愧从前所见之不广矣。"同时先生又将中国针灸学古今诸著之精华收集整理，撰著《针灸经穴图考》八卷。以二十经为纲，三百六十五穴为目，附奇穴拾遗。并将古代人体平面图，以人体正常生理部位点穴划经，对整理针灸古籍者是其独创。"民国"二十二年于南京又在活人体点穴划经摄影制版印行。谢利恒先生为之序云："吾国针灸治病常著奇效早为海内外医家所公认，但能举其全说者极少。虽有《针灸大成》等书未免仍多挂漏。长安黄吉人先生治学素重实际，不惮艰深于集注《伤寒杂病论》之余，复取古本针灸学说，上起炎黄，下迄近世，旁征博引，萃于一编，统系分明。为吾国在前未有之作，诚医家之鸿宝也。"中央国医馆编审委员福建名中医学家陈逊斋先生序云："黄君竹斋精国医，去岁来游都门与予邂逅于中央国医馆，互论伤寒真谛，相见恨晚，因订交焉。二十三年双十节黄君二次莅京，携其旧著《针灸经穴图考》见示，予取而读之，知黄君此书确切详明，有条有理。其考证经穴也根据古经，无附会，无杜撰。此与唐、宋以后各有师承，各出花样，积习相沿莫由知其错误者不同也。其运用针法也，删繁就简，悉中肯綮，此与诸家针法混乱无次，方法愈多而治疗愈误者不同也。其书可以医病，可以医医，可以令一切针灸书籍望而却步。予于此道仅知皮毛，未尝深造。今乃率尔操觚妄为论列。黄君得毋笑予外行人强说内行话乎。"中央国医馆编审委员桂林名中医学家罗哲初先生为之序云："吾友黄君竹斋，陕之隐君子也。凡天文、地理，河图洛书、经史子集，靡不极深研几，其于医也，则以《内》《难》为体，《甲乙》《太素》《伤寒》《金匮》为用。故其所著《伤寒杂病论集注》《新释》二书，均能脍炙人口。今复著《针灸经穴图考》出而问世。余见其引证之详，考握之精，折中之当，固足令人钦佩！至其图穴之以人体为标准，诚为针灸家之创作。可谓前无古人，其难能可贵为何如也？其嘉惠医林为何如也？其补《内》《难》《甲乙》各经之阙之功又为何如也？余不敏，敢不扫地焚香以序之"。当时先生受到针灸学家承淡庵先生之邀，于无锡针灸学校讲学，受到师生欢迎。先生曾将所得罗哲初先生曾所授之白云阁藏本《难经》抄本，刊登于无锡针灸学校之《针灸杂志》，不久抗日战争爆发，先生携副稿回陕捐资刻置木版印行。并应《中国医学大成》主编绍兴名中医学家曹炳章先生邀请，为所撰著《中国医学大成提要》作序以彰其义。

先生青年时期目睹军阀混战，民不聊生之情景，俯仰环顾，无术救世，企图学术革新救国，联合陕西进步学者王敬如、郭希仁、赵和庭、杨叔吉、贺绂之、贺景范等人创办日新学社，研究国学天文、算数、历法、医学、历史、地理、哲学及生物进化等，并办报，办学，讲演，宣传时事及革新主张。曾创办《日新丛刊》。先生不仅研究中国古典哲学和自然科学，而且研读西方卢梭、柏拉图和哥白尼、赫胥黎、达尔文诸君的哲学和自然科学。在"民国"十三年日新学社《竹斋丛刊》卷一刊载的"太极图说臆解"中，针对达尔文物种起源学说，对生命起源和物种进化进行探讨，并提出自己的见解，确为难能可贵。当时，先生曾任陕西红十字会附设女子职业学校校长（现西安市中医医院地址即原红十字会会址），兼任适道中学数学教员。先生认为继承发扬祖国医学亦是强国强种之一端，遂致力于中国医学的研究整理，以发扬中国医学为己任。

先生致力国学研究，当时曾与国学大师章太炎先生，陕西关学大师张果斋（鸿山）先生，蓝田学者牛兆濂先生，兴平赵宝珊（玉玺）先生论学均被器重。蓝田学者赵和庭先生赞先生曰："浐渭之间，终南山下，布衣崛起，魁然儒者，道继关洛，治分王霸，不试故艺故多能，或以医名，余曰非也。"

"民国"十四年，应国民二军总司令河南督办胡景翼之邀任军医官，在此期间曾撰著《兵略辑要》三卷。胡景翼殁后，遂辞职返陕在家挂牌行医，并研究学术。撰著《修订国历刍言》一卷问世，并提出修改我国历法的建议。数学方面著有《求圆周率十术》《微积分提要》。天文学有《五纪衍义》二卷、《中西星名合谱》、《经天星座歌》一卷、《农业气象占验》一卷。曾去上海徐家汇天文台，南京紫金山天文台，北京天文馆等地调查研究。又创制"北纬三十四度恒星经纬平面仪"一副，活盘旋转，以察每节气之中星体位置，撰著《建议陕西省城应设测候所计划书》。陕西省教育厅长黄天行征聘先生任陕西省天文馆馆长（馆址设立于现在的钟楼）。该馆限于经费无力支付而解散。

"民国"十八年，国民党政府恶毒的提出消灭中医药政策，陕西中医药界公推先生为陕西代表，向反动政府呼吁请愿。先生不畏强暴慨然应命，以强烈的民族自尊心和爱国主义思想，挺身往南京请愿，援笔反抗。在上海联合国医药界及海外侨胞，口诛笔伐，据理力争，致使国民党政府消灭中医药的阴谋未能得逞。国民党政府被迫制定了"中医条例"，成立中央国医馆，先生被选为中央国医馆常务理事，编审委员。征聘先生为"卫生部"中医学术委员会委员。先生在第一届理事会，向国民党政府行政院提案，于南京、上海、武汉、北平、四川、西安等地，设立中医大学、中医专修科，先生亲撰教学方案。并提出中医应有博士、硕士、学士学位学衔。又提案整理编纂中医各科证治全书。并提议统一中医病名、病理意见书。提案重修南阳医圣祠，表彰先哲，鼓励后人。并组织医药界人士成立重修南阳医圣祠筹备会。先生将所著《伤寒杂病论集注》《重订伤寒杂病论读本》各捐一百部，以襄善举。适陕境荒旱，民遭大饥，先生曾建议设立养老所、孤儿所，先生任所长。

先生尝谓：仲景仁术教泽，功被万世。尚论者推为医中之圣。然考诸《后汉书》《三国志》无仲景传记，甚以为憾！乃搜集诸子百家、杂记、历代名医评赞，撰成《医圣张仲景传》一册。该传首载于《伤寒杂病论集注》第一版，后经增删修改，于"民国"二十二年（1933年）亲诣南阳拜谒医圣张仲景祠墓，作实际考察拓碑拍照，遍查河南、南阳有关县、府志，撰《拜谒南阳医圣张仲景祠墓记》以充实所撰之传。并将明崇祯五年园丁打井发现之"汉长沙太守医圣张仲景之墓"碑石拓页带往上海。经考古学家鉴定，认为"字体遒逸，类晋人书"，是为晋碑。1981年12月南阳地区成立张仲景学说研究会上，中华医学会医史学会副会长耿鉴庭先生鉴定结论与黄老当年鉴定无异。尤其是南阳医圣祠在整理祠容时发现该碑碑座有"咸和五年"四字（按：咸和五年为东晋成帝五年之年号）。更进一步证明了先生当年所作的结论。于此，对仲景之人之墓，汉长沙太守之职，医圣之谥，千载疑误，一旦冰释。先生所撰《医圣张仲景传》早年曾以黄谦署名以单行本印行，后被日人冈西为人收入《宋以前医籍考》，近由南阳仲景学说研究会将此传刻石于臣圣祠汉阙当门，并将先生于"民国"三十七年（1948 年）率余往谒医圣祠墓所撰《祝告医圣文》刻石立于祠内。其中有先生对中医工作处于低潮时期所提之豪言壮语——中华古医学，世界将风行。先生之预见今已实现。

先生见史书所载仲景遗书散失不少，遂发愿搜罗仲景佚书贡献医林，亲往南京书肆，购得《浙江流通图书目录》一卷，载《张仲景疗妇人方》二卷，《五藏营卫论》一卷抄本字样，存宁波天一阁，先生往鄞访书未得，遇浙江名医家周岐隐先生，并得识桂林名医家罗哲初先生。罗先生将从其师左修之先生处所得之《伤寒杂病论》第十二稿手抄本，共四册（该书为张仲景四十六世孙所藏），及白云阁藏本《难经》一卷授于先生。"民国"二十五年中日战争将要爆发，先生恐该书遭于兵燹，亲往南京访罗哲初先生得将《伤寒杂病论》第十二稿连夜抄得副本带回陕西，捐资刻制木版印行。几经周折得以保存，现存南阳医圣祠，俾仲景遗文重光于世。白云阁藏本《难经》刻制木刻版亦已印行。当时先生被聘为陕西省国学讲习馆副馆长、孔教会副会长，研求国学。继之"七·七"事变，抗日战争爆发，先生以强烈的爱国主义思想，立即整理《伤科辑要》三卷。向国民党政府上书，请求设立中医伤科训练班，设立中医伤科医院，发扬中医之长以宏救济。先生亲往四川重庆访求中医伤科学家张乐天。又提议建立陕西特效中药制药厂，生产国药，以堵经济输出。书中陈词"国家处于危急存亡之秋，正是中医为国效命之日"，言发于衷，词意恳切动人。但国民党政府未能重视，先生遂隐居长安少陵塬之麓双竹村，筑土窑洞居住，专事行医和著述，生活淡泊。

"民国"二十九年（1940 年），拟在西安筹建中医专科学校，造就中医人才，继承中医事业。当时在中央国医馆陕西分馆副馆长李阁宸处筹备，成立董事会。请陕西省教育厅长王捷三，陕西省银行董事长刘治洲，卫生处处长杨叔吉，国学讲习馆馆长范紫东诸君为董事长。陕西医药界人士公推先生为校长。先生撰有"陕西省中医专科学校建设规划"，因未能得到国民党政府的重视，先生气愤地说"陕西经费开支能办京剧学校，办中医学校即无经费，于理难通"，遂即解散。当时我是董事之一。先生目睹黑暗世界，坚决掩关著述，谢绝交游。

先生毕生从事中医事业，以个人奋斗精神，南北奔波，不辞劳瘁，致力国学研究，在医学、哲学、天文、历法和数学等学科领域均有著述，出版与未印者约有五十余种（详见附表），还有其他零琐札记约有十余种，不能一一详录。如上述《伤寒杂病论会通》《难经会通》《周易会通》《道德经会通》《孙真人传》《医学源流歌》，皆先生于生活艰苦之时，购置石印机一架自撰、自写、自印而成。并在《医学源流歌》中提出他对中医发展的希望谓"中华地，大而博，历史悠久贤哲多。医籍富，不胜数，整理乃为今要务。会中西，通古今，此项工作畴担任"的雄心壮志。1949年中华人民共和国成立后，先生热爱中国共产党，拥护社会主义制度，积极响应党的号召，参加党的卫生事业，为解放全人类，建设中华人民共和国贡献自己的力量。先生被选为长安县人民代表，征聘为陕西省文史馆馆员、陕西省政协委员、中苏友好协会理事。解放初，先生以敢冒天下之大不韪的精神曾向党中央毛主席上书，建议将孔子《礼运大同篇》列入中学教材，使学生得知中国先哲关于"天下为公""世界大同"之主张和理想。又向西北军政委员会统战部上书，建议保护陕西省孔庙文物。这些做法是为当时所罕见的。先生这种不顾个人得失，上书直言的大无畏精神，可敬可钦。

1954年，先生曾被征聘为西北医学院中医科主任，为该院建立中医科。1955年奉命调往北京中医研究院工作，任针灸科主任、中医研究院学术委员会委员。在此期间，目睹世界各国人民患脑出血疾患者不少，终至无效而死亡。先生曾建议组织在西苑医院设立针灸病床五十张，进行临床实践研究。据该院于1959年5月4日"针灸中药治疗中风偏瘫150例总结报告"统计，治疗有效率91.3%（先师对中风病有独创研究，针药并用，成绩卓著）。有许多疑难重危患者经先生亲自治愈，转危为安，疗效显著，博得国内和苏联、民主德国、越南等国患者的称赞。德国友人东布罗斯金中风不语、半身不遂，经先生治愈。这一消息曾在德意志民主共和国报刊登载，称赞中国医学高明。又如当时苏联尤金大使患瘫痪病，经先生治愈，回国时宴请先生及院领导敬致谢意。国外友人领导同志来医院就诊，多为周恩来总理亲自陪同，中医研究院西苑医院院长尤祥斋同志随陪，先生门人赵玉青同志协助治疗。中医研究院还曾为先生拍摄了科教电影。拟应苏联邀请出国讲针灸学未遂。先生为卫生部召开全国卫生工作会议，提出《制订十五年远景计划意见书》，并任卫生部针灸学术委员会委员。曾受到毛主席、周总理接见。先生一贯工作积极认真负责，曾被评为六好先进工作者，出席全国文教先进工作者代表大会。荣获卫生部金质奖章。在此期间，哲学家艾思奇与先生经常做学术交流。印度尼西亚医界来函求购先生所著《针灸经穴图考》《伤寒杂病论集注》，人民卫生出版社要求印行出版。将《伤寒杂病论集注》分为《伤寒论集注》《金匮要略方论集注》印行。又将《针灸经穴图考》《校订铜人腧穴图经》印行。这是中华人民共和国成立后先生著作为国家第一次印行。

先生平素生活俭朴，虽在中央所在地北京工作，待遇为一级教授，但仍过着以往的淡泊生活。他的致学精神仍然不懈。先生一生坚持奋斗，不辞劳瘁，南北奔波，为继承发扬祖国医学和培养新生力量，为党的中医政策争光，为中华民族争光，做出了不可磨灭的贡献。不幸先生患病于 1960 年 5 月 16 日在北京逝世，享年 75 岁，葬于八宝山公墓。结论见于八宝山公墓之碑阴。

先生在逝世前不久，仍孜孜不倦地著书立说，写了《神经精神病学》四卷，为当年"五一"国际劳动节献礼。

先生不仅是一位医学理论家，而且是一位卓越的临床实践家。在治学上，不仅重视理论考古的整理研究，更重要的是不断进行学术创新。论国学，他主张破除汉宋门户之见。论科技哲理，不分中西畴人之书均已研读。研究医学在治疗上无论对经方、时方以及土单验方、针灸、导引、内服、外治有效之法均采用之。尝谓只要有益于国医发展之科学及对患者有疗效者，均可学之。即对铃医、农民、樵夫、渔夫、兽医、猎户、僧、道、卖艺者，有一技之长者，莫不虚心请教焉。接诊患者，无论内、外、妇、儿、伤科均能治之。余见礼泉一位学者王岐山，因跑警报跌倒不能行走，疼痛难忍，经 X 线诊断为穿破性胫骨骨折，经先生与配服自制接骨丹，外敷万灵膏，经一月治愈，行动如常。在中医研究院西苑附设医院有一患瘩背疮患者，经治年余不效，先生收采鲜马齿苋捣烂如泥敷患处，数日痊愈（1959 年 9 月 30 日《光明日报》曾以"枯木逢春"为题报道先生此一事迹）。先生在双竹村时，曾治韦曲西村中风不语患者张得初。病者神识昏迷，语言蹇塞，头汗如油，痰声辘辘，二便失禁，六脉沉细。先生诊为中风脱证。与三生饮〔生乌头、生附子、生南星各三钱（10.5g）〕加人参五钱（17.5g）、广木香三钱（10.5g）。一剂分数次服用，半日而醒，并用小续命汤，针灸百会、人中、风池、风府、颊车、地仓、合谷、曲池等穴，一周后能下地行动。又治长安山门口一学者王子靖先生，患风痹病，患者在《难经会通》序中自述："仆于庚辰初夏偶患风痹，口眼歪斜而言侏离，手足挛拘而体半枯，其不复举动者几月余矣。中西医士迭经二十余辈，针灸洗熨，外治已遍，汤膏丸散，内服殆尽，厥疾不惟不瘳，而反沉滞。人竟束手而无策，予亦奄奄而待死矣。吾友闻而自至曰：子曷而获斯疾乎。我其为子针之。余瞿然而拒之曰；前一医者，与仆针而溃，脓血流至数碗，现犹腿肿如盎，苦不堪述。仆虽至愚，抑不滥前车之覆乎？竹斋粲然曰：吾之针，其诸异乎彼之针，侍疾者褰予衣，捧予手，竹斋抽针刺其臂之曲池、肩髃、股之环跳、绝骨，针斯拔而手斯举，不倩扶持而自作矣。遂手舞足蹈，周旋于庭者，十有四匝，即投杖而拜曰：真神医也，恐扁鹊复生，南阳在世，殆莫过欤！愚知妙术必有所自，询之再四，笑而不言，及去，愚送至门外，高歌子，朱子赠医者之诗以颂之，曰：十载扶行仗短筇，一针相值有奇功，出门放步人争看，不是从前勃窣翁。呜呼！畴昔愚叩而不答者，今则方悉其妙术之果有自也。"

曾治兴平学者赵惕庵先生患忧郁症结病验例，《伤寒杂病论会通》序患者自述云："回忆十年前，余有忧郁之疾，腹患症结，卧床旬余日，几濒于危，延君（竹斋）自省莅兴，为针期门、巨阙，君然立解，腹内显有声鸣，乃遂即起床，同君步行原野省墓，往返十余里，迄无倦容。君之术何其神，而余之病永不作矣。"

曾治西安余友姚某某之子姚西福（患者现系西安黄河机械厂工程师），患右项靠肩背处生一阴疽，如小碗大，坚硬如石，皮色不红，数十日不化脓，经西安某西医医院诊断为"深部寒性脓疡"，曾给青霉素肌肉注射和抽脓，十余日无脓可抽，患者病情加重，疼痛难忍，颈项不能左右转动，面色苍白，精神极差，全身乏力，食欲不振，舌质淡，苔白腻，脉沉迟。急求医于先生，先生诊为"上石疽"，属寒凝气血壅滞颈项之阴疽，法当大补气血、助阳散寒，呼脓拔毒，托里生肌。用发面饼作圈形围护疮面，用大炷艾绒放于圈内，燃灸十四壮，灸后疮面红肿高大，翌日疮顶皮软，用三棱针点刺出脓，内服十全大补汤每日一剂，外用玉红膏加渗红升丹提脓生肌，十余日疮口愈合，恢复健康。

余妹米锡玉曾患黄汗病，身目黄色鲜明，心中懊恼，小便短少，色黄赤，大便秘结，全身所排汗液皆为黄色，洗脸毛巾及被褥均为黄汗所染，舌质红，苔黄腻，脉弦数。曾在西安广仁医院求治，西医诊为肝胆疾病，无术救治。适先生见之，认为肝胆郁热，胆道阻塞，胆汁外溢，阳气偏盛迫汗外出，故名黄汗病。即与茵陈蒿汤六剂，黄汗即止，黄疸减轻，继服六剂，黄疸全部消退痊愈。

曾治扶风余友王元中之父患伤寒瘀血狂躁病验例。患者狂躁不安，不着衣被，神志错乱，大便不通，舌苔发黑，脉弦滑。先生曾予抵当丸作汤一剂，日三服，大便通畅而症状大减，三剂后症状解除而痊愈。他常说："致学只要对国计民生有益者均可学习研究，勿为世俗所囿，不能故步自封，要有所创新，一个大学只能范围常人，非常人绝不受它的约束。"治学之事，孔子云："人一能之己百之，人十能之己千之，果能此道矣，虽愚必明，虽柔必强。"又说："博学之，审问之，慎思之，明辨之，笃行之。"

先生又告诫我说："学无止境，著书立说是一件非常慎重而严肃的工作，是千秋事业。对自己的作品必须经常反复思考明辨，不断实践认识方能有所提高。切忌轻易肯定或否定。如我早年撰著《伤寒杂病论集注》时，增订《伤寒杂病论读本》时，曾删去'伤寒例'，认为序例为王叔和所作。及见罗哲初先生所授白云阁藏本仲景《伤寒杂病论》第十二稿时，遂感以前认识肤浅，故撰著《伤寒杂病论会通》时，仍依旧补注，以正己之前非。昔朱子注四书稿经七易，仲圣作《伤寒杂病论》有十三稿。以往我所作之集注一书，虽历时八载，稿经四易，其所下功夫远远不及前人。对科学道路上的错误认识要勇于正误。"先生此种严谨治学，勇于正误的精神是值得我们学习的。

他说："人一生没有傻瓜卖疯的精神是学不成东西的。不管社会人有任何非议毁谤，只要是有益国计民生的事，就要笃行实践，方能有所成就。否则，即成执德不宏，信道不笃，焉能为有，焉能为无。"这些

第一章　论著

明言对我们都有很大的启发。先生经常在书桌抽匣内放着油渣。他说："我童年曾讨过舍饭。'民国'十八年陕西遭饥馑，我曾吃谷咽糠，吃过油渣，这是好东西。我当过孤儿所、养老所所长，看见过那些流离失所忍饥受饿的人，我今天绝不能忘记当年。写书疲倦了，我就吃几块，激励我的感想和志气。"古人云："人常能咬得菜根，则百事可能做成。"先生致学之苦，律身之敬，对我教育很大。对功名富贵，先生认为：有补天地，曰功。有关世教，曰名。有学问，曰富。有廉耻，曰贵。在世界观上，先生认为"天下为公""世界大同"之理想必将实现。中华人民共和国成立后，他即购买《资本论》进行研读。他认为马克思提出的"全世界无产者联合起来，为解放全人类，实现共产主义而奋斗"，是世界发展的自然规律，人们应奋勇地奔向这一目标！先生好游名山大川，考索历史文物古迹。每见一事必追至底。先生性情豪放，一生不以人之喜怒为喜怒，以乐素自居。故先生所居处名曰乐素园，其洞曰乐素洞，即是此意。

先生一生备受艰苦，是为中华民族争气，为人民正义事业奋斗的一生。是先天下之忧而忧，后天下之乐而乐者也，不愧为一位中医科学家。中华全国中医学会副会长任应秋教授曾在中日《伤寒论》学术讨论会上，关于当代治伤寒学的主要流派具有代表性的伤寒五大学家中指出："黄竹斋，字维翰，陕西长安人。治《伤寒论》多守钱塘二张及陈念祖之学，谓仲景所称的三阳三阴，不同于《素问·热论》，是将人身部位质体分为六纲而已。以三阳标部位，三阴标质体，并结合现代生理为证说，太阳统躯壳表面，故六淫从之而入；阳明统咽至肛门肠胃表面，饮食之邪多受之；少阳统躯壳里、脏腑表里膜膜，所谓三焦居半表里，六淫及饮食伤皆足致之。太阳属营养系统，少阴属血液循环系统，厥阴属神经系统。三阳之部位各有区域，故汗下之法不可混施；三阴的质体，互相纠丽，是以温清之法，皆可通用。他认为掌握了三阳三阴这个界说，整个《伤寒论》便可迎刃而解。并把《金匮》杂病诸论合一炉而治，名曰《伤寒杂病论集注》，共十八卷。在西北数省颇有影响，弟子米伯让嗣其学。"

余不敏，忝列先生门墙，各地知者纷纷来函要求将先生传略公之于世。谨述梗概，质正海内同志。若有妄词，我当负责。最后，爱引范文正公（仲淹）歌严子陵先生祠堂记之歌，以颂先生之业绩。歌曰：云山苍苍，江水泱泱，先生之风，山高水长！

门人　陕西米伯让敬撰
1984 年 11 月 6 日

第十八节　十二经血气多少之探讨

《黄帝内经》论述人体各经血气多少之说，学者感其难以理解。究其由，一是《素问》《灵枢》诸篇所载各经血气多少之数互异；二是诸篇皆言为"人之常数"。此一常数，古代医家何以得知？其来源依据是什么？为此探讨，以供大家研究。

关于人体各经血气多少之说，首见于《素问·血气形志篇》和《灵枢·五音五味篇》，《九针论》《甲乙经》《太素》诸书中亦有记载。现将诸书所载各篇异同分述如下。

一、《素问》《灵枢》诸篇之异同

《素问·血气形志篇》："夫人之常数，太阳常多血少气，少阳常少血多气，阳明常多气多血，少阴常少血多气，厥阴常多血少气，太阴常多气少血，此天之常数。"

"足太阳与少阴为表里，少阳与厥阴为表里，阳明与太阴为表里，是为足之阴阳也；手太阳与少阴为表里，少阳与心主为表里，阳明与太阴为表里，是为手之阴阳也。今知手足阴阳所苦，凡治病必先去其血，乃去其所苦。伺之所欲，然后泻有余，补不足。"

"刺阳明，出血气；刺太阳，出血恶气；刺少阳，出气恶血；刺太阴，出气恶血；刺少阴，出气恶血；刺厥阴，出血恶气也。"

《灵枢·五音五味篇》："夫人之常数，太阳常多血少气，少阳常多气少血，阳明常多血多气，厥阴常多气少血，少阴常多血少气，太阴常多血少气，此天之常数也。"

注：本篇无刺法"出血恶气""出气恶血"之文。

《灵枢·九针论》："阴明多血多气，太阳多血少气，少阳多气少

第一章　论著

295

血，太阴多血少气，厥阴多血少气，少阴多气少血。"

"刺阳明，出血气；刺太阳，出血恶气；刺少阳，出气恶血；刺太阴，出血恶气；刺厥阴，出血恶气；刺少阴，出气恶血也。"

综合上文，归纳见表 1 - 21。

表 1 - 21　《素问》《灵枢》关于十二经血气多少异同对照表

经 别	脏	腑	血气形志篇	五音五味篇	九针论	治 则
太阳	小肠	膀胱	多血少气			出血恶气
少阳	三焦	胆	少血多气			出气恶血
阳明	大肠	胃	多血多气			出血气
太阴	脾	肺	多气少血	多血少气	多血少气	出气恶血
少阴	心	肾	多气少血	多血少气		出气恶血
厥阴	心包	肝	多血少气	多气少血		出血恶气

注：①上列之治则皆录自《血气形志篇》。②治则除太阴经《九针论》为出血恶气外，其他皆与《血气形志篇》相同。③表中空格为与《血气形志篇》相同

从上表可见，三阳经《素问》《灵枢》相同。三阴经中，太阴经《五音五味篇》与《九针论》相同，与《血气形志篇》相反。少阴经、厥阴经，《血气形志篇》与《九针论》相同，与《五音五味篇》相反。治则中，除太阴经《九针论》为出血恶气与《血气形志篇》相反外，其他皆同。

二、《甲乙经》诸篇之异同

《甲乙经·十二经水篇》中，三阳经述"太阳多血气""少阳少血气""阳明多血气"三句与《阴阳二十五人形性血气不同篇》不同，与《素问》《灵枢》诸篇亦不同。见表 1 - 22。

表 1 - 22　《甲乙经》关于十二经血气多少异同对照表

经 别	脏	腑	阴阳二十五人形性血气不同篇	十二经水篇	刺 法
太阳	小肠	膀胱	多血少气	多血气	刺深五分，留七呼
少阳	三焦	胆	少血多气	少血气	刺深四分，留五呼
阳明	大肠	胃	多气多血	多血气	刺深六分，留十呼

经　别	脏	腑	阴阳二十五人形性血气不同篇	十二经水篇	刺　法
太阴	脾	肺	多血少气	多血少气	刺深三分，留四呼
少阴	心	肾	多血少气	少血多气	刺深二分，留三呼
厥阴	心包	肝	少血多气	多血少气	刺深一分，留一呼

注：《甲乙经·十二经水篇》与《灵枢·经水篇》相同

《甲乙经·十二经水篇》治则无"出气恶血"或"出血恶气"之文，只述针刺之深度及留针呼吸数。

《甲乙经·阴阳二十五人形性血气不同篇》，三阳经血气多少与《素问》《灵枢》诸篇相同，而三阴经与《血气形志篇》相反，与《五音五味篇》相同。少阴、厥阴经与《九针论》相反。

此外，三阴经中，《甲乙经·十二经水篇》"太阴多血少气"句与《阴阳二十五人形性血气不同篇》同，与《灵枢》亦同。但少阴、厥阴经与《素问》同而与《阴阳二十五人形性血气不同篇》相反，与《灵枢·五音五味篇》亦相反。见表1-21。

三、《太素》诸篇之异同

据《太素·任脉篇》与《知形志所宜篇》本校，则太阳、少阳、阳明、太阴四经相同。少阴、厥阴二经两篇皆相反。见表1-23。

表1-23　《太素》关于十二经血气多少异同对照表

经别	脏	腑	任脉篇	知形志所宜篇	治则
太阳	小肠	膀胱	多血少气	同左	出血恶气
少阳	三焦	胆	多气少血	同左	出气恶血
阳明	大肠	胃	多血气	同左	出血气
太阴	脾	肺	多血气	同左	出血气
少阴	心	肾	多血少气	多血多气	出气恶血
厥阴	心包	肝	少血多气	多血少气	出血恶气

注：录自《知形志所宜篇》

据《任脉篇》《知形志所宜篇》与他书对校，则少阴、厥阴经与《甲乙经·阴阳二十五人形性血气不同篇》《灵枢·五音五味篇》相同，而与《甲乙经·十二经水篇》《灵枢·九针论》以及《素问·血气形志篇》相反。

治则在《知形志所宜篇》，除太阴经与《素问·血气形志篇》及《灵枢·九针论》不同外，其他均与《素问·血气形志篇》相同。见表1-24。

表1-24　十二经血气多少异同对照表

			十二经血气多少异同							针刺治则异同			刺法异同	
书名			《素问》	《灵枢》		《甲乙经》		《太素》		《素问》	《太素》	《灵枢》	《灵枢》	《甲乙经》
经别	脏	腑	血气形志篇	五音五味篇	九针论	阴阳二十五人形性血气不同篇	十二经水篇	任脉篇	知形志所宜篇	血气形志篇	知形志所宜篇	九针论	经水篇	十二经水篇
太阳	小肠	膀胱	多血少气				多血气			出血恶气			刺深五分 留七呼	同《灵枢》经水篇
少阳	三焦	胆	少血多气				少血气			出气恶血			刺深四分 留五呼	
阳明	大肠	胃	多气多血				多血气	多血气	多血气	出血气			刺深六分 留十呼	
太阴	肺	脾	多气少血	多血少气	多血少气	多血少气	多血少气	多血气	多血气	出气恶血	出血气	出血恶气	刺深三分 留四呼	
少阴	心	肾	多气少血	多血少气		多血少气		多血少气		出气恶血		出血恶气	刺深二分 留三呼	
厥阴	心包	肝	多血少气	多气少血		多气少血		多血少气		出血恶气			刺深一分 留一呼	

注：表中空格为各篇与《素问·血气形志篇》相同

四、关于《素问》《灵枢》《甲乙经》《太素》有关各经血气多少记载互异之处，历代各家注释不尽相同

关于太阴经气血多少，《素问》与《灵枢》之不同，明·马元台认为："《灵枢》多误，当以此节为正。观末节出血气之多少正与此节照

应。"（《素问·血气形志篇》）明·张景岳的见解与马元台基本相同，他说："十二经血气各有多少不同，乃天禀之常数。故凡用针者，但可泻其多，不可泻其少，当详察血气而为之补泻也。按：两经言血气之数者凡二，各有不同。如《五音五味篇》三阳经与此皆相同，三阴经与此皆相反。又如《九针论》诸经与此皆同，唯太阴经云：多血少气与此相反。须知《灵枢》多误，当以此为正。观末节出气出血之文与此正合，无差可知矣。"（《类经·经络类·十二经血气表里》）并指出互异的原因是"气血多少四字极易混乱，此必传录之误"（《类经·脏象类·妇人无须血气多少》）。

关于马元台、张景岳认为十二经血气多少不同，应以《素问·血气形志篇》为正。其互异乃传录之误的说法，我意未必尽然，尚待商榷。今取《素问》《灵枢》《甲乙经》《太素》诸经核对有关经文，从中可以看出有传录之误，亦有各家不同见解，并非尽为传录之误。因《内经》诸篇是以论文形式整理而成，非一方、一人、一时之手笔，而诸家所持之论点未必相同。若以为传录之误，则一字、一条之误是为常见，而《灵枢·五音五味篇》三阴经之文与《素问·血气形志篇》何以全相反？此外，《灵枢·九针论》之太阴条、《甲乙经·阴阳二十五人形性血气不同篇》三阴经之文、《甲乙经·十二经水篇》之太阴条、《太素·任脉篇》三阴经之文亦相反。若尽为传录之误，何其反者如此之多？此不能令人信为传录之误者一也。《五音五味篇》与《九针论》均出自《灵枢》，《阴阳二十五人形性血气不同篇》与《十二经水篇》均出自《甲乙经》，《任脉篇》与《知形志所宜篇》皆出自《太素》，同一书中前后两篇说法不同，此其不能令人信，为传录之误者二也。

隋·杨上善撰注《太素》时，当在《灵枢》《甲乙经》之后，就曾提出过新的见解。他说："手足太阴阳明多血气，以阴阳俱多谷气故也。"（《太素·任脉篇》）就是提出新见解的例证。

五、十二经血气来源之分析

关于十二经血气多少的学术理论问题，余考历代《内经》注家，未有能详释其义者。清代张隐庵《素问集注》《灵枢集注》、高世宗《素问直解》对本题虽有所阐注，但只是以天人相应之说、阴阳消长之理，推演人体脏腑各经气血之多少。岂不知我国古代医家远在周秦时期多重实践，古代医学的建立是在医疗实践知识、生活实践知识、解剖实践知识的基础上建立起来的。因此对《内经》理论的研究，首先应从本经原文中寻找答案，析其本义，再为推理比较切合其原意。古人在提出人体各经血气多少之说时，必然是先有直观认识，然后推理演绎，否则本末倒置。正如人体经络现象的发现一样，首先由针刺治病的实践经验发现治病有效的穴位，继而建立经络系统。关于十二经气血多少的来源，余考据经文认为：一是从解剖实践而来，二是从观察经络在体表循行部位上的毛发状态、形体肥瘦、发育盛衰，以表测里而来。分述如下：

1. 解剖实践

《灵枢·经水篇》："若夫八尺之士，皮肉在此，外可度量切循而得之，其死可解剖而视之。其脏之坚脆，腑之大小，谷之多少，脉之长短，血之清浊，气之多少，十二经之多血少气与其少血多气，与其皆多血气，与其皆少血气，皆有大数。其治以针艾，各调其经气，固其常有合乎……凡此五脏六腑十二经水者，外有源泉而内有所禀，此皆内外相贯，如环无端，人经亦然。"可知我国古代医家早已通过人体解剖观察人体脏腑的形态及各经血气的多少。据此提出针灸治病的原则，针刺深度及留针呼吸之时数。而且认识到五脏六腑十二经脉的血气在人体循行是内外相贯，如环无端的闭管系统。我认为古代医家主要是通过人体解剖而认识十二经血气多少的。凡人之空腔脏器，如胆、胃、大肠、小肠、膀胱、三焦，大体在直观上则见色白血少，故云血少气多。实质脏器，心、肝、脾、肺、肾则见色红血多，故云血多气少。古代医家取类比象，以赤、白二色象征血气，如心主血，其色赤属火；肺主气，其色白属金之类。胃与大肠为空腔脏器，何以谓阳明为多气多血之经？由于阳明属胃，主纳水谷，为五脏六腑之海，故云多气多血，这可能是古人依据胃与大肠的生理功能和临床治疗经验总结而来，是一个例外。至于古代医家对各经血气多少的认识，是否完全正确，有待于进一步探讨。

2. 根据经络学说以表测里

《灵枢·五音五味篇》说："圣人之通万物也。若日月之光影，音声鼓响，闻其声而知其形。是故圣人视其颜色黄赤者，多热气；青白

300

者，少热气；黑色者，多血少气；美眉者，太阳多血；通髯极须者，少阳多血；美须者，阳明多血，此其时然也。"这里所说的"视其颜色黄赤者，多热气"，热气者，人之阳气也。阳气旺盛则面色黄赤，为人正常之色。此言黄色者，非谓黄疸病之黄色也。"青白者，少热气"，言人面色发青或㿠白者，是人阳气不足之征，故云少热气。"黑色者，多血少气。"若面色发黑者，为阳气不足血瘀之征。引乃观面色而测知内脏血气多少之法也。

"美眉者，太阳多血；通髯极须者，少阳多血；美须者，阳明多血。"此乃视其经络循行部位，毛发生长的盛衰而推测内在各经血气多少之法也。"美眉者，太阳多血。"言人眉毛生长之处，为足太阳膀胱经脉循行起始部位，眉毛生长美好而旺盛者，即是足太阳经脉血盛的征象，故云"太阳多血"。人之髯须生长在两耳前侧，为手少阳三焦经脉循行经过部位，见两髯生长旺盛以连须者，为手少阳经脉血盛的征象，故云"少阳多血"。因胡须生长于鼻下口唇周围，为足阳明胃经起始循行交过之处。见胡须生长美好者，为足阳明胃经脉血盛的征象，故云"阳明多血"。

《灵枢·阴阳二十五人篇》将三阳经分别分配为手经、足经，并列举因气血盛衰出现在人体上部或下部的生理特点。人们从而能够从这些特征去测候气血的盛衰和脏腑内在的变化。古人这种从直观测候血气多少的方法，对中医临证有一定的实用价值。如席汉综合征，毛发脱落，尤以眉毛、腋毛、阴毛脱落显著，精神萎靡，表情迟钝，面色苍白，皮肤干糙，舌质淡，脉象沉细而迟。女子经闭，男子胡须稀少，性欲减退乃至消失，知其为五脏气血亏损，导致冲、任二脉空虚，督带二脉失养，冲气功能降低。毛发为人之血余。见眉脱者，为心肾血气亏损之表现，因眉处为太阳经脉循行起始部位。太阳与少阴为表里，少阴者心肾之经，心肾气血亏损故见此证；两腋为足太阴脾、手太阴肺经循行部位，腋毛脱落则知肺脾气血亏损。前阴为足厥阴肝经交过循行部位，冲、任、督、带四脉同原异行之处。阴毛脱落则知为肝血亏损，冲、任二脉空虚。肝主宗筋，宗筋者睾丸也。宗筋失养，则性欲减退甚至消失。冲为血海，任脉主一身之阴。冲、任空虚，则天癸枯竭，月经不至。精神萎靡，表情迟钝抑郁者，为督脉失养，神失精明。督脉主一身之阳气，系之于肾，起于胞中，出于会阴，循脊上行至项风府穴入脑，上于头盖骨之上百会穴处，与诸脉会聚，交通冲任。头为精明之府，元神所在。脑为髓海，中有泥丸，为津液分泌最高之源泉，下通肾气，分布诸经。若人之血气亏损，精神失养，任督不交，故见以上诸证。此为精神气血营卫津液俱损之病，当以大补气血，充养任、督为治。方用十全大补汤，配龟鹿二仙胶、鹿茸丸、紫河车、雀脑、海狗肾之类或当归生姜羊肉汤等血肉有情之品调养任、督。

又如肾上腺皮质功能亢进者，口唇生须，四肢毫毛旺盛，中医则诊为诸脏血气有余，导致冲气偏盛而有此征。治则当以调理冲任，泻火降气。方用大黄蛰虫丸、知柏地黄汤、芩连四物汤、丹栀逍遥散加知母、黄柏、桑皮之类。

有关气血问题，《灵枢·五音五味篇》中还论述了妇人无须以及宦者、天宦不生须的原因。妇人无须者，是由于在生理上有余于气，不足于血，以其每月经水时下，冲任之脉不荣口唇，故须不生。宦者无须，是由于割去睾丸而伤其精血，故不生须。天宦无须，是因先天发育不足，其冲任不盛，宗筋失养，有气无血，唇口不荣，故不生须。

从这些论述可见古代医家对气血概念的认识是比较广泛的。古人所说的气血不仅指血液，并将人体的内分泌腺、性腺及其内分泌功能亦概括于内，这对研究祖国医学的气血有很大的启发。

关于"出气出血""出气恶血""出血恶气"之说，是古代医家依据各经血气多少，提出针刺深浅，留针呼吸次数，针刺治病泻有余、补不足的治病原则。《素问·血气形志篇》《灵枢·九针论》只言各经"出""恶"治则，未及刺法。而《灵枢·经水篇》首先指出刺法，晋·皇甫谧因之收载于《甲乙经·十二经水篇》中。归纳其治疗原则是："多血多气"之经，刺宜"出气出血"；"多血少气"之经，刺宜"出血恶气"；"少血多气"之经，刺宜"出气恶血"。明·杨继洲《针灸大成》依据《素问·血气形志篇》编为歌诀曰："多气多血经须记，大肠手经足经胃，少血多气有六经，三焦胆肾心脾肺。多血少气心包络，小肠膀胱肝所异。"以备临证应用。

余以"多气多血""多血少气""多气少血"三项为纲，归纳诸书各篇所载各经血气多少不同之说进行分析，见表1-25。

表 1 -25　气血多少之经及治则、刺法表

各经气血多少	血气形志篇	九针论	五音五味篇	阴阳二十五人形性血气不同	十二经水篇	任脉篇	知形志所宜篇	治则	刺法
多血多气之经	手阳明大肠经足阳明胃经	—	—	—		—		出气 出血	刺深六分，留十呼
					手太阳小肠经足太阳膀胱经	—		出血 恶气	刺深五分，留七呼
						手太阴肺经足太阴脾经	—	出气 恶血	刺深三分，留四呼
多血少气之经	手太阳小肠经足太阳膀胱经	—	—	—		—		出血 恶气	刺深五分，留七呼
	手厥阴心包经足厥阴肝经	—				—		出血 恶气	刺深一分，留一呼
		手太阴肺经足太阴脾经	—	—		—		出气 恶血	刺深三分，留四呼
			手少阴心经足少阴肾经	—	—			出气 恶血	刺深二分，留三呼
少血多气之经	手少阳三焦经足少阳胆经	—	—		—			出气 恶血	刺深四分，留五呼
	手太阴肺经足太阴脾经							出气 恶血	刺深三分，留四呼
	手少阴心经足少阴肾经	—						出气 恶血	刺深二分，留三呼
			手厥阴心包经足厥阴肝经	—	—		—	出气 恶血	刺深一分，留一呼

注： 划"—"号同左。空格为无

第一章 论著

303

　　如"多气多血"之经，《素问·血气形志篇》认为手阳明大肠、足阳明胃经，针刺治则为"出气出血"，针刺应深六分，留十呼。而《甲乙经·十二经水篇》《太素·任脉篇》则认为手太阳小肠经、足太阳膀胱经亦为多气多血之经。《太素·任脉篇》《知形志所宜篇》更提出手太阴肺经、足太阴脾经为多气多血之经，治则均为"出气出血"。但在《素问·血气形志篇》则认为手太阳小肠经、足太阳膀胱经为多血少气之经，治则为出血恶气。手太阴肺经、足太阴脾经为少血多气之经，针刺治则为"出气恶血"。其说如此不同，治则何能统一？

　　又如"多血少气"之经，《素问·血气形志篇》认为手太阳小肠经、足太阳膀胱经、手厥阴心包经、足厥阴肝经为多血少气之经，治则为"出血恶气"，针刺应深五分，留十呼。而《灵枢·九针论》《五音五味篇》《甲乙经·阴阳二十五人形性血气不同篇》《十二经水篇》认为手太阴肺经、足太阴脾经为多血少气之经。《灵枢·五音五味篇》《甲乙经·阴阳二十五人形性血气不同篇》《太素·任脉篇》《知形志所宜篇》又认为手少阴心经、足少阴肾经为多血少气之经。

　　少血多气之经，《素问·血气形志篇》认为手少阳三焦经、足少阳胆经、手太阴肺经、足太阴脾经、手少阴心经、足少阴肾经为少血多气之经，针刺治则为"出气恶血"，针刺应深四分，留五呼。而《灵枢·五音五味篇》《甲乙经·阴阳二十五人形性血气不同篇》《十二经水篇》《太素·任脉篇》《知形志所宜篇》又认为手厥阴心包经、足厥阴肝经为少血多气之经。

　　综上所述，各经血气多少之互异情况错综复杂。针刺治则若按《针灸大成》所编歌诀应用，则对各篇互异之处又该如何对待？如何统一？望诸针灸学家提出自己的体会和经验。

六、小　结

　　·本节对《素问》《灵枢》《甲乙经》《太素》诸书所载十二经血气多少之说及其互异之处作了对照分析，认为互异之处可能为各家不同见解，并非尽为传录之误。

　　·根据经文，提出古代医家关于十二经血气多少之说的来源依据：一是解剖实践，二是用阴阳互为表里的经络学说，以表测里而得出。并举例说明阴阳互为表里学说在诊断人体各经血气盛衰上的实用价值和古人对气血概念的认识。

·对针刺治则以多气多血、少血多气、多血少气三项为纲，列表对照，提出十二经气血多少及针刺治则各家说法不同，如何统一的问题。

以上初步认识，仅作抛砖引玉。希望中医界对上述几个问题展开争鸣，以进一步探明其实质。错误之处，望请指正。

第十九节 《伤寒杂病论》的分合隐现

《伤寒杂病论》十六卷，为我国汉代伟大的医学大师张仲景所著。其书总结了汉以前古人和疾病斗争之经验成果，并结合自己的临证实践，进一步运用辨证施治的规律，丰富和发展了医学理论和治疗方法，创造性地为后世医家奠定了辨证论治的准则。1700多年来，历经中外医家实践反复验证，莫不公认之为医学经典著作。其书经历代兵燹，多次散失，复经整理，迄今仍不断有新的发现，仍不失为中医学重要文献和有价值之作品。谨将作者的伟大贡献和本书分合隐现介绍如下。

一、《伤寒杂病论》写作的社会背景

仲景生于东汉末年（约公元150—219年），当时封建割据，掠地称霸，连年混战，疫疬流行，民不聊生。当时的社会状况是极为悲惨的。汉代文学家曹植在《说疫气》中说："建安二十二年，疬气流行，家家有僵尸之痛，室室有号泣之哀，或阖门而殪，或复族而丧，或以为'疫鬼神所作'。夫罹此者，悉被褐茹藿之子，荆室蓬户之人耳！若夫殿处鼎食之家，重貂累蓐之门，若是者鲜焉，寒暑错时，是故生疫。而愚民悬符压之，亦可笑也。"可见，当时疫气流行，广大劳动人民大批死亡，而富贵人家则很少有此情况。那时的贵族知识分子目睹此景，不但不关心民瘼，钻研医学，拯救夭亡，反而坐视不理。至于封建统治者竞逐荣势，荒淫无度，对劳动人民残酷压榨，对疾病更是无人过问。曹植的这篇短文，也就是仲景作此书时代背景的旁证。仲景面对此情此景，悲天悯人，努力学医，著成《伤寒杂病论》。

二、作者著书立说的思想动机

仲景对于疾疫流行、广大劳动人民死亡惨重之情况十分感伤，激起了著书立说以救夭枉的愿望。在作者的《伤寒杂病论》序文中可以看出，《伤寒杂病论》不是偶然的产物，也不同于一般的著作，说明仲景极端愤恨当时士大夫之流只知钻营名利，追求个人荣势，不知留神医药，精究方术。一旦疾病临身，不是求神问卜，便为庸医所误，加之自己族人死亡，所以他有"感往昔之沦丧，伤横夭之莫救"的无限痛心感慨。因而寻求古人的理论经验，采集民间群众有效医方，结合自己的实践经验，以严谨的科学态度和实事求是的精神，创造性地著成了这部中外驰名的医学巨著——《伤寒杂病论》。该书为后世医学界开辟了新的治疗道路，同时批判了当时一般医生不认真钻研医学、墨守成法和粗枝大叶、草菅人命的不良作风。又痛切地向读者呼吁关心和学习中医的必要。足见作者的思想动机纯是一片悲天悯人之感，不同于一般沽名钓誉之徒。张仲景这种济世救人的高贵品德，为医学界树立了优良典范。

三、《伤寒杂病论》内容特点和作者的伟大贡献

《伤寒杂病论》十六卷，是我国第一部由理论到实践的临证治疗专书。内容包括各种外感病和杂病两部分。由于历史的变迁，复遭兵火，几经散失。直至宋代将本书整理分为两部，即今流传之《伤寒论》和《金匮要略方论》二书，《金匮》即杂病部分。张仲景继承《内经》《难经》《神农本草经》等古典医籍的基本理论，结合秦汉以来人民同疾病作斗争的丰富经验，创造性地提出了新的见解，以六经论伤寒，以脏腑论杂病，使中医学的基础理论与临证诊断、治疗密切结合，成为理、法、方、药比较完备而系统的辨证论治的理论体系。

《伤寒论》是作者根据《内经》的理论，把外感病在临证上呈现的复杂证候，归纳为三阴三阳六大证候群。在每一经中以能概括性的反映本经病理机制的基本症状，作为本经的总纲。如太阳病以头项强痛、发热恶寒、脉浮为总纲；阳明病以胃家实为总纲；少阳病以口苦、咽干、目眩为总纲；太阴病以腹满而吐，食不下，自利益甚，时腹自痛，若下之，必胸下结硬为总纲；少阴病以脉微细、但欲寐为总纲；厥阴病以消

渴，气上撞心，心中痛热，饥而不欲食，食则吐蛔，下之利不止为总纲。除了分别介绍各经病证的特点和相应的治法外，还说明了各经病证的传变关系，以及合病、并病或其他因治疗不当而引起的变证、坏证等的辨证和治疗方法。通过六经证候的归纳，可以深刻地了解疾病的发展规律，从而有了阴、阳、表、里、虚、实、寒、热之别，为后世八纲辨证打下了基础。在治疗上，也有了可以遵循的准则。

《金匮要略》的内容，以介绍内科杂病为主，但也涉及妇科、外科等疾病，其辨证施治的精神与《伤寒论》一致。但该书不以六经分篇，而以病类分篇。书中有许多十分可贵的医疗经验，例如对肺痈、肠痈、黄疸、痢疾、水气等病的辨证和治疗，直到今天仍有很高的实用价值和疗效。在妇科方面，对于癥病、脏躁、闭经、漏下、妊娠恶阻以及产后病等，均有详细的记载和行之有效的治法。此外，仲景根据《内经》中"虚邪贼风，避之有时""饮食自倍""起居无节"等有关病因的学说，提出："千般疢难，不越三条：一者，经络受邪入脏腑为内所因也；二者，四肢九窍，血脉相传，壅塞不通，为外皮肤所中也；三者，房室、金刃、虫兽所伤。以此详之，病由都尽。"把复杂的病因概括为三大类，对病因学的发展作出了一定的贡献。

张仲景对方剂学的贡献也是很大的，真实地反映了秦汉以来方剂学发展的水平。如《伤寒论》载方113首，《金匮要略》载方262首，其中使用药物241种之多。建立了因证立法，以法系方的原则。对方剂的配伍、加减变化、运用法度都非常严谨。所用剂型种类也较完备，如汤剂、丸剂、散剂、肛门栓剂、灌肠剂、酒剂、洗剂、浴剂、熏剂、滴耳剂、灌鼻剂、吹鼻剂、软膏剂、阴道栓剂等。说明当时的方剂学知识已有相当的成就，到张仲景有了更为显著的发展。因此，后人尊《伤寒论》《金匮要略》方为经方，为方剂学之祖。

综上所述，《伤寒论》《金匮要略》二书在医学上的贡献是很大的，它不仅总结了3世纪初我国人民和疾病作斗争的经验，并在临证实践方面，进一步地运用辨证施治的规律，丰富和发展了医学理论和治疗方法，给后世中医学术的发展提供了极为重要和有利的条件。因此，上述二书不仅为历代中医奉为临证实践的"圭臬"，而且在国外，如日本、朝鲜等国在很早以前也都尊为医学典籍，加以深刻研究。由于张仲景的著作具有很高的价值，因而 1700 多年以来，不但成为历代医家辨证施治的典范，同时在他的学术思想指导下，历代医家受到他的启示，出现了许多伤寒名家，写了不少的伤寒名著，都增添了各自不同的医疗经验和见解。同时，许多学派，著名的如金元四大家，以及明清以来的温病学派，都是由于受他的影响和启示，在中医学发展上作出了巨大贡献。

张仲景的著作，在今天来说，仍是发掘中医学宝藏的珍贵资料之一，也是学习研究中医理论和治疗经验的重要医书，对于开展防病治病工作同样有它的积极作用。但是，这部书也不是完美无缺的。由于作者受当时历史条件和医学科学水平的限制，不可能做到尽美尽善。由于书中文辞古奥，义理宏深，加之后世以来的文字传抄，条文中不免有些讹谬，这也是无足为怪的。此外，《金匮要略》有关杂病治疗禁忌等方面，大多是符合科学的，但也还有些不合理之处，应当批判地接受。

四、《伤寒杂病论》在历代分合隐现的概况

仲景于汉建安时代（约公元232年）撰成《伤寒杂病论》十六卷。后经三国之乱，战争频繁，仲景殁后原书散失。幸赖西晋太医令王叔和搜集编次《仲景方论》为三十六卷行世。旋遭晋怀帝永嘉之乱，中原文物板荡，王氏之书亦复亡失。至唐初孙思邈《千金要方》时，年已逾百，犹未获见，乃称江南诸师秘仲景要方不传。至晚岁方得见到仲景《伤寒论》别本，乃详载其书于《千金翼方》第九、第十两卷中。因当时印刷术尚未发明，书皆传抄，故得之不易。而天宝时王焘撰《外台秘要》中引仲景《伤寒论》方，注出卷数至十八，内有今《金匮要略》诸方。盖王焘所见者，又一别本。此外，仲景之书目，见于梁《七录》有"张仲景辨伤寒十卷"，《隋书经籍志》说有"张仲景方十五卷""张仲景疗妇人方二卷"，《唐书艺文志》说有"王叔和、张仲景药方十五卷""伤寒杂病论十卷"，这些书均已不存。五代时始盛行刻版印刷术，至宋英宗治平二年（公元1064年）朝廷方命高保衡、孙奇、林亿等校刊医书，将宋开宝时节度使高继冲所献的《伤寒论》十卷刊行，杂病未见其书。翰林学士王洙在馆阁日于蠹简中得仲景《金匮玉函要略》三卷，亦于同时刊行。尚有《金匮玉函经》八卷为《伤寒论》之别本，亦校刊印行，公之于世。从此以后，仲景之书始普遍流行。此仲景遗书

自汉建安至宋治平上下 800 多年中分合隐现之概况。

今时所传的宋刊本《伤寒论》十卷，系明万历时赵开美校刊本，总二十二篇、三百九十七法、一百一十二方。《金匮要略方论》上、中、下三卷，乃明万历中徐镕校刊，所谓正脉本。自杂病以下终于饮食禁忌凡二十五篇，除重复合二百六十二方。而《金匮玉函经》八卷，乃清康熙中上海陈世杰得何义门手抄宋本校刊，中华人民共和国成立前该版为罕见之书，已由人民卫生出版社影印发行，为研究《伤寒论》之珍贵刊本。

自民国以来，仲景之《伤寒杂病论》乃有四种新的发现：①湖南浏阳刘昆湘于民国初年遇张老者传授古本《伤寒杂病论》十六卷，计四册，于 1933 年石印。其宗人刘仲迈与之同撰义疏印行。②四川刘熔经得于涪陵张齐五云：清咸、同间得之由垫江来涪之医士袁某，得之明代垫邑某洞石匮所藏，为王叔和所述，孙思邈所校，亦名《伤寒杂病论》十六卷，计二册，1934 年刘熔经石印刊行。③桂林左修之，当清同治三年（1864 年）在岭南从师张学正，字绍祖，自称为仲景四十六世孙者。张氏传授仲景第十二稿《伤寒杂病论》十六卷于左氏，左氏于清光绪二十年（1894 年）将该书授于门人桂林罗哲初。罗氏于 1934 年将该书授予长安黄竹斋先生，于 1939 年始付梓，公之于世。④日本昭和丁丑，大家敬节所发现的康平本伤寒论（日本康平三年，适当我国宋仁宗嘉祐五年，公元 1060 年），该版本计一册，由苏州叶橘泉于 1946 年印行。以上 4 种发现，皆为研究仲景学术的重要参考文献。

五、桂林古本《伤寒杂病论》发现经过

1936 年，吾师长安黄竹斋先生携所著《伤寒杂病论集注》和《伤寒杂病论新释》各十六卷，往南方各地质正当世学者，并发愿诣南阳访问考索医圣张仲景祠墓。因仲景墓发现于明末清初，而文献可征者仅见于南阳县志及徐忠可《金匮要略论注》。这一伟大的医学家，惜汉书无传，可见当时统治阶级对人民病痛置若罔闻。

吾师于癸酉冬亲往南阳，拓碑六种，摄影三帧，搜查南阳县志及各医书，撰成《医圣张仲景传》一册。又向反动政府提出重修南阳医圣祠案，但未得到相应的重视和支持。吾师南北奔波，到处随访，每遇发现

必追踪至底。路经南京书肆，偶购浙江国医图书专号一册，载有张仲景疗妇人方二卷、五脏营卫论一卷，存宁波天一阁抄本字样。此二书，其目见于梁《七录》及《宋史艺文志》，而明志及清四库全书总目皆未著录，知其遗失已久。吾师即往访阅，待至该阁查藏书目录时并无此书，不知浙江流通图书何所据然，颇为失望。不料在宁波名医周岐隐先生处得识桂林罗哲初。罗先生通经术，能文章，精究医术，兼擅针灸，以医自隐，出示其所藏手抄古本《伤寒杂病论》十六卷，计四册。罗先生言，此间只有一册，余存桂林。吾师披阅一过，其卷端序为清光绪二十年甲午春三月桂林左盛德撰，传授渊源序之颇详。云清道光时，左公随父宦游岭南，父贽有张公学正字绍祖者，自称为仲景四十六世孙，言仲景之书当日稿本原有十三，王叔和所传者为第七次稿，他家藏有第十二稿，历代珍藏，未尝轻以示人。左公之父，亟令左公师事之，乃克手抄一部，由是诵研，遂精于医。后旋桂林，罗先生从之学，因得手抄其书，40年来从未出以示人。虽与周先生交谊最赞，亦未曾寓目。罗君感吾师致学之诚，远来不易，特公开一览，吾师叹为奇缘，遂抄序文刊登当时中医杂志。越年乃得手抄一通。

不久，抗日战争暴发，南京陷，罗君返桂。吾师携副稿回陕，筹资刻制木版刊行，观其本书内容与各本大异，较湖南古本伤寒例后多杂病例一篇；六经篇前有温病、伤暑、热病、湿病、伤燥、伤风、寒病脉证并治七篇；六经后无可与不可诸条，而有金匮诸篇。其余文字亦有小异，又列黄疸、宿食、下利、吐逆、呕哕、寒疝、消渴等证于阳明、少阴、厥阴诸篇。若平脉法较宋本辨脉法条理精密。此外订正诸本《伤寒论》脱讹之处亦多。如太阳篇下"伤寒脉浮滑，表有热，里有寒，白虎汤主之"，按脉证不合，其理难通。湘古本作"表有热，里无寒，白虎汤主之"，其说似较为胜。本书作"里有热，表无寒，白虎汤主之"，较之确切不移。足见本书与诸本截然不同，对研究《伤寒论》《金匮要略》有重要参考价值。关于本书，或有疑议、真伪问题，存在各种意见，有待进一步考证与商榷。我认为，首先应该以说理真实、应用有效为辨别之关键。即或非仲景手稿，亦无关宏旨。亦必系后学者学习伤寒、深有心得者托名而作，仍有功于中医学的发扬。

中华人民共和国成立后，在党的中医政策的感召下，曾商同竹斋先生将此书献出刊行，但未得到足够的重视，搁置至今。据说桂林曾出版过，但至今仍未见到。吾师竹斋先生根据副本所刊之木版书，现存西安医学院图书馆。此书序文中指仲景稿本当日原有十三，而本书为仲景《伤寒杂病论》第十二稿，不知十三稿藏之名山，还是传之其人。此外，关于仲景《五脏营卫论》，1965 年南阳医药卫生科学研究所蔺雪帆先生云：上海中华书局编辑张星逸君致力仲景史料研究，曾在浙江西青镇张艺城医生处抄得秘藏之《张仲景五藏论》，与敦煌石室写本对照，首尾均较完整，并有金·张元素洁古老人序冠于篇首云云。望国内同道们多加留意采访，使这一宝贵的中医学遗产不致湮没，能在向四个现代化目标大踏步迈进的伟大时代里，发挥它的巨大作用，放出异彩。

第二十节　《内经·素问》病机十九条初探

病机十九条是《素问·至真要大论》中的一节经文，是古代医家们从复杂的病情中进行分析归纳，由博返约地总结出的一种辨证求因方法，以此来指导临床实践，所以后人把它称作病机十九条。至金代刘河间又补入"诸涩枯涸，干劲皴揭，皆属于燥"一条，现已成为二十条了。

学习本节经文时，我们首先必须明确以下几个问题，才能正确地理解和运用：①病机的概念；②本节经文中"诸""皆""属"字的含义；③本节经文的全貌；④本节经文对临床实践的指导意义与发展；⑤本节经文的基本精神。这里首先将病机的概念和本文中的"诸""皆""属"字的含义向大家介绍，以免重复讲解。

什么是病机？机者，凡发动所由皆谓之机。唐代王冰注释病机就是"病之机要"。明代张景岳说："机者，要也，变也，病变所由出也。"这就是说，凡是导致疾病的原因，以及疾病的内在变化、外现证候等都是属于疾病变化的机理问题，这就是《素问》所说的病机。用现代词汇来说，病机就是指疾病发生、发展变化的主要关键问题。

本文中"诸""皆""属"字的解释。如"诸风掉眩，皆属于肝"，要按字面讲，即凡是因风而发生的肢体振掉、头目眩晕的证候，都是属于肝经的病。这样讲就不免主观武断。这里的"诸"字是众多的意思，不能作"凡是"讲,而应当作"众多"或"许多"讲。"皆"字的含义有作"遍""同""和"的解释,不能作"都是"讲,而应当作"同"或"和"讲。"属"有"连系、隶属"之意,这里不能作隶属讲,而应当作"连系"或"有关"讲。若按这样解释,即是许多因风而发生的肢体振摇、头目眩晕的证候同肝有关。这就切合实际,对分析病因也就有余地。因为我国古汉语有一字多音、多义的解释。所以,我们要继承发扬中医学,必须对古汉语下功夫,弄清其文字的多种音义,才能正确地理解古籍中的语言含义。否则,死于句下,曲解失真。

一、经文节录"病机十九条"原文介绍

帝曰:善。夫百病之生也,皆生于风寒暑湿燥火,以之化之变也。经言盛者泻之,虚者补之,余锡以方士,而方士用之,尚未能十全。余欲令要道必行,桴鼓相应,犹拔刺雪污,工巧神圣,可得闻乎。

岐伯曰:审察病机,毋失气宜,此之谓也。

帝曰:愿闻病机何如?

岐伯曰:诸风掉眩,皆属于肝。诸寒收引,皆属于肾。诸气膹郁,皆属于肺。诸湿肿满,皆属于脾。诸热瞀瘛,皆属于火。诸痛痒疮,皆属于心。诸厥固泄,皆属于下。诸痿喘呕,皆属于上。诸噤鼓慄,如丧神守,皆属于火。诸痓项强,皆属于湿。诸逆冲上,皆属于火。诸胀腹大,皆属于热。诸躁狂越,皆属于火。诸暴强直,皆属于风。诸病有声,鼓之如鼓,皆属于热。诸病胕肿,疼酸惊骇,皆属于火。诸转反戾,水液浑浊,皆属于热。诸病水液,澄彻清冷,皆属于寒。诸呕吐酸,暴注下迫,皆属于热。故大要曰,谨守病机,各司其属,有者求之,无者求之,盛者责之,虚者责之。必先五胜,疏其血气,令其调达,而致和平,此之谓也。

——上文出自《素问·至真要大论》

【按】本篇经文中有关"六淫""五脏""上""下"所属病机诸条文,论中未能顺序分属排列,使人不易记忆,可能为历代辗转传抄错乱之故,为了大家便于学习掌握,将风、寒、热、湿、燥、火诸条,按六淫顺序分属归纳;肝、心、脾、肺、肾诸条按五脏分属归纳;上、下所属两条,按上下分属归纳,列于后。

又将刘河间"诸涩枯涸，干劲皴揭，皆属于燥"增入分属表中，以补本篇经文脱简缺燥一条。

病机十九条分属

六淫分属：诸暴强直，皆属于风。诸病水液，澄彻清冷，皆属于寒。诸胀腹大，皆属于热。诸病有声，鼓之如鼓，皆属于热。诸转反戾，水液浑浊，皆属于热。诸呕吐酸，暴注下迫，皆属于热。诸痉项强，皆属于湿。诸涩枯涸，干劲皴揭，皆属于燥。诸热瞀瘛，皆属于火。诸噤鼓慄，如丧神守，皆属于火。诸逆冲上，皆属于火。诸躁狂越，皆属于火。诸病胕肿，疼酸惊骇，皆属于火。

五脏分属：诸风掉眩，皆属于肝。诸痛痒疮，皆属于心。诸湿肿满，皆属于脾。诸气膹郁，皆属于肺。诸寒收引，皆属于肾。

上下分属：诸痿喘呕，皆属于上。诸厥固泄，皆属于下。

二、病机十九条对临床实践的指导意义及其发展

此节经文出自《素问·至真要大论》，而这篇的内容主要是谈"五运六气""司天在泉"。"五运六气"是古代天文气象学说中的一部分，当时医家们用来说明四时气候变化和人体生理、病理的气化活动，以及人与自然的相互联系，成为研究自然气候变化及其影响人体发病的一种学说。人类生活在自然界中，随时随地受着自然环境变化的影响。从四时气候变化的认识进而研究疾病发生发展的机理，这就是《内经》五运六气学说的基本内容。这一学说，是以阴阳五行为核心，以天人相应整体观念为基础，以天干、地支作为推算五运六气变化的一套代表符号建立起来的，通常称为"运气学说"。

"五运"就是土、金、水、木、火五行上各配以天干，来推测每年的岁运。"六气"是风、暑、火、湿、燥、寒六种气候，各配以地支，来推测每年的岁气。五运与六气两者结合起来，便成为执简驭繁、演绎变化的理论工具，用它来说明天时、地理、医学等方面的种种关系。

医学上研究运气学说的目的，主要在于掌握自然环境，掌握天时、气候的变化规律，用以预测每年的气候变化和发病情况，以便于研究六淫外感的致病因素，有利于临床诊断和预防治疗上的参考。

《内经》中专题论述运气学说的有"天元纪""五运行""六微旨"

"气交变""五常政""六元正纪""至真要"等七篇大论以及"刺法""本病"两篇补遗。

什么是司天？通俗地讲，就是当令的气候，即三阴三阳主气时所表现的天气变化，也就是将风、寒、暑、湿、燥、火六气，用司天位置来论述其阴阳的属性。每年上半年的天时气象，名为"司天"。

什么是在泉？在泉是五运之化行于地气，形气相感以后，也就是地气感于不同的岁运而产生不同的气候。每年下半年以地气为主，故曰"在泉"。

但是以前反对运气学说的人，对此常以浅陋视之，惟于这十九条都很珍视。由于它对临床实践有着指导意义，所以前人对于本节经文的钻研，或者发掘它的根源，或者辨别它的疑似，或者推论它的转变，均有深一层的看法。如唐代王冰、金代刘河间、明代张景岳，对此都有其独到见解和精辟的阐发。

尤其是金代医家刘河间（刘守真），他依据病机十九条，参考王冰注释，认为此节经文脱简，他补入"诸涩枯涸，干劲皴揭，皆属于燥"一条。"涩"是物不滑泽的意思；"枯"是气液衰少，物不荣旺；"涸"是无水之意；"干"是物不滋润；"劲"是物不柔和；"皴揭"是皮肤启裂的表现；"燥"者干也，对湿言之。这条是刘河间概括性地总结了因燥致病的临床证候表现，对此专力阐发，予以系统的分类说明，演成了《素问玄机原病式》一书。《内经》本节病机原文共有319字，其中十九条只有176字，而刘河间演为277字，增加了不少症状，这对丰富中医学术内容，推动中医学的发展有很大的启发作用。而刘河间研究病机十九条的思想基础为五运六气，因此他便以十九条分别归纳于"五运六气"之中。而十九条中属于火热的条文最多，属于火的五条，属于热的四条，认为火热又为导致多种证候的原因，便根据它以充实其六气皆能化火学说，故主张以火立论。他阐发了降心火、益肾水的理论，并且善用凉药，这就是后人把他称之为寒凉派或主火派的根据。

刘河间强调以火立论的原因，主要是由于当时热性疾病广泛流行，医者多用辛燥之法难以收效。刘氏从中领悟，认为这是由于"五运六气有所更，世态居民有所变"的关系，乃运用"运气造化自然之理"，结合他自己临床实践经验，对病机理论作了精辟的阐发，扩大了病机十九条火热病证的范围，强调火热同风、寒、燥、湿诸气的联系，即风、寒、燥、湿诸气在病理变化中皆能生热化火，而火热也往往是产生风、湿、燥的原因，故后人把这种论点称之为"六气皆从火化"。刘氏在强调火热为病的论述中，一方面固然是为了矫正当时的积习流弊，因而他在立言时不免有所片面，但更重要的一方面，与当时热性病流行的实际情况是分不开的。《四库全书提要》说："刘氏作是书，亦因时、因地，各明一义，补前人所未及。"我们认为这个评价还是比较中肯的。而刘氏的学术思想大部分是从《内经》发展的，著有《素问要旨论》《素问玄机原病式》《素问病机气宜保命集》《伤寒直格》《伤寒标本心法类萃》《宣明论方》《三消论》等，其中以《素问玄机原病式》《宣明论方》为代表作。在这些论述中提出了不少独创性的学术见解，引起了医学界对理论研究的重视，活跃了学术思想，对促进中医学的发展作出了一定的贡献。

此外，自刘河间主张以火立论之后，有盲目尊崇河间学说者，往往临证不辨火之虚实、太过、不及，惟以寒凉泻火之药投之，发生流弊，乃文过饰非，曰学有所本，实为不知河间以火立论之思想，乃因时制宜，故为是论。故清代陈修园为了纠正这种偏见，指出："河间《原病式十九条》，俱本《内经·至真要大论》，多以火立论，而不能参透经旨，如火之平气曰升明，火之太过曰赫曦，火之不及曰伏明。其虚实之辨，若冰炭之反也。"说明尊崇河间学说者，当对河间学说全面理解才不至固执偏见。

但从刘河间本此十九条演为《素问玄机原病式》一书后，以后言病机者往往推崇刘氏而忽略王冰、张景岳对病机十九条的阐发。王冰对十九条的阐发着重对十九条"有无盛虚"变化做了辨证的论述，他不机械地、孤立地认为某一病为寒，某一病属热，虽然在每一条下发挥并不多，但在"有无盛虚"四字上则大加阐述。张景岳对十九条的发挥，紧紧抓住"审察病机，毋失气宜"的要旨，更本着"有无盛虚"的"求""责"精神来分析各条病机的寒热虚实之辨，这样分析颇切合临床辨证论治之用。这两家的阐述都是抓住了十九条病机的最主要精神，这对我们学习病机十九条提出了更高的要求。我们学习中医学应当全面了解，系统学习，不要断章取义，否则仅为一得之见。此外，十九条的辨证求因，仅是举例而已，不等于这十九条就概括所有一切病证。但是我们如能领会病机十九条的基本精神，触类旁通的话，就不仅对明确病因起着指导作用，而且在诊断治疗上也起着很大作用。

三、病机十九条的基本精神

·把很多不同的症状，归纳于一种病因之下。例如：本节有属火者五条，虽然症状不一，表现不同，而其病因皆属于火，这就便于临床掌握重点。只要掌握住治火这一原则，就可以解决一系列的症状（当然治火的方法很多），如阳明腑实证，谵语、潮热、腹痛拒按、便秘等症状虽多，但只要掌握住阳明实火这一病因，用承气汤下之，就可解决上述一系列症状。这就与本文以病因归纳症状有密切关系。

·利用不同的病因，进行分析疑似相同的症状。例如某些症状相似而其病因却不相同，治疗亦有区别。如诸转反戾（属热）、诸痉项强（属湿）、诸暴强直（属风）三者，虽都呈现角弓反张的症状，而病因则有热、湿、风的区别，这就是症状虽同，而病因不同的例子。如何能知道它们的病因不同呢？这就必须根据其综合证候，如属于热的，必兼有水液浑浊、脉数、苔黄等等细加分析。

如上所述，我们可以看出病机十九条的价值：第一，是将某些临床症状进行分类，从而把复杂的症状提出纲领，作为据证求因的概念。第二，它可以作为临床中辨析某些疑似症状的方法。

·"诸"和"皆"字的意义。我们首先举例来说明，如何正确理解"诸"和"皆"字。例如"诸风掉眩，皆属于肝"，若按"诸""皆"二字的字义讲，即"凡是"肢体振摇及头目眩晕的现象，"都"属于肝。但事实上，肢体振摇及头目晕眩等病不尽属肝。例如《伤寒论》82条："心下悸，头眩，身瞤动，振振欲擗地。"这些症状的原因是由于误汗而导致阳虚，水气上逆，应以真武汤扶阳利水。若是把真武汤证的头眩、身瞤动也看成是属于肝的掉眩，而用平肝息风的方法治疗，这显然是极端错误的。所以历代医家，有的主张要适当地补充经文，才能比较全面；有的认为之所以不能概括全面，是由于经文有所错简。其实这些议论纷纷的原因，都是把"诸""皆"两字看成包罗一切了。

我们认为本篇"诸""皆"二字的意义，只能代表"至真要大论"范围，即使广泛一些，也只能包括《素问》里面有关病机方面的一些论点，并不是关于病机方面的学说都包含在内，更不能包括后世学说。为什么这样讲呢？我们已经初步看出《内经》一书非一人手笔，由此可知一段文字是不能代表整个《内经》的，应该综合全貌，才能全面理解。后世医学的理论，都是从《内经》的基础上发展起来的。我们如果用发展的眼光看，是应该结合后世医学来充实病机十九条，而不能用病机十九条去包罗后世学说。若是机械于十九条的推敲，不从发展方面看问题，这就无怪后世医界的怀疑和争论了。

四、学习病机十九条的几点体会

疾病的变化是多端的，究竟如何才能把握其机要？约略言之，不外以下三个方面：

1. 发　病

疾病的发生和变化是极其错综复杂的，但概括言之，总不外乎人的体质强弱和致病因素两个方面。中医学对发病学的看法，正如《灵枢·百病始生》说："风雨寒热不得虚，邪不能独伤人。卒然逢疾风暴雨而不病者，盖无虚，故邪不能独伤人。此必因虚邪之风，与其身形，两虚相得，乃客其形。"说明人的发病，主要决定于人体内在因素的虚弱，结合外因才能发病，否则，不易形成疾病。《素问·刺法论》还说"正气存内，邪不可干""邪之所凑，其气必虚"，这都说明疾病形成时外因必须依据内因而发病。毛主席在《实践论》中说："外因是变化的条件，内因是变化的根据，外因必须通过内因而起作用。"这就更说明中医学对发病学的看法是正确的，因而说"审察病机，毋失气宜"。这就说明认识到发病的一邪一正，是掌握病机的首要任务。

2. 病　因

导致疾病的原因是多种多样的，总而言之不外三端：第一是六淫，风寒暑湿燥火。第二是七情，情志变化，首先是影响脏器。喜则伤心，而使气耗；怒则伤肝，而使气逆；悲忧伤肺，而使气郁；思则伤脾，而使气结；惊恐伤肾，而使气怯。第三是饮食劳倦。《内经》说："饮食自倍，肠胃乃伤。"又说："五劳所伤，久视伤血，久卧伤气，久坐伤肉，久立伤骨，久行伤筋。"此外，疫气传染、遗传、金刃创伤和虫兽伤害等因素，十九条中也应包括。可见中医学的病因学就不是六淫概括一切了。

3. 辨 证

所谓辨证，就是将病人所出现的各种症状以及一切与疾病有关的因素加以综合分析，探求其病变的性质、所在部位和机理，从而了解疾病的本质。这是中医认识疾病的基本方法，其中包括八纲辨证以及经络、六经、卫气营血、三焦等辨证方法。

我们阅读病机十九条时，有两个问题亦必须明确，才可能得到比较正确的理解。

第一，十九条之前的"风寒暑湿燥火以之化之变"，这是指病因；"审察病机，毋失气宜"，这是指发病机理。十九条之后的"谨守病机，各司其属，有者求之，无者求之，盛者责之，虚者责之，必先五胜，疏其血气，令其调达，而致和平"，这是十九条的主要精神所在。如舍此而不顾，则十九条就变成了僵化的东西，无辨证的价值可言。

第二，对十九条的"诸""皆""属"三字，要灵活地理解它，不能解释得太死，否则，也就没有辨证的余地，反而以词害意。

五、小 结

1. 利用病因作为归纳和辨证临床症状的方法

病机十九条是利用病因对一般的临床症状进行分类归纳和辨证的方法。也可以说，依据这个方法，从临床证候群中可以得出病因的所在。例如：属火的五条，尽管症状不同，而病因则同属于火。又如"诸转反戾"（热）、"诸暴强直"（风）、"诸痉项强"（湿）三者症状是极相似的，都可呈现项强痉挛，而病因不同。于此可知，同一病因可以产生许多不同的症状，所以用一个方法可以治疗很多的症状；相反，症状相同，但病因不同，治疗的方法也就随之而异。总之，病机十九条是把复杂的症状提出纲领，作为辨证求因的初步概念。因此它在临床诊断治疗中，给我们很大的启发。

2. 从临床实际现象来正确理解病机十九条的精神实质

病机十九条是古人根据临床实践进行分析归纳的结果。因此，我们学习或研究病机十九条，也应该从临床实际现象理解其精神实质。从临床客观实际看，理论应该服从临床。

3. 应在病机十九条的基础上与后世学说互参

病机十九条只是一个示范性的举例，不能包括一切疾病的病机。因此，研究病机十九条，应和后世诸家学说联系起来互参。因为后世学说是在《内经》的基础上发展起来的。如果把一切疾病的病机都局限在病机十九条的范围之内，反而缩小了中医理论的范围。

此外，我有个希望，就是希望我们认真贯彻党的中医政策，共同努力继承发扬中医学。远在两千年前的《内经》中能够总结出病机十九条，这很不简单，直至金代刘河间才补入了"诸涩枯涸，干劲皱揭，皆属于燥"一条，已成为二十条，我们能不能再补上几条，甚至补上几十条，超过前人呢？我相信广大的中医、中西医结合的医家们在优越的社会主义制度下，有党的领导，有现代自然科学的条件，一定是能超越前人的，绝不会使中医学的范围缩小，而会使中医学的范围越来越大，内容越来越丰富，这是我的展望。正如我的老师黄竹斋先生 20世纪 30 年代在告"医圣张仲景文"中就高瞻远瞩地提出了"中华古医学，世界将风行"的看法，现在已实现了。黄师又在医学源流中写道："中华地，大而博，历史悠久贤哲多。会中西，通古今，此项工作畴担任。"就意味着要我们这一代承担起这个艰巨任务，使中医学不断地发扬光大。

第二十一节　对中医文献医史整理研究的几点意见

中医文献医史整理研究是继承发扬中医学的主要内容之一。如何能够很好地进行此项工作，是我们当前的一件大事。我认为这是一项艰苦而繁重的劳动，需要全体同志团结一致，共同努力奋斗。一定要用科学的方法，以实事求是的态度制定好整理研究规划，并要具有科学的预见性和远见性，力争为振兴中医做出贡献，这是我之殷望！在此，我仅对中医文献医史整理研究的重要性和这项任务的紧迫性谈几点意见，供同志们参考。

一、支持文献医史研究工作，加强机构建设，培养多层次高水平的科研骨干力量

多年来，我们很多领导干部对文献医史研究工作认识不够，不注重人才培养，不重视机构建设，造成文献医史工作发展缓慢，使一些同志无法安心本职工作，这是此项工作目前面临的一个非常严峻的问题。它充分反映了部分领导同志对文献医史研究的知识水平和思想认识，说明了对此项工作不懂，对其重要性不理解。因此，我认为一定要重视文献医史研究机构的建设，必须有计划培养多层次的科研人才，使他们广开思路，博学广见，树立全心全意为人民服务的思想，加强造就高水平的骨干力量，为长期建设打好坚实的基础，使文献医史研究工作不断地、有计划地持续发展，繁衍昌盛，生生不已，为国家做出更大贡献。

文献医史研究工作不仅只是收集、整理一些资料，而是一次大规模、有组织、有计划的、全面、广泛、深入的实际科学研究工作，这就需要一定的设备。一个高等院校、高级中医科研单位，必须要具有三个重要部门，即图书馆、情报研究所、文献医史研究所。这三个部门上不去，科研人员无法出成果，医生的临床水平无法提高，这是最起码的条件。另外，文献医史研究所有其一定的特殊性，就是要有自己的资料室（工具书），它与图书馆不同，在进行科研工作时每人都需要指定的工具书。因此，文献医史研究所要有充足的工具书设备，各级领导干部一定要认识这一问题的重要性，支持他们加强自身建设。如我参加陕西省地方志编纂会议，大会设立了地方志展室，供大家参观，当时有的领导说："要这干啥，有什么用？"我听了感到可笑，我说，要它可以全面地了解并掌握一个地方的经济文化、资源人口、历史发展、优秀传统，对我国的发展建设有十分重要的作用。古人云：以人为镜，可以明得失；以史为镜，可以见兴替。这就说明了地方志的重要性。我认为文献医史工作与编写地方志工作同等重要，各级领导对此要有足够的认识，应把文献医史研究所看成是科研单位里的一个重要部门，要知道它是面向全院、全省、全国、全世界的一座情报资料储存库，必须进一步高度认识此项工作的深远意义。

关于文化与文明的关系，我认为有文化不等于有文明，有文化不等

于有知识，有知识不等于有骨气。今天，我们仍然面临着振兴祖国的历史任务，我们要振兴中华、振兴中医，首先需要人才。如一所大学，若没有高知识水平的教授、讲师、学科带头人，这所大学就难以提高发展。一所科研单位的文献医史研究所，若无一批科研骨干力量，事业就不能永恒发展，振兴就成了一句空话。所以，我认为要完成历史赋予我们的任务，就必须加强培养高文化的骨干队伍。我国是世界文明古国之一，近年来又多次提出加强两个文明建设。所以我们做文献医史研究工作的同志，不要辜负党和人民对我们的重托，一定要以司马迁受宫刑作《史记》、孔子面对乱世作《春秋》为准则，实事求是，切忌虚夸、渲染、自欺，使文献医史研究工作沿着不失真实面目的方向健康发展。

二、抓好政治思想工作，加强医德教育

当前，我们政治思想工作非常薄弱，弊病诸多，医德医风滑坡现象明显，严重影响文献医史工作的进展。因而，我们一定要提高警惕，加强修养，预防邪气侵袭。如果我们无学术修养，就不能以科学求实的态度和作风整理研究中医学这一伟大宝库，就无法为人类造福。如现在一些杂志报道某方治某病之类文章，别人拿去经实践验证，完全无效甚至是假的，这是一种什么作风？这是说假话、吹牛，是学术骗子。因此，我觉得这是一个非常严重的问题，其表现就是无医德医术修养。

所以，我认为首要端正思想作风，树立良好的学术修养，以科学求实的态度，完成人民赋予我们的任务。切忌文人相轻，互相压制，互相吹捧，搞一些无名堂的东西，更不要把自己当作书商。所谓书商，就是一切向钱看，以一把剪刀、一瓶糨糊为工具，剪剪贴贴，东凑西拼，编成一部部劣书挣钱，像这样质量不高之书，直接影响文化教育事业的发展。因而我们从事此项工作的同志千万不要把自己作为书商，必须深刻认识自己从事文献医史研究工作是一项专业性很强，责任重大，关系到国计民生，人民之生、老、病、死、苦和国家之盛衰，种族之强弱的大事。一定要保持清醒的头脑，求实存真，切忌走到邪路上去。前车之履，后车之鉴，一定要看到历史经验对现实政治、文化发展的巨大意义。因此，医药学之盛衰，治疗失误及成功失败的经验教训，医生的医德高尚与颓废，对人民的文化与文明都有很大的影响。关键在于重视培

第一章 论著

321

养自己的医德修养和实事求是的工作作风，否则，就会变成剽窃掠夺成性的市侩书商、文贼，最终必被世人唾弃。

三、对整理中医文献医史的建议

（1）关于古文献的整理研究。我主张将浩如烟海的书籍进行一次清理工作，分门别类，删去重复，摘其精要，整理成书，使读者阅一卷即能达到了解诸家之见解而知群学博艺，使中医书籍不至叠床架屋，互相传抄，无法堆放，陈陈相因，读者无法尽览之。如我原给我院文献医史研究室提出的课题《经方古今实用类编》，就是自有张仲景经方以来，将历代医家实践应用过的经方收集在一起，分类成书，使读者一目了然，看一部书等于看了几百部书。

（2）对没有划分出专门学科的书进行一次清仓查库。上至医经，下至各家，稗官野史和经、道藏中应得之本，按系统分部整理为专门学科的专著。如我原给我院文献医史研究室提出的《中医解剖生理史料系统新论》课题，其目的一是为继承发扬我国古代医家的劳动贡献和认识，将中医学有关解剖生理之认识由文献资料中搜集划分出来，整理成为一门独立的专科书籍，供大家参考学习应用；二是为了中西医学习中医，了解中医学有关解剖生理学的知识与理论；三是为了当前研究中医学脏腑、经络基本理论提供资料；四是为了促进中西医从理论上相结合，创造中国统一的新医药学；五是为了把中西医的知识融合在一起，达到说明几个问题之目的；六是反驳很多人（包括中医）认为中医无解剖学的观点。现在给学生一直讲脏象，为什么不能通过现象探求本质，为什么不在本质里进行发展，总是在原地踏步呢？我们中医要自身发展，决不能认为国外发展解剖生理，我们就不整理研究解剖生理，这于理难通。我们无权割断历史，更不能让后世子孙责备我们。一定要弥补其历史变迁造成之废除损失，让原宏观的认识存在，后边可以延续，像《二十四史》《十通》《通典》《通志》《文献通考》《续通考》《皇朝通考》一样。《十通》是《九通》的继续，难道《十通》就不能变成十一通、十二通吗？我认为《二十四史》可发展为二十七史，病机十九条可发展为二十条。我的看法，整理研究应弥补损失、填补空白。中医自鸦片战争之后发展缓慢，主要由解剖学的废除、物理化学没有昌明、反动政府从不重视所造成。今天，在党的中医政策光辉照耀下，我们一定要团结一致，再接再厉，克服困难，努力为整理发掘中医学宝库做出巨大贡献。

（3）整理研究中医古文献，必须以历史唯物主义和辩证唯物主义观点进行整理。如有些假托、神灵、梦授所作之书，或怪诞不经之说，貌似唯心而内含实用价值，或我们当时尚未能认识的，我认为切不可利用钢刀斩乱麻的办法。我同意当时梁启超、胡适、顾颉刚诸位学者主张整理国故的见解，亦可用之于整理中医文献，归纳有以下4点：①必须从乱七八糟中寻出一条脉络来；②从无头无脑里寻出一个前因后果来；③从胡说谬解里寻出一个真意义来；④从武断迷信里寻出一个真价值来。因此，我把原文献医史室命为文献医史研究室，带上"研究"二字，其意就在于此。现在，中医书中假托神仙之名而著之书较多，如《洞天秘录》《辨证录》等等。有收集的验方，有不经之谈、怪诞之方，如《千金宝要》《海上方》之类。诸如此类之书，急待我们整理研究，这就必须通过自己的实践经验，提出自己的看法，然后再经临床验证，使之达到为人类解除疾苦之目的。否则，只进行文字整理是无实用价值的，我们应该清楚地明白这一点。

（4）要改进文献医史研究工作的科研方法。我们进行此项工作，最重要的一点是处理好继承与发扬的关系。因此，改进文献医史研究工作的科研方法是十分必要的。具体地说，第一步先要条理系统；第二步要寻出每种学术思想怎样发生与发展，其发生以后对当代及后世有什么影响；第三步要用科学的方法精确考证，对古书的意义要明确、清楚，去伪存真，取精去粗，达到"有益当代，惠及后世"之目的。

（5）临床文献的整理研究，首先要搜集、分析真实的资料著述，综合归类，按照中医病名系统整理，从病名、病因、病理、诊断、辨证施治、护理、注意事项、诸家病案开始。要用科学的方法去整理研究，切忌急于求成的想法，必须保证每一个类型的质量要求。

（6）整理文献工作不能脱离临床实践研究。中医学是实践医学，它是从长期的医疗实践中逐步发展形成的，如果我们脱离临床实践研究去进行文献整理工作，那就会成为一名真正的抄书匠。凡是学医者，都应清楚此一问题。临床整理研究是在中医自身发展规律的基础上，用中医理论认识现代医学所讲之病证，属于中医某病范畴，包括中医某些病证。例如，现在中医的一个病包括西医几种病，西医的一个病也包括中医几种病。总之，应该观察中医一个病包括西医哪些病，中西医学结合，取长补短，探索中医治病之规律性、系统性、科学性，对一个病、一个证进行经验总结，逐步探索出中西医理论和疗效实质之异同，为异病同治、同病异治创辟蹊径，使文献研究最终达到中西医会通之目的。

（7）中医的形成与发展，是随着不同时期的历史、文化、自然科学、哲学的渗透，总结经验，从否定之否定的哲学思想发展研究上升成为中国独特的医学理论体系的。我从不主张因循守旧，抱残守缺，原地踏步，不可逾越古人一步之思想。我认为尊重前人劳动，继承前人实事求是的工作作风、刻苦的学习方法、严谨的治学精神是非常必要的。但是，我们要在此基础上进行创新，有所发展，有所前进。张仲景《伤寒论·自序》云："观今之医，不念思求经旨，以演其所知，各承家技，始终顺旧，省疾问病，务在口给……夫欲视死别生，实为难矣。"说明早在1700多年前的医家就告诫我们，不要原地踏步，不要始终顺旧。

中国医药学是与社会科学、自然科学相结合的一门科学，是一个由多学科知识总结形成的一门科学，它并不是由谁写几篇文章凑在一起的东西，它的发展不能脱离时代的要求。中医现代化的发展是我们中华民族共同发展的一件大事，它的认识多是从宏观外象探求内在微观变化而总结的自身发展规律的理论，为将来从事微观研究打好基础。我们要进行研究整理，必须用多学科的知识和现代的新技术、新工具、新材料、新观点，才能研究它的实质，揭开实质之谜。

（8）医史的整理研究，首要分析研究中国医药学总趋势的盛衰原因。借鉴其原因以找寻差距，从教学、医疗、科研各方面着手改革，以图振兴。

（9）根据形势发展之需要，建议卫生部成立中国医药学文献医史研究馆，专门汇集全国各地文献史料进行审阅分类，编为大部类书《中国医药学图书集成》。

（10）为了使广大读者能够阅读古医籍，应将历代已印行的名著进行清理，对原著予以校点笺注，出版发行，以便读者易于购读。现在中古办进行的此项工作，是对古文献的一种初步认识整理方法，应进一步深入进行。

（11）对古文献中确有价值之医书，必须进行续编整理工作，如《普济方》《本草纲目》《名医类案》等。

此项任务十分繁重，困难重重，是一项艰苦的复杂劳动，而且往往不为人们注意和重视。希望同志们克服困难，团结一致，继续努力，坚持理论联系实际，正确处理继承与发扬之关系，争取多出人才、多出成果，为我国中医文献医史整理研究工作和人民健康而努力奋斗！使中国医学造福于全人类！

第二十二节　中药计量沿革与中药计改之我见

在我国社会主义革命和社会主义建设事业蓬勃发展的大好形势下，国务院于 1977 年 4 月 5 日批转了国家标准计量局、卫生部、商业部、总后勤部关于改革中药处方用药计量单位的请示报告，决定从 1979 年 1 月 1 日起，全国中医处方用药计量单位一律改为米制，以克（g）、毫克（mg）、升（L）、毫升（ml）为计量单位，废除现行的十六两为一斤的旧制。这一制度的改革，标志着祖国医学中西医结合工作已进入新时期的光明美景。我认为这是一件大事！因为中医用药计量单位改革是统一我国计量制度的内容之一，是关系到子孙万代用药治病计量适当与否的问题，关系到中外文化经验交流国际影响问题，而不是单纯的业务技术问题。首先对促进中外文化经验交流，中西医结合、创造中国统一的新医学新药学，有效地应用于防病治病，解除中外广大劳动人民疾苦，验证祖国医学方药的经验疗效，对贯彻党的中医政策，继承发扬祖国医学有着重大的政治意义和深远的历史意义。我表示坚决拥护，认真贯彻！

然而，在改用换算公制的同时，首先必须将祖国医学方药计量的演变沿革与历代计量单位的数值、用药计量准则搞清，才能正确地换算为公制，有利于肯定古方疗效和保证临床治疗效果。为了顺利开展这项计量改革工作，我对祖国医学用药计量的来历、计量法度的要求、计量的演变以及在改革计量之前中医在用药计量方面存在哪些问题、计量改革之后会出现哪些问题做了历史回顾。特别又学习了国务院于 1959 年 6 月 25 日发布的《关于统一我国计量制度的命令》。命令指示"中医处方用药为了防止计算差错，可以使用原有的计量单位，不予改革"。这

第　一　章　论　著

充分说明中药计量方面存在的问题相当复杂。命令发布实行至今已 20 年，但中药计量方面存在的问题并未认真研究予以解决。今应借这次计量改革之际，解决过去存在问题，不应使已有问题继续存在，甚至掩盖下去。为了使大家了解历代计量制度的演变与中药计量之关系，故提出以《伤寒杂病论》方药古今计量为例进行探讨，总结经验，提出建议，以便提高我们对祖国医学方药计量的认识和今后改进办法，顺利的应用公制，为建设社会主义卫生事业、中外文化经验交流、中西医结合、创造中国统一的新医学新药学作出贡献。

计量问题是人们日常生活中最为密切的一门重要知识，尤其是医药的计量知识更为重要，是关系人们患病治疗与生死安危的大事。人们的计量认识最早产生于日常生活实践的感官计量，再由感官计量过渡到以数学概念计算定出计量单位，如斤、两、尺、寸、升、斗的标准数值和计量器具。用以计量物之长短、大小、轻重这就叫计量。如测长短之器叫"度"，测容量大小之器叫"量"，测轻重之器叫"衡"。通常所说的度、量、衡即指此而言。量与衡是由度而起，各国皆然。再由国家政权机构规定计量单位的数值和计量器具的标准，以法制命令颁布统一实行之成为法制，这就是计量制度。这个制度历代都有变更，所以我们在医疗上的用药计量都是要随着历代计量制度的变更，而以当时计量制度所规定的计量单位的数值用量，再以现在所规定的计量单位换算出符合原来数值的用量，或根据经验总结研究制定出符合当前需要的数值用量准则，使它统一应用，这就是计量改革。

中医药的计量是由我国广大劳动人民和疾病做斗争中，经过不可计数的实践经验总结出来的，其中有不可计数的血的经验教训。所以在治疗疾病时的用药计量特别重要，特别要适当，尤其是对小儿和重危病人的用药量，一分一厘都要慎重斟酌。在用药上必须是根据病情的需要，同时一定要在前人用药计量经验总结的基础上，根据其现实病情的轻重，随证增减，使药量适当，才能获得所希望的治疗功效。假如用量过低，就难收预期的效果。假如用量太大，往往发生意外，甚至中毒或死亡，这一类的不幸事情是经常发生的。所以医药上的计量问题是非常重要的，往往在适量的用药范围内，也可因为计量的不同而产生相异的治疗效果。因此，我们必须正确地掌握它。远在 1700 年前的东汉时代，我国医学家们已将这些合理的特点应用于治疗。首见于医学科学家张仲景所著的《伤寒杂病论》，其中有些方剂的药味种类虽同，但用量不同，故功效有别。所以我们要应用前人的治疗经验，就必须遵照前人的用药计量准则。如方剂组成的用药量、煎药加水量、煎法、煎出量、服用量以及每味药的有效量、无效量、治疗量、中毒量、致死量等都必须了解。按照用量法度要求方能收效，否则无法可循，势必对用药计量心中无数。没有准则，假如自己随意捏造，这就很难达到古人所提出的治疗预期效果，同时也会发生意外。因之我提出以《伤寒杂病论》所用方药计量法度为例进行探讨，以便弄清中药计量沿革，回顾历史，提出建议，更好地为病人服务。

一、历代计量制度演变与中药计量的关系

关于我国计量制度的问题，秦代以前比较混乱，经秦统一之后，汉代用子谷秬黍之制作了计量规定，即以十黍为累，十累为铢，积之为两为斤，这是当时通用之秤；而如医方，则用其 1/10，即十黍为一铢（即以铢、两、斤分目计量）。

古秤只有铢两而无分名，至于晋代，则以十黍为一铢，六铢为一分，四分为一两，十六两为一斤（即以铢、分、两、斤计量）。

汉、晋之一斤，迄于梁、陈皆遵用之。隋文帝开皇中（公元 589 年）以古秤（即汉、晋之秤）三斤为一斤，亦即唐代之大秤。至隋炀帝大业中（公元 605 年）又恢复汉、晋之古秤，此即唐代之小秤，实居大秤 1/3，而医药则用之仍与当时通用汉代秤 1/10 相同。

及至宋代，折一两为十钱，遂立钱、分、厘、毫之目。即十毫为厘，十厘为分，十分为钱，十钱为两，以十进累计，积十六两为一斤。凡古方言分者，即二钱半为一分；言两者，即四分为一两；言斤者，即十六两为一斤。元、明以下，迄于清代，沿用宋制，很少变易。因此，明、清之方，凡云分者，是分厘之分，非晋代二钱半为一分之分。

清代称为库平，目今为通用旧市称。所谓库平，即清代国部官司出纳之款皆以此为准计量。据南京药学院考据：清代一两（库平），折合旧市制为一两一钱九分四厘。可见清代秤一两较近旧市制一两多一钱九分四厘。今旧市制较库平小近二钱。按：今旧市制是沿用民国之计量制

度，《民国权度法》是以清代"营造尺，库平制"为计量制度。长度以营造尺为单位，重量以库平一两为单位。计算今旧市制一两较清代库平小近二钱，说明民国计量单位虽用十六两一斤库平制，其计量单位的数值已有变更。

至于容器，古方又有斛、斗、升、合、勺、撮之名。即十撮为一勺，十勺为一合，十合为一升，十升为一斗，五斗为一斛，十斗为一石。但容量大小，历代亦多变化，考证亦有差异。

据南京药学院考证：清代一升（营造尺）折合旧市制升为 1.035 5 市升。按：清代之市升，用工部营造尺所制定。营造尺即木工所之曲尺，亦名鲁班尺，当裁衣尺为九寸六分。升之容积为 31.6 立方寸，面底方四寸，深一寸九分七厘五毫。计量折合万国通制之公升为 1.035 468 8 公升，与今旧市升容量比较无大差别。今将 1960 年南京药学院编写出版的《药剂学》中《历代衡量与市制的对照表》介绍于下，见表 1 - 26。

表 1-26　历代衡量与市制的对照表

时代	古代重量	折合市制	古时容量	折合市制
秦代	一两	0.5165 市两	一升	0.34 市升
西汉	一两	0.5165 市两	一升	0.34 市升
新莽	一两	0.4455 市两	一升	0.20 市升
东汉	一两	0.4455 市两	一升	0.20 市升
魏晋	一两	0.4455 市两	一升	0.21 市升弱
北周	一两	0.5011 市两	一升	0.21 市升弱
隋唐	一两	1.0075 市两	一升	0.58 市升强
宋代	一两	1.1936 市两	一升	0.66 市升强
明代	一两	1.1936 市两	一升	1.07 市升强
清代	一两（库平）	1.194 市两	一升（营造）	1.035 5 市升

注： 上表古今用药衡量比较，仅系近似数值

以上材料采用 1964 年全国中医教材会议审定的《中医方剂学讲义》第五章《药量的演变》部分材料。考其论据来自梁·陶隐居《神农本草经集注》、《唐本草》、唐·孙思邈《千金要方》、元·马端临《文献

328

通考》、明·李时珍《本草纲目》、清代《续文献通考》、日本·单波元坚《药治通义》等书。此外，为醒目起见，不一一引用原书所载论述而占用本文篇幅。如有可疑，请查阅上述文献。

中华人民共和国成立前后的计量制度情况：

中华人民共和国成立前的计量制度十分混乱。市面上流行的有关英、美国家的计量制、什么磅、呎（英尺）、加仑等；各个地区又保留着封建社会时代流传下来的各种旧制和杂制。这些旧制和杂制各不相同，严重影响了各地的物资交流，还影响量度的准确性。

中华人民共和国成立后，在伟大、光荣、正确的中国共产党和英明领袖毛主席领导下，为了统一我国计量制度，早在1955年就成立了国家计量局，负责全国计量工作的管理。于1959年7月2日，国务院又正式发布了关于统一我国计量制度的命令，明确规定把公制作为我国的基本计量制度。原来在我国人民日常生活中已经习惯通用的市制（即今旧市制），可以保留。但是将旧市制十六两进位的一斤改为十两进位，即今之新市制，其重量与旧市制十六两制之重量等同。惟以两、钱、分、厘的重量，与旧市制折计都有变动，不便换算。因之指出：情况特殊的可以继续使用，或者采取逐步改革的办法。在我国使用的英制一般都改用公制，从此把我国过去计量制度的混乱情况宣告结束。如中医处方用药，为了防止计算差错，可以继续使用原有的计量单位不予改革。故中医处方用药仍用旧市制十六两一斤秤计量，现在通称为药秤，就是这个来历。

至于容量，新市制规定使用公升为计量单位，每1公升计量为1000毫升，与旧市制的十合升容量比较，少35.5毫升。

至于长度，我国现行制有两种，一是市制尺，一是公制"米"尺。市制尺即中华人民共和国成立前沿用清代以营造尺为计量单位之尺。营造尺，为明、清时工部营造所用之尺，亦称部尺，俗又谓鲁班尺，当裁衣尺九寸六分，此制即纵累百黍之度，其制以巨黍纵累进位，十黍为寸，十寸为尺，十尺为丈，十丈为一引，十五引为一里（150丈），丈以下为十进制，十忽为一丝，十丝为一毫，十毫为一厘，十厘为一分，十分为一寸，十寸为一尺。清《续通考》载："商尺者，即木匠所用之曲尺，盖自鲁班传至唐，唐人谓之大尺。自唐至今用之，名曰今尺。又名营造尺，即今旧市尺之来历。"

公制尺属于万国权度通制者，即"米"尺。1 米等于 3 市尺，1 市尺等于米尺 0.333 米。边长 3 市尺的正方形的面积，就是 1 平方米。也就是说，在这块正方形里，一共有九块面积是 1 平方市尺的正方形，所以 1 平方米等于 9 平方市尺。国务院规定计量长度单位一律使用公制米尺为计量单位。

什么叫公制？即米突制，简称公制。公制是国际上最通用的一种计量制，全世界现在有 79 个国家都在使用。

公制的来历，是早在人类历史上第一个无产阶级的政权——巴黎公社宣告成立，革命的无产阶级为了镇压资产阶级利用计量器具破坏无产阶级专政的罪行，恢复已被旧制度破坏了的度量衡制度，巴黎公社于 1871 年 4 月 25 日发布命令，重新改组了度量衡局，建立了法兰西共和国巴黎度量衡局，制定的度量衡制度为万国权度通行，故称公制。

公制长度的主单位是"米"。1 米为 1 公尺，比米大的单位有十米、百米、千米，千米又称公里。比米小的单位有分米、厘米、毫米、丝米、忽米、微米等。它是以十进十退的计量制度，即十微米为一忽米，十忽米为一丝米，十丝米为一毫米，十毫米为一厘米，十厘米为一分米，十分米为一公尺，即一米尺为主单位。十米即一米的十倍，百米即一米的百倍，千米即一米的千倍，千米为一公里。毫米以下的单位在日常生活中很少用到，因为一毫米的长度只有缝衣针那么宽。

公制重量的主单位是公斤，比公斤大的单位有公担、吨；比公斤小的单位有百克、十克、克等。克以下有分克、厘克、毫克等，即十毫克为一厘克，十厘克为一分克，十分克为一克，一克等于一千毫克，一千克为一公斤，一百公斤为一公担，一千公斤为一吨。

公制容积的主单位是"升"。一升即是每边都是一分米的立方体的容积。升以上有十升、百升、千升；升以下有分升、厘升、毫升。即十升为一厘升，十厘升为一分升，十分升为一公升，一公升等于一千毫升。公升以上的十升即一升的十倍，百升即一升的百倍，千升即一升的千倍。

公制是十进十退的计量制，逢十进一。因此使用公制计算起来很方便。所以我们国家明确规定把公制作为我国的基本计量制度，是完全正确的。

中医处方用药计量主要是用重量和容量两种。度量的使用，如针灸治病寻取穴位距离的分寸、用针的长短粗细、刺入穴位的深浅、捻转等都要用度来计量的。由此可见，历代计量制度的变更与中医学的关系非常之大。就目前来说，随着科学技术的发展，新的物理量不断增加，公制计量的基本单位已经由原来的三个增加到七个（截至1971年），即长度单位"米"（m）、质量单位"千克"（kg，即公斤）、时间单位"秒"（s）、电流强度单位"安培"（A）、热力学温度单位"开尔文"（K）、发光强度单位"烛光"（cd）、物质的量单位"摩尔"（mol）。这些计量基本单位将被我们在继承发扬祖国医学的研究中应用。所以我们不但要对历代计量制度的变更要有了解，而且对世界上的计量知识也要学习，这是非常重要的。

目前，中医药应用的计量制主要是十六两为一斤的旧市制，还有十两为一斤的新市制，又有公制单位的"克""毫克""升""毫升"都不一致。为了熟悉掌握这三种计量方法，将旧市制（前制）的斤、两、钱、分、厘、毫与新市制、公制计量做了换算对照，并将清"库平数值换算克制量"与"自用克量"列表附后，以便应用时查阅，并将陕西省改革中医处方用药计量单位办公室发的《宣传提纲》"公制与市制计量单位换算说明"附后，以便参考应用（表1-27~表1-31）。

表1-27 旧市制（药制）与新市制、公制、库平数值量、自用克量换算表

药制（两）	市制（两）	公制（两）	库平数值量（克）	自用克量
1	0.625	31.25	37.3125	35
2	1.25	62.5	74.625	70
3	1.875	93.75	111.9375	105
4	2.5	125	149.25	140
5	3.125	156.25	186.5625	175
6	3.75	187.5	223.875	210
7	4.375	218.75	261.1875	245
8	5	250	398.5	280
9	5.625	281.25	335.8125	315
10	6.25	31.25	373.125	350

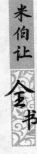

药制（两）	市制（两）	公制（两）	库平数值量（克）	自用克量
11	6.875	343.75	410.437 5	385
12	7.5	375	447.75	420
13	8.125	406.25	485.062 5	455
14	8.75	437.5	522.375	490
15	9.375	468.75	559.687 5	525
16	10	500	597	560

表1-28 旧市制（药制）与新市制、公制、库平数值量、自用克量换算表

药制（钱）	市制（钱）	公制（克）	库平数值量（克）	自用克量
1	0.062 5	3.125	3.731 25	3.5
2	0.125	6.25	7.462 5	7
3	0.187 5	9.375	11.193 75	10.5
4	0.25	12.5	14.925	14
5	0.312 5	15.625	18.656 25	17.5
6	0.375	18.75	22.387 5	21
7	0.437 5	21.875	26.118 75	24.5
8	0.5	25	29.85	28
9	0.562 5	28.125	33.581 25	31.5
10	0.625	31.25	37.312 5	35

表1-29 旧市制（药制）与新市制、公制、库平数值量、自用克量换算表

药制（分）	市制（分）	公制（克）	库平数值量（克）	自用克量
1	0.006 25	0.312 5（312.5毫克）	0.373 125	0.35
2	0.012 5	0.625	0.746 25	0.70
3	0.018 75	0.937 5	1.119 375	1.05
4	0.025	1.25	1.492 5	1.40
5	0.031 25	1.562 5	1.865 625	1.75
6	0.037 5	1.875	2.238 75	2.10
7	0.043 75	2.187 5	2.611 875	2.45
8	0.05	2.50	2.985	2.80
9	0.056 25	2.812 5	3.358 625	3.15
10	0.062 5	3.125	3.731 25	3.5

表1-30 旧市制（药制）与新市制、公制、库平数值量、自用克量换算表

药制（厘）	市制（厘）	公制（克）	库平数值量（克）	自用克量
1	0.000 625	0.031 25（31.25毫克）	0.037 312 5	0.035
2	0.001 25	0.062 5	0.074 625	0.070
3	0.001 875	0.093 75	0.119 375	0.105
4	0.002 5	0.125	0.149 25	0.140
5	0.003 125	0.156 25	0.186 562 5	0.175
6	0.003 75	0.187 5	0.223 875	0.210
7	0.004 375	0.218 75	0.261 187 5	0.245
8	0.005	0.250	0.298 5	0.280
9	0.005 625	0.282 5	0.335 862 5	0.315
10	0.006 25	0.312 5	0.373 125	0.350

表1-31 旧市制（药制）与新市制、公制、库平数值量、自用克量换算表

药制（毫）	市制（毫）	公制（克）	库平数值量（克）	自用克量
1	0.000 062 5	0.003 125	0.003 731 25	0.003 5
2	0.000 125	0.006 25	0.007 462 5	0.007 0
3	0.000 187 5	0.009 375	0.011 937 5	0.010 5
4	0.000 25	0.012 5	0.014 925	0.014 0
5	0.000 312 5	0.015 625	0.018 656 25	0.017 5
6	0.000 375	0.018 75	0.022 387 5	0.021 0
7	0.000 437 5	0.021 875	0.026 118 75	0.024 5
8	0.000 5	0.025	0.029 85	0.028 0
9	0.000 562 5	0.028 25	0.033 586 25	0.031 5
10	0.000 625	0.031 25	0.037 312 5	0.035 0

陕西省中医处方用药计量单位改革办公室于1978年5月印发的中医处方用药计量单位改革宣传提纲的"公制与市制计量单位换算表"的"说明"择录如下：

1. 《宣传提纲》有关医疗科研最为重要的两条

①中医处方用药计量单位以米制（即公制）计量单位的"克"（g）为主单位，"毫克"（mg）为辅助单位。取消过去沿用的"两""钱"

"分"等市制计量单位及一切旧杂制。

中药计量单位的换算，按十两为一斤的市制的"一钱"等于"五克"；十六两为一斤的旧制的"一钱"等于"三克"，尾数不计。

②新出版和修订再版的中医、中医书刊、药典、规范和教材，应一律采用"米制"计量单位。

2. 公制与市制计量单位换算表说明

中医处方用药计量单位改革以后，中医处方用药的计量单位一律以公制的计量单位"克"为主单位（"毫克"为辅），取消"两""钱""分"等旧市制计量单位。

改革以后处方一律横书，其计量单位可用中文名称"克""毫克"，也可用代号"g""mg"书写。关于计价的问题，在新价格表未下发之前暂用原价本计价。

公制与市制计量单位的基本换算关系如下：

（1）基本关系

1公斤（kg）＝2市斤

1市斤＝500克（g）

1公斤（kg）＝1000克（g）

1克（g）＝1000毫克（mg）

（2）十六两进位市制"两""钱""分"与公制"克"的关系

1两＝31.25克（g）

1钱＝3.125克（g）

1分＝0.3125克（g）＝312.5毫克（mg）

1厘＝0.03125克（g）＝31.25毫克（mg）

（3）十进位市制"两""钱""分"与公制"克"的关系

1两＝50克（g）

1钱＝5克（g）

1分＝0.5（克）＝500毫克（mg）

1厘＝0.05克（g）＝50毫克（mg）

二、进行中医处方计量单位改革，为什么要对《伤寒杂病论》的方药计量进行探讨？

祖国医学用药计量的具体严格要求，最早见于我国第一部临床医学著作《伤寒杂病论》。该书为东汉时期医学科学家张仲景所著，他总结了古代以至秦汉时期医家们和疾病作斗争积累的临床治疗经验，结合他自己的医疗实践，总结出对疾病辨证论治的规律、原则和理论，制定出方剂组成的用药计量与药物制作要求、煎药加水用量、煎法、煎出量、服用量、服用方法、护理、饮食宜忌以及观察注意事项等，各方面都有着严格的具体要求。同时，他反对天命观，反对迷信巫神，反对医学科学上有些人墨守成法，不求改进的守旧思想，以及对病人不认真负责、粗枝大叶的医疗作风。在治学方法上，他特别重视学习前人的经验和理论，并能深入群众"博采众方"，从而把我国古代医学由经验医学总结推向进入科学医学，在历史上是一个很大的飞跃，对祖国医学的发展奠定了科学基础，做出了承先启后的伟大贡献。

由于《伤寒杂病论》以前的古典著作早已散失，现仅存有《黄帝内经》《难经》等书。多详于基础理论，治疗多载针灸，《内经》仅载方药十三首，包括内服方药十首、外治方药三首。《难经》尚未提及方药。直至《伤寒杂病论》出，才有了严格的辨证论治、系统完整的用药计量法度，其法度严谨、效果明显，故为后世医家所遵循，称《伤寒杂病论》为经典著作就是这个道理。至今 1700 年来，它的理论仍有效地指导着临床治疗和祖国医学的发展。历代的计量制度虽迭有变更，但后世医家对方剂所用的药量，大多是遵循《伤寒杂病论》的用药法度而损益使用的，故又称张仲景《伤寒杂病论》为医方之祖。因之，我们要进行中医处方计量单位改革。讲中药计量问题，首先必须对《伤寒杂病论》的方药计量进行认真的学习探讨和研究。

我国医学在长期的封建社会里是在自生自灭的情况下发展的。在用药计量问题上，未能得到历代统治者的重视研究，亦未能随着时代度量衡的变更而有计量法度的规定。因之对方药的有效量、无效量、治疗量、中毒量、致死量等只散见于各家医书，煎药加水量、煎法、煎出量、服用量、服用方法等都产生了混乱现象，以致有些中医在计量方面要求不严，用药心中无数，各凭经验摸索，形成用量无准则、主次不清、以药试病，甚至有人对煎药用水量、煎出量、煎法、服用量、服用方法亦不研究了解，处方只写"水煎服"三字，试问究竟如何煎服？如加水多少？用火多大？煎出多少？服用多少？这都是一个医生应有的起码知识。如果我们心中无数发展下去，岂不是反把前人总结的科学经验又沦为糊涂的经验？所以有些人讥笑祖国医学不科学，用药无准则，就是这个原因。因之，我提出探讨《伤寒杂病论》的方药计量，就是要我们回顾历史，了解祖国医学对方剂的组成、用量要求、有无计量法度？关于这些严格的要求，是前人未做此项工作？还是后人不去继承？这是发人深省的一件大事，也是我们是否为党的中医政策负责？是否对祖先文化遗产负责？是否对我国医学科学发展负责的态度问题。为了进一步促进祖国医学科学的发展，继承发扬前人好的经验，故仅举《伤寒杂病论》桂枝汤方的计量法度要求为例以说明问题，以昭是非，并在此基础上不断的革新发展前进。

三、《伤寒杂病论》桂枝汤方例的计量法度要求

《伤寒杂病论》一书包括目今通行本《伤寒论》十卷（重庆人民出版社 1955 年 4 月出版，12 月发行本）、《金匮要略方论》三卷（北京人民出版社 1963 年 4 月出版发行本）两书。《伤寒论》论证 397 条，包括太阳病上第 30 条、中篇 98 条、太阳下篇 49 条，阳明病篇 84 条，少阳病篇 10 条，太阴篇 8 条，少阴篇 45 条，厥阴篇 56 条，霍乱病篇 10 条，阴阳易差后劳复病篇 7 条。共用药方 113 方，除重复实为 112 方，为各种外感病的辨证论治做出了规律性的经验总结。《金匮要略方论》25 篇，论病 40 余种，载方 265 首，除去杂疗方 22 首，治中毒方 35 首，附方 14 首，共 71 方外，见于各篇实为 194 方。再除去重复《伤寒论》方 112 首，实为 65 方。两书合计共记载药方 177 首。其中所用药物共 163 种，包括《伤寒论》用药 86 种、《金匮要略方论》77 种，其中有 111 种见于《神农本草经》。

该书用药法度严谨，不同病证的治疗有不同的用药要求。对桂枝汤

论证有 37 条。现仅举原文第 1 条、第 12 条为例说明如下：

《伤寒论》桂枝汤证原文：

"太阳病，发热汗出，恶风，脉缓者，名为中风。"

"太阳中风，阳浮而阴弱，阳浮者，热自发，阴弱者，汗自出，啬啬恶寒，淅淅恶风，翕翕发热，鼻鸣干呕者，桂枝汤主之。"

本条第 1 条是外感中风表证的主证主脉，第 2 条是描述外感中风表证的脉象、症状及其主治方剂桂枝汤之治疗。本条指出桂枝汤的主脉是阳浮而阴弱，简言之即是浮弱，也就是上面所说的脉浮缓。其所以会出现这样的脉象，是由于发热汗出，发热是阳气外盛，所以脉亦应之而浮，而且热自表发，所以用浮取的方法以候之；汗出的结果，阴液不足，所以脉亦应之而弱，汗从里出，所以用沉取的方法以候之。总之，脉象的阳浮是热在表，阴弱是阴不足，恶风恶寒和发热同时并见，说明风寒外邪束于肌表，尚未传里；鼻鸣干呕是感受了风邪以后，致肺气不利和胃气上逆所引起的症状，而这种鼻鸣干呕是中风并见的症状，不是主证，也不是必具之证。这种病用桂枝汤解肌发汗主治之。

桂枝汤方的原文：

桂枝（去皮）三两，芍药三两，甘草（炙）二两，生姜（切）三两，大枣（擘）十二枚。上五味，㕮咀三味，以水七升，微火煮取三升，去滓，适寒温，服一升，服已须臾，啜热稀粥一升余以助药力。温覆令一时许，遍身漐漐，微似有汗者益佳，不可令如水流漓，病必不除。若一服汗出病瘥，停后服，不必尽剂。若不汗，更服依前法；又不汗，后服小促其间，半日许令三服尽。若病重者，一日一夜服，周时观之。服一剂尽。病证犹在者，更作服。若不汗出，乃服二三剂。禁生冷、黏滑、肉面、五辛、酒酪、臭恶等物。

1. 按

本方虽为五味药组成，主治外感风邪，头痛发热，汗出恶风，鼻鸣干呕，苔白，脉浮缓或浮弱者之证。但从方剂组成的思想方法、用药要求、煎药用水量、煎法、煎出量、服用量、服用方法、护理观察、注意事项等的要求来看，都是非常严谨明确，层次井然。方中组成的药味如桂枝，味辛甘芳香而性温，有宣通血脉，温经散寒，和解肌表，健胃利尿作用；芍药，味微苦酸，性平，和血通脉，止痒解痉，收敛阴液，解毒利尿；生姜，味辛而芳香，性温，有健胃止呕，散寒发表，驱秽作用；甘草味甘，性平，解毒解痛，益气生津，调和诸药；大枣，味甘，性平，健脾益气，润肺生津。本方配伍组成以桂枝为君者，解肌发表；芍药为臣者，和血敛阴，取其一散一收之意，配生姜以佐桂枝表散风寒，健胃止呕；配甘草、大枣健脾益气，润肺生津。以上五味药协同使用，以达解肌发表，调和营卫之作用，并有存津液、保胃气、扶正祛邪之功效。

2. 对药材制作的要求

方中要求桂枝去皮，是为了刮去木栓化的老皮和污物，同时为了易于煎出药味，按本方所用桂枝，要求去皮，并非今日之桂枝，当是今日之桂皮。因桂的种类很多，一种厚皮呈半管状者名肉桂；一种薄皮成卷筒状者名筒桂。桂皮均以内层滋润，油质多而辛味强，带甘味者为上品；干燥无油，带涩味者为次。桂枝系桂树之细枝梢，带有极薄之包皮，连木质桂心者。桂枝有效作用系在木质以外的皮层，如用桂树之枝梢气味甚薄，效用不大，况且细如柳条，如何去皮？可见本方桂枝要求去皮，当是今之桂皮，即筒桂，非今之桂枝。

甘草用炙者，因甘草生用泻火解毒，炙用益气生律。本证表虚汗出，故甘草用炙。生姜，切者，因生姜为块根植物，如不用刀切成薄片，则不易煎出气味，故用刀切。大枣，擘者，是用手掰开，为了容易煎出枣味，否则不易煮烂，影响疗效。

以上五味，㕮咀三味，㕮咀，是将桂枝、芍药、甘草三味切碎，为了易于煎煮。

3. 对煎药用水量、煎法、煎出量、服用量方面的具体要求

（1）如以上五味药的药量，以汉代重量计量为十二两二钱，折合今旧市制为六两一钱零五毫。加水七升，折今为一千四百毫升，用微火煎煮。微火是慢火，因为以上药物皆系植物的根茎果实，用猛火不易煮透，故用微火煎煮，去滓，过滤出药液，去掉药渣，煎取三升，即今六合，为六百毫升。每服一升，即今二合，为二百毫升。在服用方法上又

指出："适寒温"，即要待药液冷热适当再给患者服用，先服一升，即先服本方煎出的三分之一量，观察病情变化，根据病情继续再予分次服用。可见张仲景对煎药用水量、煎法、煎出量、服用量和服用方法都是做过细致研究的。

（2）服法中又指出，服药后"啜热稀粥一升余，以助药力"，同时"温覆令一时许"，要求"遍身漐漐微似有汗者益佳，不可令如水流漓，病必不除"。"啜"是大口喝的意思，要求服药后给患者再服小米粥一升，目的是借用谷气以助药力，兼益胃气，又可以有利于津液的补给，以达鼓邪外出。"温覆"是给患者同时加被覆盖在身上，使其周身温暖以助汗出。"漐漐"是形容微汗潮润之状，要求出汗的程度微似有汗者益佳，不可令其出汗过多，如水流漓。若出汗过多，"如水流漓"之状，则"病必不除"。可见指出"温覆"是为了使患者出汗，但不可温覆过厚。如在夏季，只要加衣避风即可。假使温覆过当，汗出过多，如水流漓，势必疏泄太猛，耗散阴液有伤正气，不但病必不除，反而转化它证。在这种情况下，服药如不出汗，势必热郁于内；反之汗出过多，又势必招致阳虚，这都是应当注意的。

（3）指出注意观察病情、服药情况。若服一次药而汗出病瘥，即可停药，不必尽服全剂。服药以中病即止，不宜过量，过量则伤正气。若服一次不出汗，可继进第二服；又不汗，可以缩短给药间隔时间，半日许（即十二小时）可将三服药服完。古谓"药用全量谓之剂，服用分次谓之服"。

（4）指出若病重不解者，一日一夜服，周时观之。即观察二十四小时的病情变化。如服尽一剂药，病证还在，如不出汗，热不退者，可继服一剂。这就是一日一夜服二剂；若再不出汗，可连服二三剂，至病愈为止。

（5）服药期间必须注意饮食的禁忌，凡生冷、黏滑、肉面、五辛、酒酪、臭恶等物，皆应忌食。"生"指未经煮熟的饮食，"冷"是寒凉饮食，"黏滑肉面"指不易消化的食物，"五辛"《本草纲目》指大蒜、小蒜、韭、胡荽、芸苔，"酒"指各种酒类，"酪"指酥油，"臭恶"指腐败食物。

从本方分析，可见张仲景对一个病证的治疗以及方剂组成的配伍、用药计量、药味制作要求、煎药加水量、煎药火候、煎出量以及服药分次用量、服用方法、护理、饮食禁忌、观察病情注意事项等要求是多么的严谨。远在1700年前的医家对病人能作出这样细致严格的工作，为我们树立了学习的榜样。他把祖国医学由经验医学总结推向进入为科学医学，为我们作出了典范，这多么伟大。我们应当后来居上，要比前人做得更科学、更细致、更严格才对。否则粗枝大叶，不求进步，不继承发扬古人好的经验，不精心研究药物的制作加工、煎药用水量、煎法、煎出量、服用量、服用方法、护理、饮食禁忌、观察注意事项等的科学经验，我们的工作若不如古人做得那样细致，要求那样严格，岂不是返回上古、复辟倒退？

个别中医不认真继承古人好的经验也是有的，也不能因看到某些人的缺点就代表了中医而抹杀祖国医学的科学性和前人在医学上做出的劳动贡献，这种思想认识是极端错误的，我们一定要一分为二地看问题，必须认真贯彻党的中医政策，继承发扬前人的先进经验和科学的工作态度，在先进经验的基础上不断总结、整理、提高，精益求精，改革其不合理的部分，使祖国医学健康的发展，更好地为人民服务。这是我们必须做的工作，也是我们的一项光荣任务。

四、以桂枝汤为例探讨古今中药处方计量的沿革与换算

祖国医学对用药计量有严格具体要求，张仲景在《伤寒杂病论》中首先作出规范。在治疗上，他特别强调辨证论治，方剂组成上特别重视用药计量，在每一方后都要提示药味的数量。对煎药加水量、煎法、煎出量、服用量以及服用方法、护理、观察注意事项等都有着严格的具体要求。虽然他在用药计量方面给我们作出了规范，但在长期的封建社会里，中医药得不到统治者的重视和研究，加之历代计量制度迭有变更，形成古今计量差距很大，不易使人们弄清换算方法，以致用药计量混乱失去准则，使中医的用药有效量难以统一，这即成为当前研究中医药、肯定古方疗效的一个问题。例如桂枝汤方的组成用量：桂枝三两，芍药

三两，炙甘草二两，生姜三两，大枣十二枚。上五味加水七升，微火，煮取三升，去渣，适寒温，服一升，日二升，夜一服。对此计量要求，就要我们首先必须知道汉代一两折旧市制当用重量多少？水一升，当用旧市制升之多少？首先对历代计量制度的改变要有了解，并将汉代计量之数换算成今日旧市制计量之数，再将所得今旧市制之数量，换算为现在实行的公制、克、毫克、升、毫升之数量才能应用。关于历代计量制度与今旧市制计量之折合换算，可参阅"历代计量制度演变与中药计量之关系"，见本文第一分题。

据南京药学院考证：东汉一两，折合今旧市制为四钱四分五厘五毫；东汉一升，折合今旧市制升为二合。例如桂枝汤方：桂枝三两，折合今旧市制为一两三钱三分六厘五毫；芍药三两，为一两三钱三分六厘五毫；生姜三两，为一两三钱三分六厘五毫；炙甘草二两，为八钱九分一厘；大枣十二枚，为一两二钱。全剂共量为六两一钱零五毫。

《伤寒杂病论》方用药一两，折合今旧市制为四钱四分五厘五毫。如桂枝汤一剂，桂枝用量三两。现在我们用桂枝汤一剂，一般桂枝用量三钱，这与桂枝汤原方的桂枝用量显然差距很大，其原因何在？按桂枝汤原方一剂，桂枝用三两，折合今旧市制一两三钱三分六厘五毫；今一剂桂枝用今旧市制三线，约相当于原方一剂量的1/4。也就是说，约等于原方一服量（《伤寒杂病论》桂枝汤一剂分为三服）的3/4。其古今用量差距如此之大，在临床疗效上是否能达到《伤寒杂病论》所提出的有效用量，这是值得我们深入研究探讨的一个重大问题。

另外，古方桂枝汤一剂用桂枝三两，现在为什么同样桂枝汤一剂，桂枝量减用到三钱？用量差距如何演变成这样？这一演变的根据是什么？应对此进行探讨。

后世以来减用古方原用药物重量的原因，根据历史的发展推测，主要是由于古方用药量大，煎药只煎一次，分次服用。后世医家们随着社会的发展，经验的积累，认识不断深化，在治疗用药过程中发现药物煎煮一次，不能煎尽药物的有效质量，煎煮二次，药味尚浓，煎煮三次，其味方淡。因之在处方用药计量上减少了古方药物原用的重量，用煎煮两次的方法，增加煎出药液的重量来取代古方原用药物重量大的问题。这一演变可以说是人们在长期治疗过程中观察使用药量功效方面的一个很大变革，为我们今后应用科学方法煎取药物有效质量开辟了先河。故梁·陶隐居在《神农本草经集注》中云："凡建中、肾沥诸补汤，㳀合两剂，加水煎，竭饮之，亦敌一剂新药。贫人可当依此用，皆应先曝令燥。"说明此一变革先是由贫穷人服不起药而发现的。惜乎这一药量的变革未能得到当时统治者的重视研究以作出明确的法定用量，故由群众自发的沿用中药汤剂通常煎煮二或三次，后经诸医家加以继承整理成为法度，就是这个来历。必须指出，现在的一剂量是前人依据《伤寒杂病论》桂枝汤方后语"若一服汗出病瘥，停后服，不必尽剂"的服用方法演变发展而来。后世的一剂量相当于古方的一服量（即一剂的1/3量），实为一次观察量，若不见效，24h内可继进一剂。在煎剂演变为减用处方原用药物剂量，加大多次煎煮药液数量的经验基础上，就有许多医家对古方用药计量进行研究考证，提出当时的用量主张和论述。如明代李时珍、张景岳，清代陆九芝、王朴花、徐灵胎、陈修园以及近人章太炎、黄竹斋、陆渊雷等医家对此都有论述，但所提的计量方法各不相同。我仅举去古不远，距今尚近，说理近似的明代李时珍、清代徐灵胎、陈修园之论述说明如下：

明代李时珍在《本草纲目》中说："古之一两，今用之一钱可也。"清代陈修园在《长沙方歌括》中说："大约古用一两，今用一钱是矣。"可见李、陈两家的说法是一致的，他们在这里所说的一钱，是指明或清代的一钱量，其实际值约合汉代一两的1/4量。因汉代一两折合今旧市制为四钱四分五厘五毫，明代一两折合今旧市制为一两一钱九分三厘六毫。后者约合前者的1/4量。明、清两代计量数值近似。所以说李、陈两家说法是一致的，但他们都提出古之一两，今用一钱。这里所说的一两是指汉代的一两，所说的一钱是指明、清两代的一钱。古之一两、今用一钱的说法不是指汉与明清的实际比值，而是为临床换算方便起见的简要说法。如桂枝汤原方中用桂枝三两，可直接换算为三钱，但医者必须明确桂枝一钱的用量实际值约等于汉代一两实际值的四分之一量，并不是说汉代一两等于明、清时代的一钱。

陈修园在《长沙方歌括》中又说："汉之一两，惟有今之三钱半强……大抵古之一两，今折为三钱，不泥于古而亦不离于古也"。因汉代一两折合清代为三钱七分三厘，此比值与陈氏所说"汉之一两，唯有今之三钱半强"相符。也与宋·吕太临《考古图说》记载的"汉之一两，惟有今之三钱半强，汉三两为今之一两强"相符。由此可见，陈氏所谓古之一两，今折为三钱，是将汉、清两代计量折计换算减量（将七分三厘减去）而提出的。这里论述的是汉、清两代药量的实际比值，而不是指的如前所讨论的简要换算方法。如误解为简要换算方法，则桂枝汤原方桂枝三两应算为九钱为是。但清代医家实际所用之量不是九钱而仍是用三钱，也可以说明此点。因清代库平制的计量值较大，清代一两，折计今旧市制为一两一钱九分四厘，较今旧市制一两的数值要多一钱九分四厘。明、清两代医家所用之量较《伤寒论》方所用之量都较小。明、清医家将汉代一两用为一钱，都是以明、清计量单位的数值计量使用的，相沿至今，我们用一两为一钱者亦是遵明、清医家提出演变之量的数值而用；现在通常用桂枝汤一剂桂枝量用三钱，是用今旧市制计量的。今用桂枝汤一剂，共量为一两四钱，换算公制为 43.75 克，按计量局规定用四舍五入法去其尾数，为 43.8 克。今旧市制计量一两与清代市制折计，较清代用量要小一钱九分四厘。今用三钱，与清代比较，实际用量只有清代库平二钱四分一厘八毫，折合米制为 7.55625 克，再去掉尾数 7.556 克，折旧市制量，实际只有清代库平制二钱二分二厘四毫。其量不但较明、清两代的数值小，较旧市制又小三分零四厘。这样的定量数值，对验证古方疗效和当前临床治疗效果都存在着一定的问题，值得进一步研讨。

关于《伤寒杂病论》方药的煎药加水量、煎出量、服用量，均用"升""合"计量。这就要我们首先知道汉代一升为今之容量多少？据明代李时珍说："古之一升，即今之二合半也。"清代徐灵胎说："古一升，今之二合；汉时一升，仅今二升。"其说与南京药学院考证"汉代一升，折合今旧市制升为二合之计量相同，其容量为公制 200 毫升相符"。明代李时珍说："古之一升即今二合半也。"明代二合半折今旧市制二合七勺，其量仅少二勺，折今为二十毫升，故差异不大。

《伤寒杂病论》桂枝汤煎服法是一剂共量折今旧市制六两一钱五毫。加水七升，折今旧市制十四合，折公制为一千四百毫升。煎一次，煎出量三升，为今旧市制六合，折计公制为六百毫升。每服一升，为今旧市制二合，折计公制为二百毫升。日二服，夜一服，即一剂药煎出量分三次服用。

用汉代一服量（即三分之一剂量）折今旧市制共量为二两零三分三厘五毫，每次加水四合，折计公制为四百毫升。煎两次，共煎出三百毫升，每日二次，每次服一百五十毫升。用汉代四分之三服量（一剂分三服的服量），折合清代市制共量为一两四钱，折计今旧市制为一两六钱七分一厘六毫。每次加水四合，折计公制为四百毫升。煎两次，共煎出三百毫升，每服一百五十毫升，日服二次。

现代通用桂枝汤方一剂，桂枝用量三钱是以明、清数值计量单位用量的，共量为一两四钱，折今旧市制为一两六钱七分一厘六毫，折计公制为 43.75 克，每次加水四百毫升，煎两次，共煎出三百毫升，每次服一百五十毫升，日服二次。现代通用桂枝汤一剂，其量折合清代市制为一两一钱二分九厘四毫，与明、清两代一剂量折今旧市制一两六钱七分一厘六毫比较，要少用五钱四分二厘二毫（合米制要少 16.933 75 克）。可见现代处方虽开桂枝三钱，实际数量只合明清两代二钱四分一厘八毫，其量不符合实际用药有效量的要求。今用一钱，换算米制为 3.125 克，不计尾数，一钱等于 3 克，其量更小。如何补上治疗有效量的实际要求？我的意见是现代用药今旧市制一钱，应折合米制 3.73125 克。如为换算方便计，拟用 3.5 克，比较接近治疗有效量的实际数值。此建议是否可行？提请大家研究。参见表 1－32。

表1-32 桂枝汤方古今药用量、煎药加水量、煎次煎出量、服用量之折算比较表

时代	剂量换算 药味名称与煎服项目	桂枝	芍药	生姜	炙甘草	大枣	一剂共量	煎药用水量	煎次	煎出量	每次服用量
汉代	汉代用药量（汉制）	三两	三两	三两	二两	十二枚	本方一剂除大枣十二枚另计外，前四味药共量为十一两*	水七升	1	三升	每服一升
	汉代用药量折合今旧市制量	一两二钱三分六厘五毫	一两二钱三分六厘五毫	一两三钱三分六厘五毫	八钱三分一厘	一两二钱	六两一钱零五毫	折合旧市制升为十四合=1400毫升	1	折合今旧市制六合=600毫升	折合今旧市制二合=200毫升
	汉代三分之一量折合今旧市制量	四钱四分五厘四毫	四钱四分五厘四毫	四钱四分五厘四毫	二钱七分七厘	四钱	二两零三分三厘五毫	每次加水四合=400毫升	2	三合=300毫升	每服一合五勺=150毫升
	折合公制用量（克）	13.921875	13.921875	13.921875	9.28135	12.5	63.546975				
	四合五人量（克）	13.922	13.922	13.922	9.281	12.5	63.55				
明代	明代用药量 汉代一两折用一钱	三钱	三钱	三钱	一钱	三钱	一两四钱	每次加水四合=400毫升	2	三合=300毫升	150毫升
	明代三钱量折合今旧市制量	三钱五分八厘二毫	三钱五分八厘二毫	三钱五分八厘二毫	一钱一厘一丝	三钱五分八厘二毫	一两六钱七分一厘二丝				
	折合公制用量（克）	11.19375	11.19375	11.19375	7.46	11.19375	52.235				
	折合公制四舍五入（克）	11.194	11.194	11.194	7.45	11.194	52.235				
清代	清代用药量 汉代一两折用一钱	三钱	三钱	三钱	一钱	三钱	一两四钱	每次加水四合=400毫升	2	三合=300毫升	每服一合五勺=150毫升

时代	药味名称与煎服项目　　剂量换算	桂枝	芍药	生姜	炙甘草	大枣	一剂共量	煎药用水量	煎次	煎出量	每次服用量
清代	折今旧市制量	三钱五分八厘二毫	三钱五分八厘二毫	三钱五分八厘二毫	二钱三分八厘二毫	三钱五分八厘二毫	一两六钱七分一厘六毫				
	折合公制量(克)	11.19375	11.19375	11.19375	7.4625	11.19375	52.2375				
	折合公制四舍五入量(克)	11.194	11.194	11.194	7.463	11.194	52.238				
现代	现代通用一剂药量今旧市制	三钱	三钱	三钱	二钱	三钱	一两四钱	每次加水四合=400毫升	2	三合=300毫升	一合五勺=150毫升
	折合公制量(克)	9.375	9.375	9.375	6.25	9.375	43.75				
	折合公制四舍五入量(克)	9.375	9.375	9.375	6.25	9.375	43.75				
今代	今旧市制用药三钱折合清代药量	二钱四分一厘八毫	二钱四分一厘八毫	二钱四分一厘八毫	一钱六分二厘六毫	二钱四分一厘八毫	一两一钱二分九厘四毫	每次加水200毫升	2	100毫升	50毫升
	折合公制量(克)	7.55625	7.55625	7.55625	5.06875	7.55625	35.29375				
	折合公制四舍五入量(克)	7.556	7.556	7.556	5.069	7.556	35.294				

附注：*大枣一枚按今旧市制一钱计算

下面谈谈我在临床上应用古方的依据。对《伤寒杂病论》方药的古今计量问题，我学医以来即留神于此。但浏览历代各家医书的考据其说不一，在临证应用即以我师黄竹斋先生所著《伤寒杂病论集注》通论中考证明代李时珍谓"古之一两，今用之一钱可也。古之一升，即今之二合半也"之说为据。故我在处方用药计量时，对《伤寒杂病论》方药计量一两，折今量一钱用之。如麻黄、桂枝各三两者，计今量各用三钱；柴胡半斤，计用八钱；生石膏一斤，计用一两六钱。是其所本。病重者，日服二剂。如我用四逆汤方每开干姜一两五钱，附子一两，炙甘草一至二两。此方从字面上看似系按《伤寒杂病论》原方计量使用，但实际用量只约等于原方两剂合用的药量。大承气汤方：大黄四钱，厚朴八钱，枳实五钱，芒硝三钱，为一般用量。病重者，可日服二剂，即两剂合用。小承气汤方：大黄四钱，厚朴二钱，枳实三钱。调胃承气汤方：大黄四钱，芒硝一钱五分，炙甘草二钱。以上为我临床应用常规计量之准则，并依据病情轻重加减使用。

对《伤寒杂病论》的煎药加水用量、煎出量、服用量均用升计量。多年来我是依据清代徐灵胎谓"古一升，今只二合。汉时一斗，仅今二升"之说应用。按照清《会典嘉量制度》所载：升之容积三十一寸六百分，面底方四寸。深一寸九分七厘五毫。《伤寒杂病论》用水一升，或服药一升，实为今之二百毫升。我通常用药计量在四、五两者，即加水七百毫升。要求大火煮沸，慢火煎煮四五十分钟。解表药煎煮二三十分钟，每次煎出二百毫升，煎两次，共煎出四百毫升，分两次服，每次服二百毫升。如药量在七八两者，每次加水九百毫升，煎出三百毫升，煎两次或三次，共煎出六百毫升，一日分三次温服。多年来我即以此为准应用。

此外，《伤寒杂病论》煎药加水、服药用量以升计量外，有些药物计量也有用升的，如半夏、杏仁、麦冬、葶苈子、芒硝、麻仁、五味子等。考证文献，《伤寒杂病论》计量之升，有水升、药升之别。煎药加水、服药用量所用之升，即今旧市制升之二合，容量为二百毫升。如清代徐灵胎谓："古一升，今只二合。汉时一斗，仅今二升。余亲见古铜量一枚，校准如此。"按此即《伤寒杂病论》所用计量煎药加水与服用药液之升。

药物用升计量者，考《名医别录》梁·陶隐居说："药以升合分者，谓药有虚实、轻重，不得用斤两者，则以升平之。十撮为一勺，十勺为一合，十合为一升。升方作，上径一寸，下径六分，深八分，内散药物，按抑之正尔，微动令平尔。"清·钱天来又说："古之所谓升者，其大如方寸匕。以铜为之，上口方各一寸，下底各六分，深八分，状如小熨斗而方形，当于旧器中见之，而人疑其为香炉中之用器，而不知即古人用药之升也。与梁·陶隐居《名医别录》之形象分寸皆同，但多一柄，想亦所以便用耳。"我曾按照梁·陶隐居所言药升之分寸大小制一药升，以《伤寒杂病论》所载升计之药物，用秤计量，如量杏仁一升，为今旧市制一钱二分；半夏一升，计量一钱五分；麦冬一升，计量二钱；芒硝一升，计量二钱八分；葶苈子一升，计量二钱；麻仁一升，计量二钱。其计量各药所得之数量不尽相同，轻重不一。因药有虚实不同之质，如用升计，再用秤计其量必然不能取得一致。故后世以来很少有人用升计量药物，所以用升计量药物之法自然废除。例如《伤寒杂病论》小柴胡汤原方用量：柴胡半斤，黄芩三两，人参三两，甘草三两，生姜三两，半夏半斤，大枣十二枚。若按陶氏药升，半夏一升折今旧市制一钱五分计算，其量与其他诸药的比值相差悬殊。据此看来，梁·陶弘景所指之药升并非《伤寒杂病论》量药所用之升，《伤寒杂病论》量药所用之升可能即系量水所用之升。

五、对中医处方用药计量单位改革与中药煎剂研究的几点建议

关于中药计量单位改革，是统一我国计量制度的内容之一，是关系子孙万代用药治病计量的问题，是关系中外文化交流的国际影响问题，对促进中外文化交流，更好地贯彻"中西医结合，创造中国统一的新医学新药学"，有效地应用中医中药防病治病，解除中外劳动人民疾苦，验证和总结祖国医学方药的经验疗效，贯彻党的中医政策，继承发扬祖国医学，都有着重大的政治意义和深远的历史意义。我认为这是一件大事，不应简单从事。故对中医处方剂量改革工作和中药煎剂研究工作提出以下建议：

1. 关于中医处方用药计量单位的改革

陕西省中医处方用药计量改革办公室印发的《中医处方用药计量单

位改革宣传提纲》，其改革的具体内容一是中药计量单位的换算，按十两为一斤的市制的"一钱"等于"五克"；十六两为一斤的旧市制的"一钱"等于"三克"，尾量不计。二是新出版和修订再版的中医、中药书刊、药典规范和教材，应一律采用"米制"计量单位。

鉴于以上两条改革要求，我对历代计量制度与中药计量的关系和祖国医学用药计量法度要求、计量演变作了初步的历史回顾，着重以《伤寒杂病论》桂枝汤为例，探讨了古今中药处方计量的沿革与换算，写了《中药计量沿革与中药计改之我见》一文，其探讨结果与建议如下。

（1）关于中药计量单位的换算，按十六两为一斤的旧市制的"一钱"等于"三克"，尾数不计的问题

上述中药计量单位的换算，系以"钱"为基本换算单位。"钱"作为换算单位，自宋以后相沿至今，计量单位名称相同，但实际数值不等。因之中药计量在这次改革之前已存在问题。今应借计量改革之际纠正过去存在问题，不应使已有问题继续存在甚至掩盖下去。

以"一钱等于三克，尾数不计"的定量换算，通过本文探讨和自己的实践经验，认为很不符合中医传统用药一钱有效量的实际数值。因为中医用药以钱计量是从宋代折一两为十钱之后，医家即从历代用药计量的疗效经验演变换算为钱、分、厘计量的。相沿至今，医用计量单位仍是以钱为主单位。所以，我们现在处方用药计量一钱，虽然是以现存的旧市制计量，但从用药疗效的思想观念上是悉遵明、清计量单位的数值用量的。现在要定一钱等于三克，首先必须了解中医用药一钱的实际有效量的数值思想观念是根据何时的计量单位数值用量的。如我们现在用的旧市制一两，折计明代为一两一钱九分三厘二毫，折合清代为一两一钱九分四厘。以今旧市制一两，与明、清两代的计量单位的实际数值比较，要少一钱九分四厘，接近少用二钱。若用一钱要少一分九厘四毫，若再将一钱换算米制等于 3 克，尾数不计，米制 3 克实为 3.125 克，去掉尾数 0.125 克，等于减去旧市制一钱的四厘。如用三钱，去掉尾数 0.37 克，即减去一分二厘。一两去掉 1.25 克，即减去旧市制的四分。合计一钱要减去二分三厘四毫，实际用量只有七分七厘六毫。三钱要减去六分九厘四毫，实际用量只有二钱三分一厘六毫。一两要减去二钱三分四厘，实际数值只有七钱七分六厘。这样的计算数值，明显的药量自

第一章 论著

349

然减少，对此若不加以探讨沿用下去，势必对肯定古方疗效和当前临床治疗效果都有一定的影响。例如我们用桂枝汤一剂 1/3 服的观察量来说，桂枝三钱，芍药三钱，炙甘草二钱，生姜三钱，大枣三钱，一剂共量一两四钱，每次加水四合等于 400 毫升，煎两次，煎出量三合，等于 300 毫升，每服一合五勺等于 150 毫升。明代、清代、现代同样都是一两四钱，但明代一剂的实际数值量折合今旧市制量为一两六钱七分一厘五毫二丝；清代一剂的实际数值折合今旧市制为一两六钱七分一厘六毫；现代通用一剂折合清代药量为一两一钱二分九厘四毫。每次加水 200 毫升，煎两次，煎出量 100 毫升，每服 50 毫升，与明、清两代的计量实际数值比较要少用五钱四分二厘二毫。其今一剂，再折合米制为 35.293 75 克，去掉尾数，四舍五入量为 35.294 克，其量更小。如何能达到成年人治疗有效用量，这是值得研究的问题。

今规定"一钱等于三克，尾数不计"这一定量换算，确实不符合中医传统用药一钱有效量的实际数值。要按明、清两代医疗有效用量的实际数值比较，今用一钱应换算为 3.731 25 克，为换算方便计量，拟用 3.5 克，比较接近治疗有效量的实际数值。此建议是否可行，提请大家研究。

现在中医用药计量单位改革换算为米制计量，此为中医用药计量改革的一大转折。现在改用米制计量，不仅是为国内广大医务人员应用于治病防病，同时也是为国外广大医务人员应用。这就要求我们慎重的、认真地进行探讨，讨论换算药用量的"一钱等于三克，尾数不计"的准则。问题不在于钱、克单位的换算，而在于基本换算单位"钱"的实际数值。因此，要确定上述用药用量换算准则，应对中药用量的历史演变和历史验证的大量治疗经验进行总结。若不慎重对待，一旦发现其中存在有隐患的话，我们是责无旁贷的，尤其是老一代的中医责任更大。由于年轻中医对中药计量法度要求比较陌生。因之，我对中药计量沿革进行了学习和研讨，提出我对中药计量改革的意见，作为抛砖引玉之资，内容极为粗浅，望请高明指正。

这一问题我认为必须慎重考虑，认真对待，若不将过去存在问题予以纠正，一旦沿用下去将会发生一系列问题。一是若在人们思想上一旦形成概念之后，发现其中存在隐患再去纠正，就必然要走弯路，到那时纠正的困难就会更大；二是一旦定量成为法制，著于药典，大家就必须遵照执行。如在治疗用药上或超量、或用量不足，假使发生医疗事故，医生就必须得说清道理，要有充分的理论依据才能说清，否则就要违反法律；三是如照此沿用下去，肯定对应用古方验证疗效以及当前临床治疗效果是有一定影响的。那时一旦验证古方治疗无效，尚不知问题出在哪里？不但使病人遭受痛苦，而且经济遭受损失，亦影响医生诊断治疗效果。这些问题会给后人带来许多困难，一旦他们回顾历史，翻出前人用药计量的法度要求，我们这一代必须遭受谴责，事关重大。因之我提出建议，在全国尚未推广实行之前，请求卫生部中医处方用药计量改革办公室、国家标准计量局召开一次全国性的中药计量改革会议，对中医用药计量改革慎重的、认真地进行研讨，首先是对祖国医学用药计量的来历、用药计量法度要求、计量演变作历史的回顾。在改革之前中医在用药计量方面存在哪些问题？在计量改革之后还会出现哪些问题？大家充分讨论，总结历史经验，统一认识，希望能探讨出有理论根据、合理的、符合中医传统用药经验有效量的克制用量数值，再为推广应用。

此外，药用计量不同于一般商品计量。如中药材在商业部门的收购与销售是当作商品货物计量出入的，是用斤、用吨计量的。所以在商品购销方面是以市斤或公斤为计量的主单位。药材一旦进入医院药房，在医用计量上便以"钱"为计量的主单位。中医用药计量都是在一钱的上下，或一两的上下慎重使用的。所以医生用药定量时，首先考虑某种药不能超过一钱，或某种药尚未用足一钱，或某种药必须用到一两、或二两才能奏效，或者某种药只能用一分或两分、三分，甚至几厘几克。如用量超过治疗量则发生问题；如用量不足即不能达到治疗效果。这些药量超过或不足发生的意外情况，都是前人通过不可计数的血的经验教训总结出来的宝贵经验。所以毛主席说"中国医药学是一个伟大的宝库，应当努力发掘加以提高"，就是这个道理。我们必须吸取前人有益的经验教训。当然，一切事物也不是完全绝对的，医药用量既要有其原则性，又要有其灵活性，我们绝对不能把灵活性当作原则性去用，亦不能把特殊性当作普遍性去用。用药计量要换算克制用量，必须根据前人用药计量的经验去换算，这才符合历史发展的规律。毛主席又说："中国现时的新政治新经济是从古代的旧政治、旧经济发展而来的，中国现时的新文化也是从古代的旧文化发展而来。因此，我们必须尊重自己的历史，绝对不能割断历史。但是这种尊重是给历史以一定的科学的地位，是尊重历史的辩证性发展，不是颂古非今，不是赞扬任何封建毒素。"我今提出换算克制用量，强调必须根据前人用药计量的经验换算定量，是根据历史发展的经验提出的，而不是赞扬任何封建毒素，食古不化。由于医疗用药计量非同药材公司的商品收购计量，不问有无影响，只要把一钱换算为三克，便于算账就行。

今换算克制用"一钱等于三克，尾数不计"，即是将旧的"钱"量换算为"克"制用量，这用于计量一般的商品货物是完全对的，但是要换算中药治疗量那就得慎重的考虑。如果将"米制"三克就等于中药治疗量的一钱，那就等于一物换一物，这就必须数值相等，或者接近相等。否则如同于有人对《伤寒论》方用的一两，误解为今之一两。明代李时珍说的"古之一两，今用一钱"，误解为今之一钱是一样的。这样在验证古方疗效和临床治疗上很容易发生差误。为此，我重申我的意见，望请研究。这样有利于防病治病，有利于中外文化交流，有利于中西医结合工作，这是我的殷切希望。

（2）关于"新出版和修订再版的中医、中药书刊、药典规范和教材，应一律采用米制计量单位"的问题，这是一个更为复杂的问题

如我们现在实践应用过的药量改用"米制"问题不大。惟对编著书刊、引用古典书中的方药或再版的中医中药古典著作，必须查清引用古典书中的方药，它的来源出处，是何时代的作品。再版的中医中药古典著作也是同样。如引用宋代书，而宋代书中引用的是唐代书的方药或是汉代书的方药，这就得对宋代、唐代、汉代计量单位与今旧市制折计的实际数值量要有所了解，才能再换算为"米制"。否则，按照当时书面上的用量换算就会出现问题。例如《伤寒杂病论》的桂枝汤，桂枝三两，按书面用量计算，一两必须换算为30克，三两就是90克，岂不知汉代一两的实际数值折今旧市制才是四钱四分五厘五毫。如不了解历代计量单位与今旧市制折计的实际数值量，不是换大，就是换小，一旦换算印发出去，必定会发生很多问题。尤其是书刊要中外交流，一旦发生问题，势必造成国际影响。如在国内发行，广大的医务人员必定按此换算之量用于治疗，一旦不慎发生医疗事故，一定要追责于作者原单位与

作者，甚至涉及审稿人的一系列责任。所以这是一件更为复杂的问题。此外，如再版古典方剂类书，如《外台秘要》《普济方》及医药辞典等书，方剂来源收自远古及历代各方域，如要换算米制，就须很多人专门作换算工作，换算之后尚须很多人核对确切才能印发。望请将此问题一并在大会慎重讨论，不宜简单从事。

（3）关于中药的计量问题

《伤寒杂病论》虽然给我们作了计量规范，以现在来看，1700 年前古人所作的初步工作对药用定量方面，如中药的有效量、无效量、治病量、中毒量、致死量等的计量问题，大多散见于历代医书，至今尚未见系统整理研究，这是中药计量中的一个急需解决的问题。建议积极开展对中药定量的研究和整理工作，其内容包括文献整理研究、临床观察验证研究和实验研究。争取先整理出一部《中医药用定量》专书，供大家参考应用。

（4）关于计量规定换算所得之数"尾数不计"的问题

我认为不应这样简单从事，凡是计量所得之数，从旧市制的度量衡来说，都有分、厘、毫、丝的计量单位。从"克制"来讲，亦是一样，有克、分克、厘克、毫克。如果一刀裁齐计量尾数不计，是不符合医疗要求的。因为医疗用药在计量要求方面一分一厘都是要非常认真研究的，尤其是儿科用药计量的要求和有毒性药物的计量、珍贵药品等，更要准确，不得含糊。再从中外文化交流来说，药用量去掉尾数也是很不科学的。因此，建议计量改革办公室对此应当广泛的收集意见，加以讨论研究，如何定出符合科学要求的计量办法，可以制定出计量的小数砝码，以便医疗应用，这是非常重要的。

（5）对中药书记载的一些感官计量的药物，应先以旧市制计其轻重数量，再换算为"克制"使用

《伤寒杂病论》在计量方法上，重量用斤、两、铢、分，容量以升、斗、方寸匕计量外，还有些药物是用感官计量的，有的以把、握、撮计量的，如鸡子大、弹子大、手大、指大、豆大以及少许等。这些计量方法在《伤寒杂病论》中也是使用的，但为数极少。可见张仲景著《伤寒杂病论》时，在计量方法上除用当时的计量制度计量外，又收集了民间感官计量的经验方药，与他在《伤寒杂病论》序文中所说的"博采

第一章　论著

众方"是一致的。这些感官计量方法有些是正确的，有些则不然，这就要我们进行整理研究。对计量合理的可以使用，不合理的要予以纠正，作出适合病情的定量，以便换算为公制使用。

2. 关于中药煎剂研究的问题，提出以下建议

（1）中药煎剂的煎制法度要求问题

中药煎剂是一门重要而严格的科学，关系到临床治疗与病人生命安危存亡的问题，是煎制工作的研究项目之一，应当对煎剂工作积极开展研究。重要的是对不同治疗方药的煎剂、煎法研究制定出操作法度、规范和如何煎尽药物的有效质量。这是能否有效地用于治疗和为国家节约药材、减轻患者痛苦与经济负担的大事。有些人对中药煎剂的研究极不重视，煎药不按照治疗法度要求操作煎煮，造成浪费药物，影响疗效的事例不少。例如医生要求一剂药煎两次，共煎出四百毫升，但煎药者对一剂药的重量多少、应加水多少量、应用什么火候、煎煮多少时间、煎出多少量，不同的治疗方药用不同的火候、时间进行操作煎煮缺乏知识，往往大火煎煮过猛，很快将药煎出，药液虽然达到了所要求的用量，但药实际尚未煮熟，有的加水过多，用火太小。为了达到患者用药时间的要求，急于煎出药液给患者服用，但药之质量尚未煎出，以致药液过剩太多，抛弃不用；有的医生不懂中药煎剂的操作和用量要求，不论药剂重量的大小，只求煎出药液多少，而想与化学药用量相比，而不能达到治疗的效果。这些现象和做法都严重影响着中医药的疗效和药物浪费。此外，近年来煎取中药的方法，还有用蒸汽煎药的，有用电炉煎药的，都不能控制不同方药须用的火候和时间，其所煎之药液都存在着许多问题。为了发挥中医药的疗效，更好地为患者服务，建议煎剂科室积极开展对中药煎剂的研究工作。按照中医临床要求和中药特点，设法研究出合理的煎药方法，按照煎尽药物有效质量和节约药材的要求，定出《中药煎制规范》专书，这是非常重要的。以前在西安医学院何愍同志领导药局工作时，对中药煎剂曾试行煎煮，要求中药一剂煎至药渣无味为度，须多少时间？遂用六味地黄汤一剂，约煎至六小时才尝到药渣无味，可见中药煎剂的浪费是很大的。因为中药是植物的根、茎、叶、花、籽，补药多为根茎，还有动物药、矿物药，都各有其不同的性能特点。有些药物煎煮的时间过短，就不能煎出药物的有效质量；有些药物不能煎煮的时间过长，一旦煎煮时间稍长，即破坏了它的有效作用，这都影响着临床疗效和药物浪费。所以说中药的煎剂是一门重要而严格的科学，我们应当积极开展研究，把它作为一项科研任务去完成。在当前来说，这也是卫生科技战线上的一项重要任务，建议积极开展中药煎剂的研究工作，尽快制定出中药煎剂的《煎制规范》专书，以供广大医务人员参考应用。

（2）关于中药煎剂用量的研究和改进问题

古人处方用药量大，但只煎煮一次。至梁陈时期，人们发现一剂药煎一次不能煎尽一剂药的有效质量，药煎两次，其功效也敌得过一剂新药的经验，遂改用药煎两次或三次，从而节省了治疗用药量，后经医家加以继承整理成为法度。故后世医家应用古方采用原方一剂量的三分之一服的观察量，煎煮两次或三次，以煎出药液的数量来取代原方药物数量大的功效。这是中医用药在观察药量功效方面的一大变革，为我们应用科学方法煎取药物有效质量、节约药材开辟了先河。这一变革的用量方法沿用至今。通过大量的治疗经验证明是行之有效的。现在已进入新时期，应当进一步采用现代科学方法对如何煎取药物的有效质量开展研究，建议首先选用一方，对古今不同用量、不同煎次的方剂，如桂枝汤煎出的药液进行浓度测定，以求煎出药液有效量的差距。桂枝汤原方一剂量，除大枣十二枚另计外，共量为十一两，加水 1400 毫升，只煎一次，煎出 600 毫升，每服 200 毫升；再用桂枝汤 1/3 服量为二两零三分二厘五毫，每次加水 400 毫升，煎两次，煎出 300 毫升，每服 150 毫升；再用明、清计量的桂枝汤原量 1/4 量，为一两四钱（实际数值如一两六钱七分一厘六毫），每次加水 400 毫升，煎两次，煎出 300 毫升，每服 150 毫升；再用现代通用旧市制计量的桂枝汤一剂一两四钱量（实际数值为一两一钱二分九厘四毫），每加水 200 毫升，煎两次，煎出 100 毫升，每服 50 毫升。将桂枝汤原方一剂量煎一次的药液量，与 1/3 服量煎两次的药液量进行浓度测定；再用 1/3 服量的一剂煎一次与 1/4 量一剂煎两次比较；再用明、清四分之一量的一剂煎两次，与今通用的一剂煎两次比较，通过浓度测定，以定其大剂煎药一次与小剂煎药两次的药液有效量的差距，以便定出有效的服用量，以取代处方一剂药原用数量大的功效。如能这样改进，可将方药组成大剂量加工煎煮，按法度要求，以煎出的药液量定为服用有效量。这样既能节省药材和时间，对计量用克制更为科学，患者服用亦方便。若能改进成功，可投入制药厂大量生产煎剂，以供医疗应用，更好地为病人服务。

六、小　结

（1）当前全国中医处方用药计量一律改用"米制"，以克、毫克、升、毫升为计量单位，废除现行的十六两为一斤的旧市制，是有着重大的政治意义和深远的历史意义。我们应大力宣传推广中药的计量改革，这是当前的一项重要任务。本文探讨之目的，主要是希望通过计量改革，解决过去中药用量方面存在的问题，更好地贯彻党的中医政策，继承发扬祖国医学，贯彻毛主席提出的"运用近代科学知识和方法来整理和研究我国旧有的中医和中药，以及把中医中药的知识和西医西药的知识结合起来，创造中国统一的新医学新药学"，促进中外文化交流。

（2）为了使大家对历代计量制度的演变与中药计量之关系有所了解，简介了1964年全国教材会议审定的《中医方剂学讲义》第五章《药量的演变》与有关计量的医药古文献及南京药学院于1960年编写出版的《药剂学》中"历代衡量与市制对照表"，和中华人民共和国成立前后的计量制度。并将陕西省改革中医处方用药计量单位办公室下发的"公制与市制计量单位的基本换算表"的说明附后。同时，为了熟悉掌握目前的旧市制计量单位与新市制、公制计量单位的换算，又将旧市制十六两为一斤的斤、两、钱、分、厘、毫与十两制的新市制、公制"克"数换算对照，并将清代库平数值换算克量与自用克量列表，供大家应用时参考。

（3）为了解祖国医学很早就有用药计量法度要求，以汉代医学家张仲景所著《伤寒杂病论》的用药计量法度要求为例，介绍了桂枝汤方剂组成的用药量、制作要求，对煎药加水量、煎法、煎次、煎出量、服用量、病中护理、饮食宜忌、观察注意事项等具体的严格要求进行了探讨。附《伤寒杂病论》桂枝汤证原文。

（4）为了解古今用药计量的演变发展，以桂枝汤方为例，探讨了古今中药处方计量的沿革与换算，找出了今旧市制与明、清中药用量、治疗有效量的实际数值之间的差距，找出了"一钱等于三克，尾数不计"

的换算量与中药治疗有效量的实际数值之间的差距。对此两种差距进行了校正换算。据此建议：今用旧市制一钱，以明、清一钱数值为标准，应换算克制为 3.731 25 克。为了用量安全和换算方便，采取换算克制量的下限，拟用 3.5 克。一两为 35 克。这样比较接近治疗有效量的实际数值，故制出桂枝汤方古今用量、煎药加水量、煎次、煎出量、服用量之换算比较表，供大家参考，一目了然。并将自己多年来医疗实践用药计量的根据做了介绍。

（5）对《伤寒伦》药升与水升之别进行了探讨，提出废除使用药升的依据。

（6）对中医处方计量改革与中药煎剂研究方面提出八项建议：

·对换算单位的数值，应以明、清药用的计量数量为标准，将中药一钱换算克制为 3.731 25 克，一两换算为 35 克，比较符合中医治疗有效量的实际数值。

·对所出版和修订再版的中医、中药书刊、药典规范和教材，应一律采用"米制"计量单位的问题，作了慎重的建议。

·应积极开展中药的定量研究和整理工作，整理出《中医药用定量》专书。

·对计量换算克制所得之数，计量局规定"尾数不计"，这样不但减少药量，而且不符合医疗计量的要求，亦不符合科学的要求。建议应做小数计量的砝码，达到医疗要求的实际数值用量。

·以中药桂枝汤为例，对不同计量和不同煎次煎出的药液量应进行浓度测定，定出药液的有效服用量。

·对中药煎剂、煎法的研究，要求按中药特点、临床治疗要求、如何煎出有效质量，如为国家节约药材、杜绝浪费，应积极开展中药煎剂研究工作。

·对中药书籍记载的一些感官计量的药物，应以衡量计算其轻重定出的数量，改变感官计量的用法。

·通过本文的探讨，总结我国中医用药计量的演变，大约分为四个转折时期：①先秦至汉时期，通过张仲景《伤寒杂病论》系统的总结，将经验医学推向进入科学医学的转折时期；②至两晋、南北朝时期，开始减少处方用药量，增加煎出药液量，取代古方原用药物量较大的剂量，以保持相似之药效，为用药功效计量改变时期；③自宋代开始折一两为十钱之后，将铢、分改为两、钱、分、厘计量。医用计量以钱为主单位，沿至明、清，为换算古方用量验证疗效时期；④现在换算"米制"单位计量，废除旧制，换算公制，为促进中外文化交流，"中西医结合，创造中国统一的新医学新药学"时期。

本节探讨了中医用药计量，仅是自己在学习中的一点粗浅认识和体会，内容极不成熟。但作为一个中医工作者，对此应有所了解，并能在这方面作出贡献，才不辜负党和人民的要求。由于自己中医水平很低，加之缺乏科学知识，自觉垂老无成，实由不学无术之故，殊感惭愧！在这次计量改革工作的推动下，将自己多年在这方面的笔记进行了整理，提出一点粗浅见解，向大家汇报，借作抛砖引玉之资，内容上一定存在着许多错误，敬希中西医务同志们批评指正，不胜感盼之至！